医療とは何か

音・科学そして他者性

方波見康雄

藤原書店

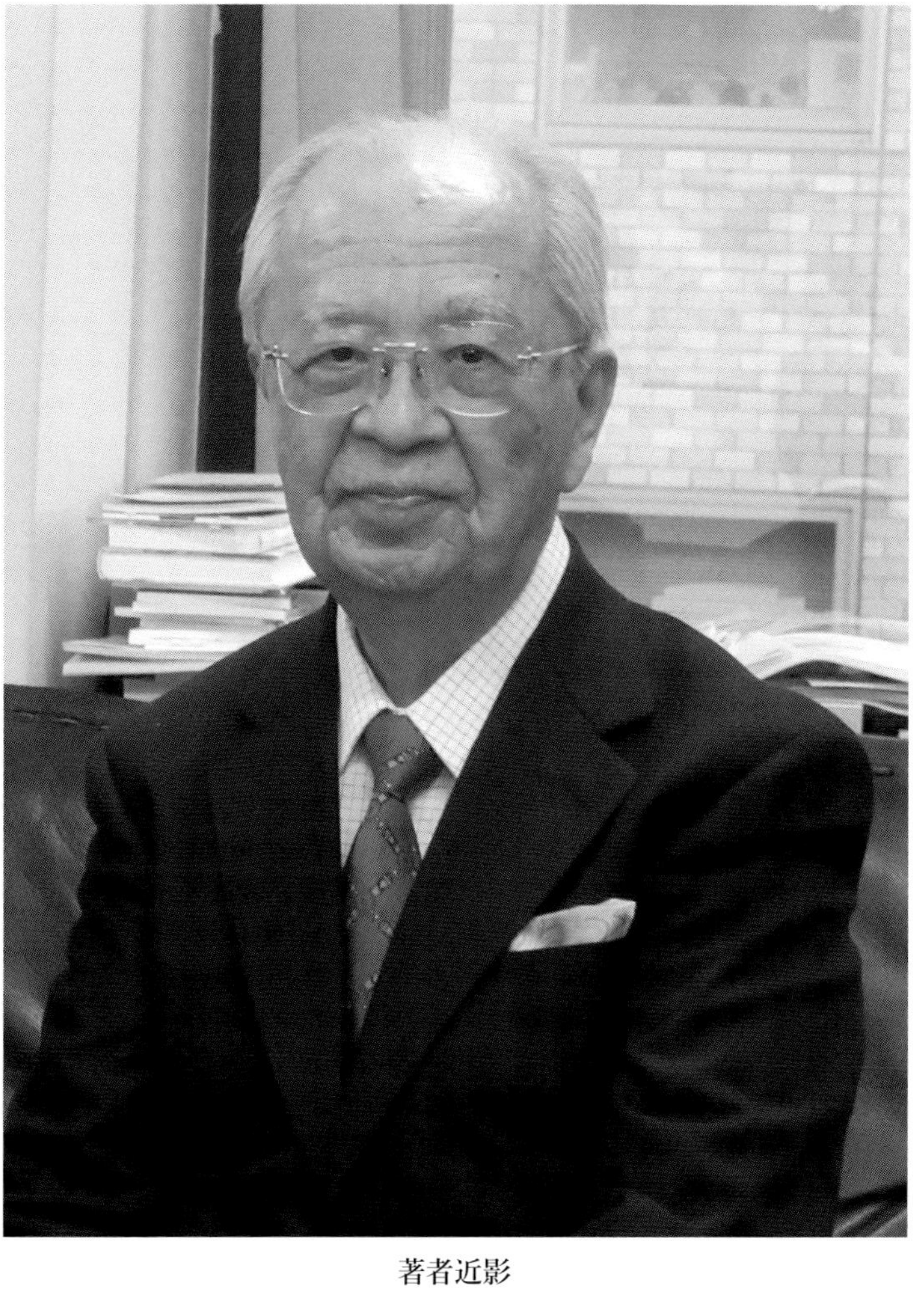

著者近影

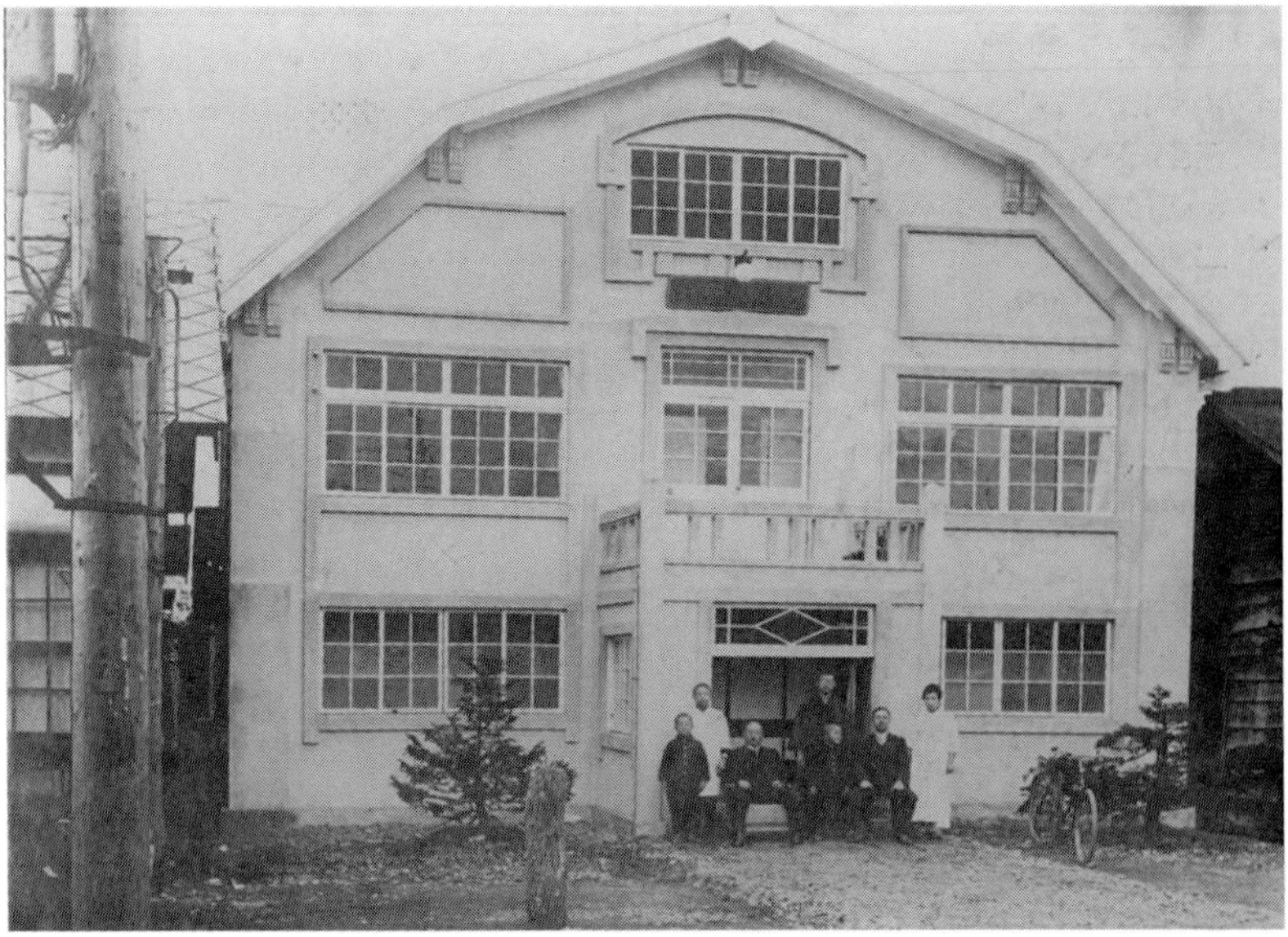

1924（大正13）年頃の「方波見医院」。
前列右が父・荘衛

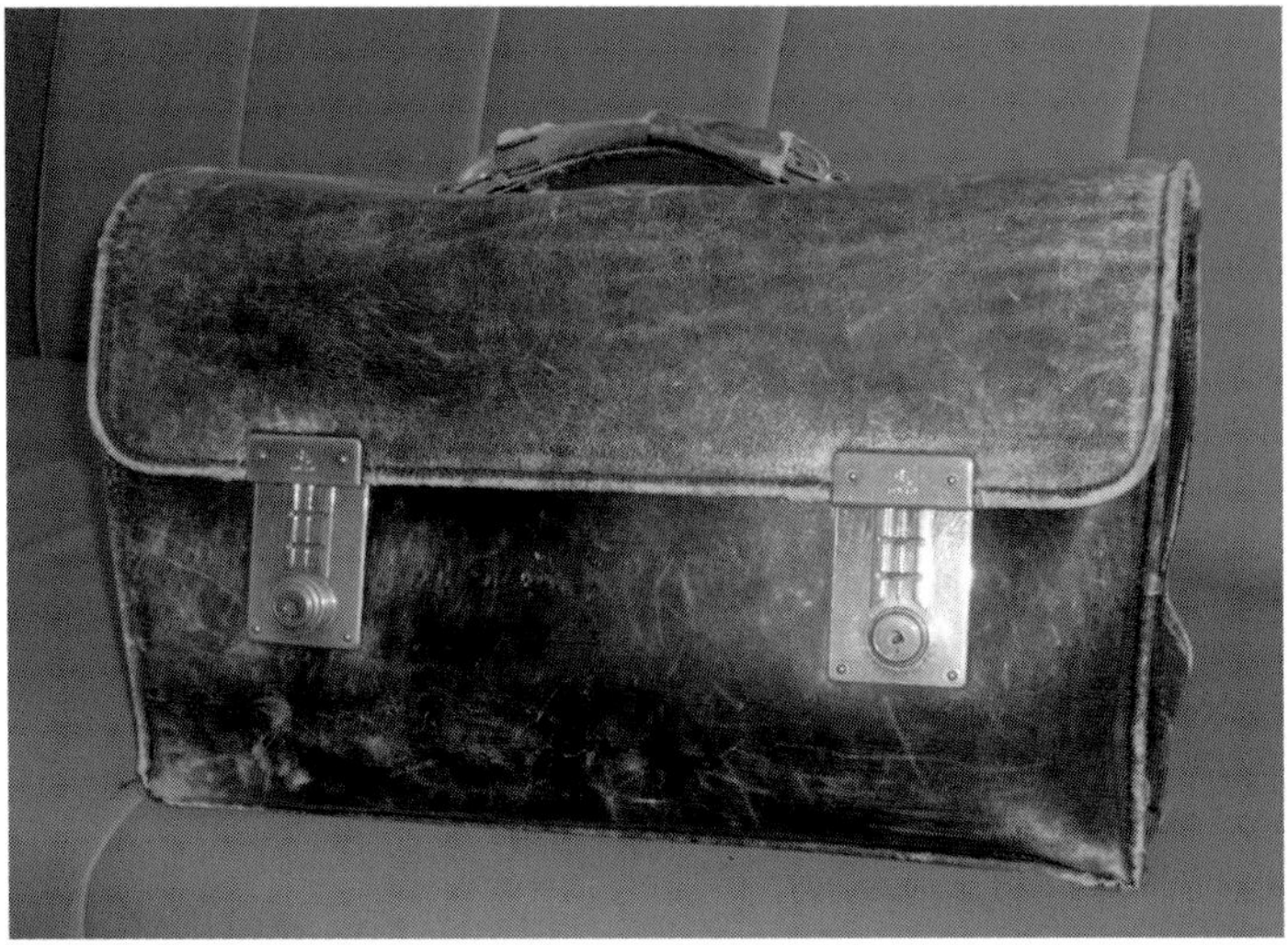

父の往診かばん

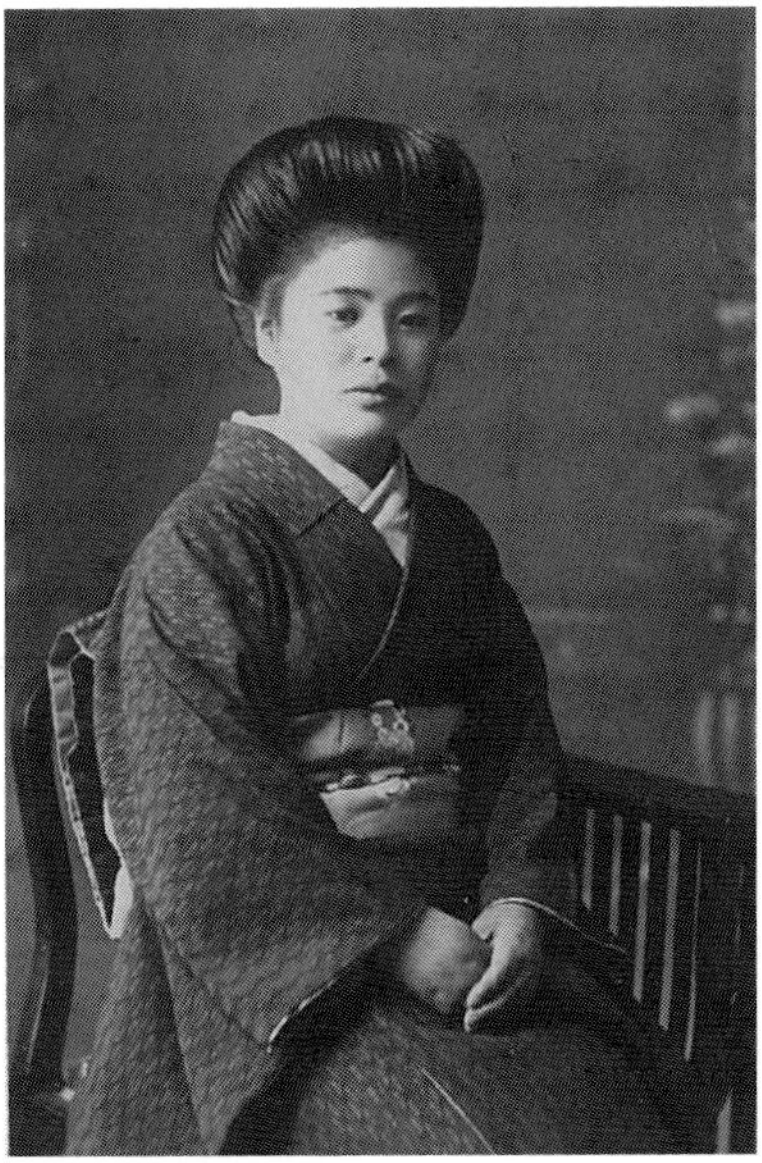

母・きん。婚約時代

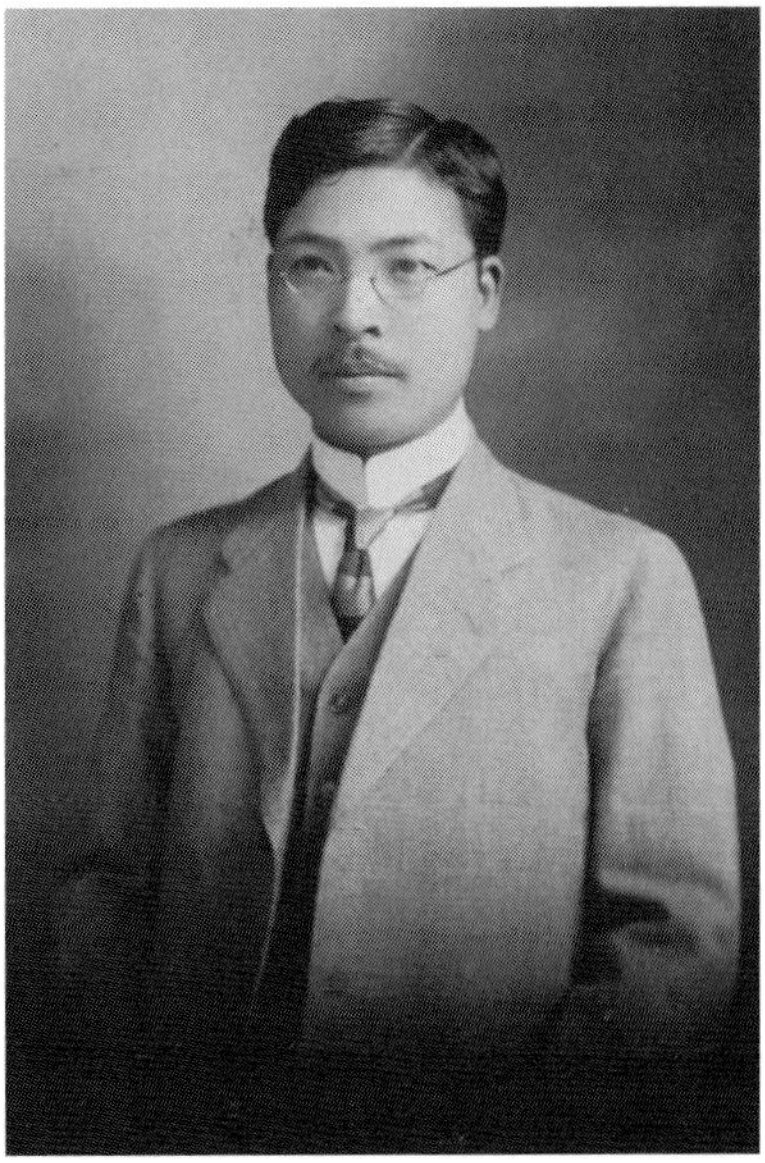

父・荘衛。東京での勤務医時代

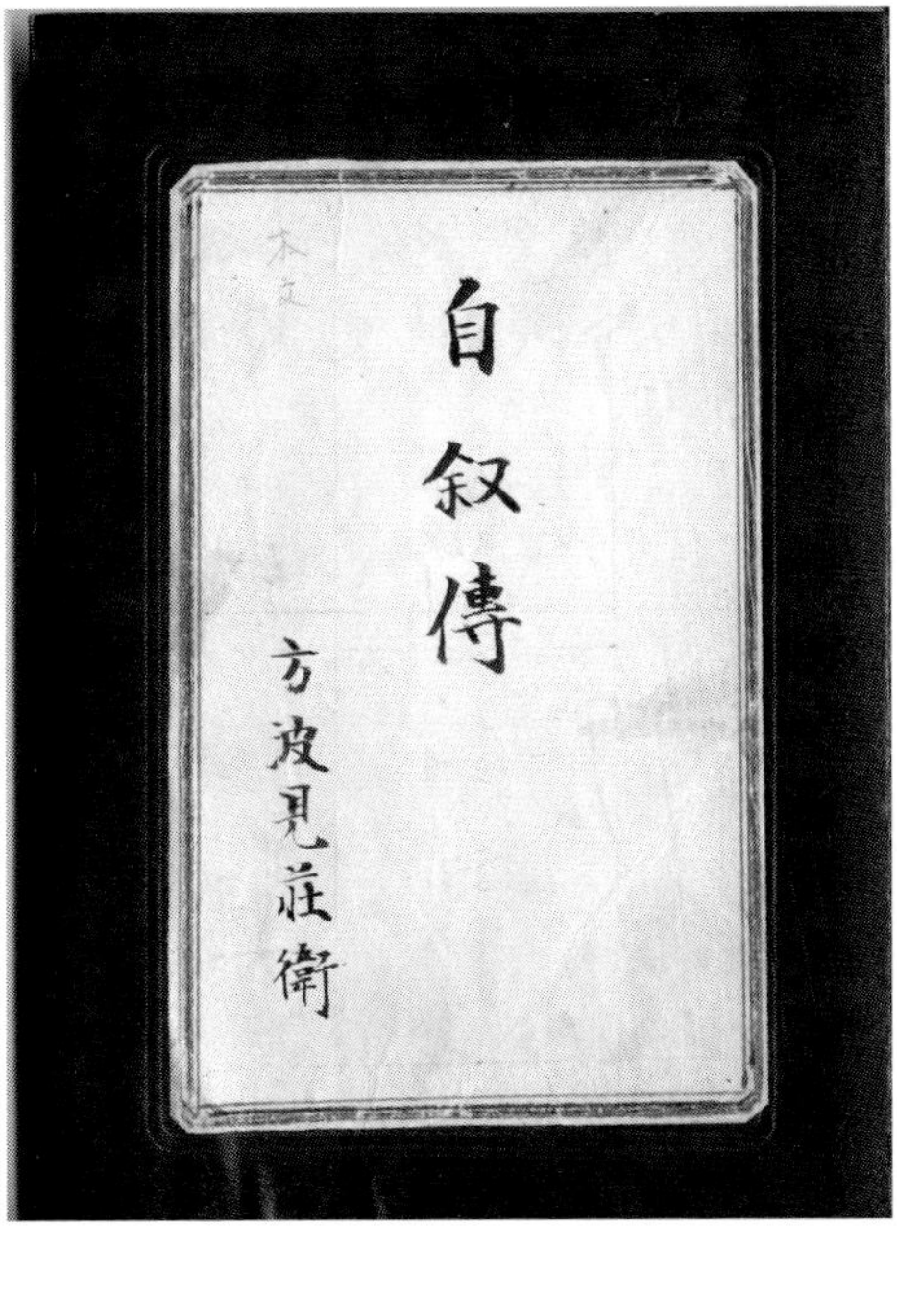

父の手作りの「自叙伝」

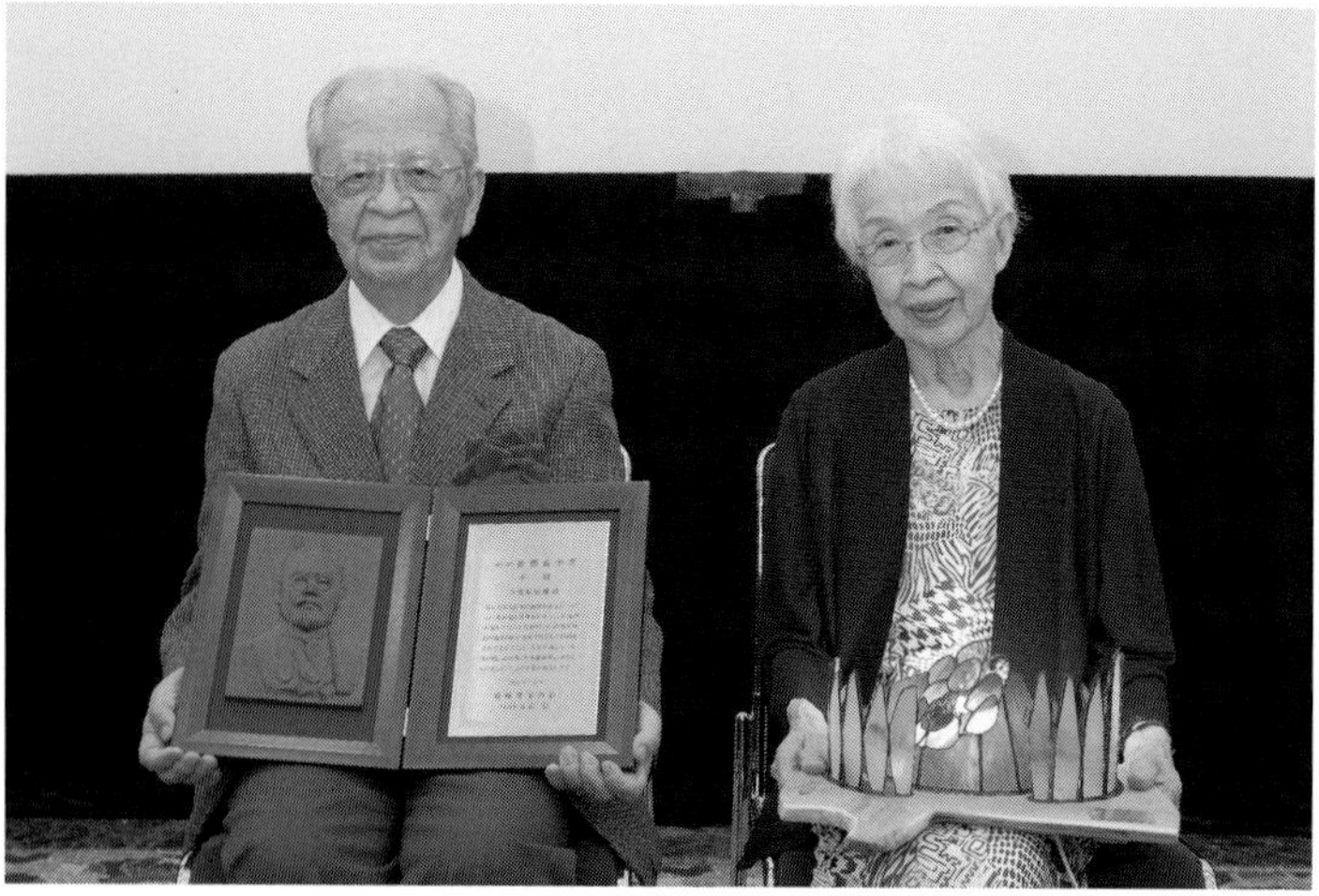

2021年、第15回後藤新平賞を受賞。
妻とともに7月の東京での授賞式に出席（於・プレスセンターホール）

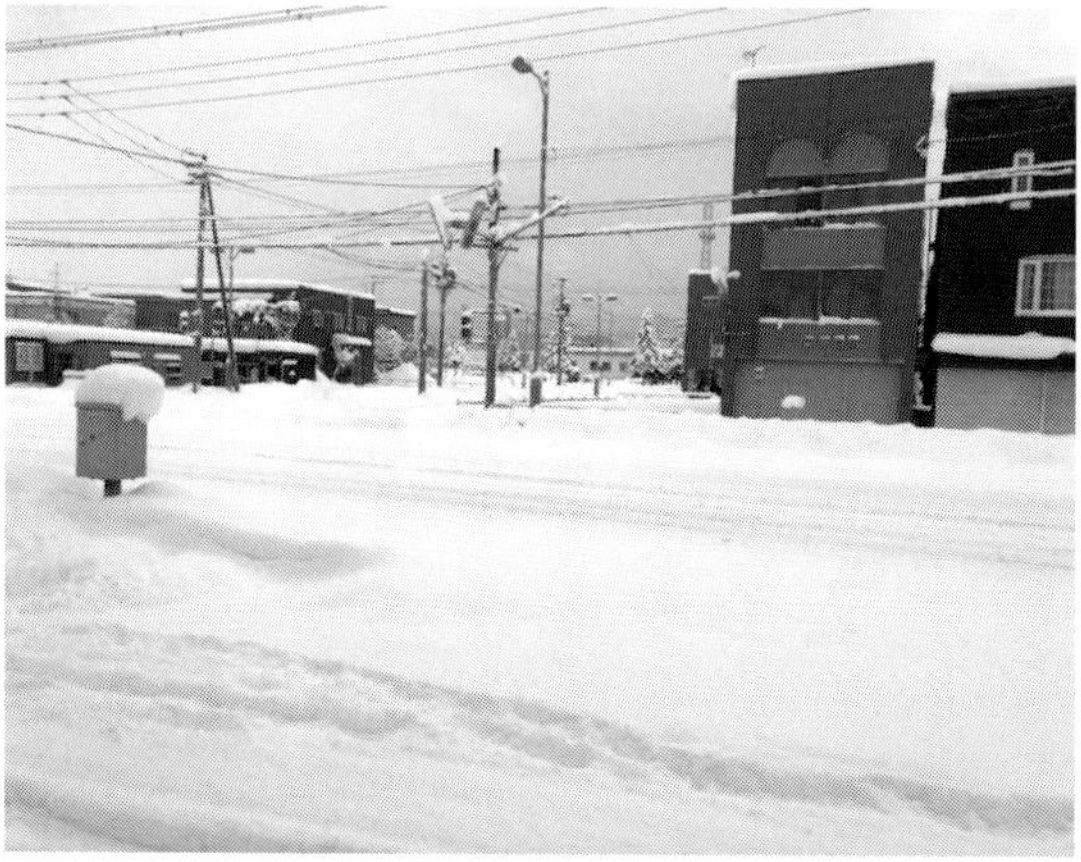

雪の奈井江。2022年12月

医療とは何か

目次

序章　医療の揺りかごに育まれて

第1章　「一介の町医者」として九十七年

父のかばん

少年と馬

海の記憶

「一介の町医者」

第2章　音と医療

小さな音

血圧にも表情がある

唾に情けあり

心音に宿る「小宇宙」

第3章 医療は科学

天地有情

音への手紙

ふるさとの一粒のコメ

第4章 生死をつなぐ

無垢の青空

残る桜も

やわらかなこころ

沈黙と想像力

医療とは、
病を患う人の
いのちの声を聴くことである。

医療とは何か

音・科学そして他者性

凡例

各稿末の日付は、北海道新聞連載「いのちのメッセージ」掲載日である。その他からの出典は、藤原書店PR誌『機』連載からは『機』、『プレス空知』連載「いのちのリズム」からは「いのちのリズム」と記した。

尚、本書収録にあたり加筆・修正を施している。

序章　医療の揺りかごに育まれて

町医者として生きて

父の方波見荘衛《そうえい》（一八八九―一九七九）が一九二三年に創設した方波見医院を、正式に引き継いだのは一九五九年四月。そのとき私が所属していた北大医学部第一内科の助教授、長浜文雄さん（後に国立札幌病院＝現在の北海道がんセンター＝院長、故人）が、こう助言してくださった。

「奈井江《ないえ》小学校から旧制の中学、旧制大学の予科と医学部まで同じ道を歩んだのは君で三人目。一人は他の大学の医学部生化学の教授、基礎医学の研究者だね。ぼくは大学病院勤務の内科医。君はふる里の開業医。それぞれの人生だね。優劣はないよ。世の中の直接ためになる点では、開業医の君のほうが上だよ、努力次第だがね。お父さんが君に帰ってこいということではなく、ふる里の奈井江が君を求めている、召命《しょうめい》だと、受けとめたほうがいい」

この「召命」とは、ラテン語の vocatio。「呼び出されること」の訳語だ。キリスト教では、神に呼び出され、神の教えを伝える者としての使命を与えられた伝道者になるという意味がある。伝道者は、だから無名であらねばならない。医者もまた、思いあがってはいけないのだ。私はこう、受け止めた。いまも大切にしている言葉である。

さて、ふる里での開業医としての診療の日々は、生きた人間との出会いという意味合いでは、大学病院とはまるっきり違う新鮮な体験となっていった。

例えば、私が子どものころから顔なじみの商店の、あるおばちゃんは、受診に見えて、こう言ってくださった。「康雄さん、お帰りなさい。よかったですね、お医者さんになって。ウチの娘と小学校が同じでしたよね。娘は結婚して隣町にいます。康雄さんの顔を見に来る、と言っていましたよ」。万事がこういう調子であった。

あるとき、小学校の学校健診のおりに面白かったのは、健診を受ける学童の一人一人の顔つきから親の面影、そして名前までもがおのずと浮かんできたことだ。親たちの誰もが、かつての私の友人あるいは知人だったのだ。ふる里での医療の人間くささを、味わう気分にさせられた。

こうした日常の小さな経験から、開業医の医療を、こう考えるようになっていった。開業医つまり町医者の医療の入り口には「まるごとの人間」が存在する。地域に住みつき、生まれも育ちも違う「人間」から始まるのが「町医者の医療」であると。

言い換えると、人間存在というとてつもない大きな文脈の中で、その人の病気をとらえていく姿勢が、人間へのまなざしを大切にする医療が、町医者の仕事である、ということになる。

この言い換えを、さらに広げていくと、現代医療のあり方への新たな展望が拓《ひら》けてくるような思いにさせられ、ふる里奈井江を生涯の医療実践の地として努めていこうという意欲にいつしか傾いていった。その展望とは、例えば、こういう医療観だ。

胃が悪いからといって、胃がひとりで歩いて診療に来るわけではない。不安と恐れ、将来への危惧、家族などへの責任などを抱いている一人の人間の中に、病む臓器としての胃が収まっているのである。

町医者としての臨床医の任務は、ある人つまり患者さんが、病気によって受ける全体的衝撃、別の言葉で言うと、人間としての痛みを効果的に取り除くために、治療的な会話を大切にしなければならない。

ふる里に帰り、人間と会うことによって得た町医者のこうした医療観は、九十五歳を超えた今の私にも大きな課題であり、実践と思索の中で、その奥行きを深めたいと思っている。(2022/6/25)

地霊の声に耳を傾けて

亡き父の齢《よわい》疾《と》く越え秋深みピンネの嶺に夕陽《ゆうよう》の燃ゆ

ある秋の日、夕陽に赤く染まるピンネの連峰を眺めたときにふと浮かんだ短歌もどきだ。父・荘《そう》衛《えい》医師が亡くなったのは数え九十歳、私はいま満九十四歳。いつしか父の年齢を大きく越えてしまった。その父が往診のつど目にしたのは、町の西方に嶺を連ねるピンネの山容の景観だったろう。

ピンネとは、奈井江町市街地を西に通り抜けて石狩川を渡ると、浦臼《うらうす》町があり、さらにその西側に穏やかにつらなる山嶺のアイヌ語。冬に雪をいただく白い山嶺は清浄な気品にあふれ、晩秋の夕陽に映える姿は西方浄土を思わせ、地域に住む誰もが、人生のさまざまな感慨を結びつける郷愁の山でもある。

医師荘衛は、真冬に分厚い氷で凍てつく大河石狩川を、迎えの馬そりに乗せられて渡り、ピンネの山麓深くまで、深夜でも往診をいとわなかった。そのつどに、患家の生老病死にかかわるさまざまな思いを託してピンネの山容を眺めたことだろう。短歌もどきで詠ったゆえんでもある。

ピンネとは「ピンネシリ」というアイヌ語の略、地上で最も頼りになる、どっしりとした構えの山をピンネシリ（男山）と呼んだそうだ。北海道の地域や市町村の名前や山川草木の名称のほとんどが、アイヌ語に由来している。たとえば奈井江はアイヌ語でナエイと呼ばれ、谷や川を意味しているという。石狩川の石狩《いしかり》についての諸説の一つは、イシ・カリ＝美しく・創る。太古の国作りの神ともいうべきコタンカラカムイが指で大地に川筋を描いたことに由来するという。浦臼《うらうす》町は、ウライ・ウシ・ナイに由来、鮭鱒《さけます》豊かで簗《やな》をかけたという意味があるそうだ。

アイヌ語には、遠く古代の縄文の韻律の響きがあるという。地域の地名にひそむ先住民族の地霊の祈りにも似た重層的な音韻に耳を傾けることも、地域医療には大切と思っている。医療が地域の生老病死の支え手になるためには必要なことだ。

（『機』2021/6）

社会への眼《まなざし》――「スペイン風邪」と大正の北海道

父手製の「自叙伝」に、百年前のスペイン風邪についての、こういう記述があった。

「大正七年、所謂スペイン風邪が八月から北海道にも猖獗《しょうけつ》、我が炭礦《たんこう》においても、診療中の重症者で心臓の弱い者は老若壮年を問わず皆斃れた。ワクチンも効果的治療の術もなく、症状は出血性、肺炎や腸炎を起こし、急に心臓麻痺が来るので如何ともしがたく、悲惨を極めた」。

このとき父は二十八歳、北海道空知《そらち》郡歌志内《うたしない》村（現歌志内市）の空知炭礦病院勤務医であった。この後の大正十三（一九二四）年、奈井江町有志に請われ方波見医院を創設。近隣の町からの引き続きの医療である。その父からどのような医療を継承したのか。思い出すのは幼いころ目撃した夜の出来事である。

その夜遅く、医院の玄関をひそかに叩く音に家族の誰もが目を覚ました。転がり込むように入ってきたのは上半身裸の赤い腰巻き姿で血にまみれた若い男だった。父と母が穏やかに応接した後、別室に招じ入れ、夜食と入浴を用意した。明くる早朝、男は姿を消していた。いぶかる子どもたちに母が、こう話した。「おふとんをきちんとたたみ、夜の食器もきれいに洗っていた。悪い人ではありません。朝鮮の人はかわいそう」。

「自叙伝」を読み初めて知ったのは、父が赴任した大正二（一九一三）年の北海道は、農村が大凶作、そのため貧困による病気が地域に巣食い、さらに赴任地近くで開拓工事の強制労働にたずさわる赤い腰巻き姿の人たちの苛酷な労働の姿に接し、監督の暴行による傷害などの治療をしたこと、などであった。東京から赴任の若き医師夫妻には、人間としての大きな衝撃だった。この二つと、スペイン風邪と勤務先の炭礦大爆発事故を加えた自叙伝の文章の見出しを「社会への眼《まなざし》」として、底辺にあえぐ人びとへの共感を父は綴っていた。先述の深夜の来訪者への応援は、こうした共感の現れであった。

この父と母の姿が、幼き日の私をいつしか医療者として育《はぐく》む揺りかごとなっていったように思う。そしてやがて後年の医療者としての私の「社会への眼《まなざし》」開眼の導き手ともなっていった。

父がいつも口にしていた言葉に「枯れ木も山のにぎわい」がある。「貧しい人や農家の医療費の支払いが滞るのは致し方がない。みなさん、まじめに働いているのだ。外来診療に見えるだけでも待合室がにぎやかになる。ありがたいと思え」という言い分なのだ。

これを語るとぼけた父の口調と、ほほ笑みながら聞き流す母の姿とが、おうようでユーモラスな光景として心に深く刻まれ、社会的に恵まれない人びとを大切に思う家庭の雰囲気は、私が医療者となっただけに、いまなお有り難く思っている。

（『機』2021/4,7）

この地をも古里として――農民に学んだ父

八月二十五日、奈井江町の町営墓所にある私の父と母と夭折《ようせつ》した弟のお墓参りをした。場所は町の東側の山麓に近く、まわりにゴルフ場と水田などの農作地帯が広がる。曇り日の夕刻のせいもあり、墓所は人影もなく森閑としていた。

死者の名前を刻した墓石に水をかけながらふと思ったのは、この日で九十五歳を迎えたわが身もまたこの石に名前を刻するときが訪れるということだ。その時は測りがたく、明日かもしれず、生と死つまり生死《しょうじ》一体の時間を生きるのが現実のわが人生の姿なのだと思った。

帰り道、山麓に広がる水田の周辺をひとまわりした。ついこの前まで青田が波打つような光景をくり広げていた田んぼが黄金色に変容して、淡い紅色の夕日を浴びながら稲穂を揺らしていた。

この景観に見とれながら思ったのは、亡き父がこの光景を眺めたら、よろこびもひとしおだろうということだ。父が遺《のこ》した手作りの自叙伝に、こういう文章が記されていたのだ。

「私が（注・父のこと）東京から赴任した大正二年とその後も、全道的な大凶作と不作の繰り返しで農家の困窮は極まっていた。小学校で児童検査の折、黄疸《おうだん》様児童が数多く見られ、再検査をすると南瓜《かぼちゃ》常食のためと判《わか》った。農家は日々の米麦に事欠き、栄養不足、結核、トラホーム（注・角結膜炎）などの貧困による疾病が地域住民に巣食《すく》っていた。（中略）」

父は出自が徳川幕府のころから常陸《ひたち》国で荘園を預かる身だっただけに、農家の困窮は他人事ではなかった。やがて奈井江町の開業医になってからも、農家の人びとの健康問題に深く立ち入り、貧困と疾病、とりわけ結核の予防に尽力するようになった。

一方で、凶作と不作にめげずに農耕に精進する農業者の姿に深い敬意をいだくようになった。手製の「自叙伝」に、こう記している。

「しかし凶作は半面において、農民に思考する機会を与えていた。北海道の農民が凶作の中から自然に順応した新しい農法を学び、独特の考え試みる姿に励まされた」

「人は書籍のみに学ぶべきに非《あら》ず。事実に即して道は明らかになる。私も実地医療に徹することによって、自分のものをつかみたいと考えるようになった。地域住民が貧しさゆえに病気に偏り、医者のみが富裕に偏って良いのか、素朴な疑問が私をとらえた」

同じ自叙伝の「厳冬の往診」という見出しの章に、こういう文章もあった。

「凍《い》てつく深夜、無蓋《むがい》の馬そりに乗せられ、猛吹雪の雪原を駆け回ることは、つらかったが医師の業務であった。私はもともと健康に恵まれ（中略）この激務に耐えることができたが（中略）今にして思えば明るく気丈だった妻（注・私の母のこと）も、開業医の妻として重い負担に耐え務めながら、その健康を代償にしていたものと思われ不憫《ふびん》でならない」

晩年の母が重い病気をくり返し、六十七歳にして病没した誘因の一つにこういう労苦があったのかと思うと粛然とした気分にさせられた。だが、この母に支えられた父が、彼女の没後ほぼ二十年の長寿を得たことに、たぶん救いの喜びを母は感じ取ったことだろう。

此《こ》の地をも古里として兒等《こら》は居《お》り

これは奈井江中学校の校長室に掲額されていた書の言葉である。生徒の学校健診に訪れるたびにこの一文を目にしては、自分もその一人と思い、ではこの地で医療者としていかに生きるかについて考えをめぐらしたものだ。

その折に私が参考にしたのが、先に引用した「自叙伝」であった。そこには貧しさに耐えながら良質のコメづくりに励む農民に学ぶ、医療者の人間としての謙虚さと科学者としての良心がおのずと浮き彫りになっていたからだ。親子という私情を離れ、その生き方を大切にしたいと思う。八月は父と母のふたりの誕生月でもあり、なおのことだ。

（2021/9/1）

父の死装束

父・荘衛《そうえい》が亡くなったのは一九七九年二月九日。明治二十二（一八八九）年生まれの彼の時代慣行によれば数え年九十一歳ということになる。

この日の朝七時ごろ、いつものように父の居室の見回りに訪れた私の顔を見て父はニコッとほほ笑み、何を思ったのか急に立ち上がり、すぐに崩れるようにして倒れ、そのあと一声も発せず、意識回復ないままに息を引き取ったのは夕刻六時二十六分であった。

この前夜十時ごろ、父に声をかけられた私は二十分ほど話をしたのだが、声は低く小さくほとんど聴き取れなかった。このとき、父を促して私に話しかけさせたのは、いったい何だったのか。彼は何を予感したのか。多くの人の死を看取《みと》ってきた臨床医荘衛は、翌日に死を控えた者として、自らに見えているこの世とあの世とのあわいの光景を語りたかったのかも知れない。もったいない機会を逃したと大いなる悔いをもって深夜の父の訥々《とつとつ》とした語り口を思い出す。

父が最期の息を引き取った後、私の妻が白無垢の衣装を両手にかかえて枕元に運んできたのは、父の死装束だった。十六年も前の一九六三年六月に数え六十九歳で死去した母・きんが生前に手縫いで用意、妻にひそかに託していたという。着せてみると寸分違わず、まるで母が演出したかのような父の彼岸への旅立ちを飾る死装束姿は、かたわらに母が座っているようでもあり、ほのぼのとした温かみがあった。

母は晩年、口腔がんを患い、手術を終えた後しばらくして、父と連れ立って横浜市内の曹洞宗大本山の總持寺《そうじ》を訪れ戒名を受けている。あるとき、その位牌に彫り込まれた朱塗りの二人の戒名を指差し、こう言った。

「私が死んだらこの文字を金色に塗り替えるのはお父さん。お父さんの戒名を塗り替えるのは康雄ね」

母は自分の人生の行きつくところを見すえていたのだろう。父の死装束を縫い上げ、私の妻に託したのはそのころだったという。

この死装束は、後年の私の死の臨床実践への導き手となっていった。

（『機』2021/8）

母の読経

私が小学校に入るころから、母は毎日のように仏壇の前に正座して「ぎゃーてい、ぎゃーてい、はーらぎゃーてい」などと唱えるようになっていた。語調が忍者の呪文めいておもしろく、口真似をしたものだ。これが『般若心経』の結びの「羯諦羯諦波羅羯諦」と知ったのは、中学生になってからだった。

もう一つ母が愛誦《あいしょう》したのは、曹洞宗の教典『修証義《しゅしょうぎ》』だった。毎日のように何年も耳にして、わからないままに自ずと滲み込んできたのが『修証義』の中の「愛語」であった。そしてやがて私が小学校高等科一年に進んだときに、国語教科書に「愛語」についての記述があり、はじめてこの言葉の持つ意味の深さを知った。その一節を引用しておく。

「愛語というは衆生《しゅじょう》を見るに先《ま》ず慈愛の心を発《おこ》し顧愛の言語を施すなり、……面《むか》いて愛語を聞くは面《おもて》を喜ばしめ、心を楽しくす、面《むか》わずして愛語を聞くは肝《きも》に銘じ魂に銘ず、愛語能《よ》く廻天の力あることを学すべきなり。」

（『修証義』）

この「愛語」は、後年にキリスト教の聖書を読み、西欧の哲学書で「愛」についての言説に触れ、やがて「利他」や「他者性」そして「人間存在の根源」などへと向かう私の関心の導き手のひとつとなり、臨床医としての人間的視野や思索を広げ深める契機となってくれた。「門前の小僧、習わぬ経を読む」というが、小僧ならぬ医者の息子が、母親の読経の経文の言葉を耳にしながら育つというのはユーモラスでもあった。

ところで母はこの読経に続いて、こう祈りを捧げていた。「私はどうなってもよい、夫と子どもたちの息災と長寿をおかなえください」。

それかあらぬか母は晩年病気がちとなり、口腔がんと脳梗塞《こうそく》を患い、わずか六十七歳で人生を終えている。また母が読経を始めたのは、三歳で夭折した私の弟の供養のためと知ったのも、母の死後のことであった。

旧水戸藩士の娘だったという母のこうした生き方が、いまなお私の日常診療と死の臨床という人生終末期の医療やがんの地域ホスピスケア実践の大きな指針となっている。

（『機』2021/9）

母の命日に思う

六月五日は私の母、きんの命日である。子どものころに母から聞かされていた話を思い出した。

小学校に入る前の私に、母はよく、こう言った。

「あなたはね、生まれた時から弱くて、育てるのに随分と苦労した。ある時、隣のおばさんが駆け込んできて『康雄さん、お亡くなりになったそうで、おかわいそうに』とお香典を差し出したの。だからね、たぶん長生きをすると思いますよ」

また、こういう話も聞かされた。

「あなたは弱かったから、夜通し抱いていたこともあった。するとね、妖怪のような人が暗闇から現れ、奪い取ろうとした。でもね、必死に抱きしめて、『立ち去れ』と怒鳴りつけると、恐ろしい形相の妖怪がたちまちにして姿を消した。だから、あなたには元気になってほしいのね」

病弱の幼い私を抱いて、うつらうつらしたときに見た夢の話だろうが、若い母にとっては実体験のような思いが残ったのだろう。後年になって私は、そこに母親の愛情みたいなものを感じ取るようになった。

中学生になって、フランツ・シューベルト(一七九七〜一八二八)作曲の「魔王」を原曲のドイツ語で聴くようになったとき、いつも思い出すのは母の、この深夜の妖怪の話だった。

歌曲では、高熱を出した幼い息子を医師のところへ連れて行くため、父親は息子を抱いて闇夜に馬を走らせる。高熱で幻聴に襲われた息子は、風にまかれた枯れ葉や木々の枝の音が魔王のささやきに聞こえてしまう。やがて父親の腕の中で息子は息が絶える。バリトンのドイツ語の響きが恐ろしげで、聴くたびに母の話を思い出したものだ。

こういう思い出もある。母は毎朝『般若心経』の読経を繰り返していたので、次のような一節「不生不滅《ふしょうふめつ》……無老死《むろうし》　亦無老死尽《やくむろうしじん》」が頭の中に染み込んでしまった。現代語に直すと「生ぜず滅せず……老いも死も無く　また老いと死の尽きることも無い」という意味の深さを少しは分かるようになったのは、かなり後年になってからであった。

母が亡くなったのは一九六三年六月。晩年がんを患い、脳梗塞を二回繰り返した。意識をなくし一週間たっての死であった。自宅で看取《みと》ったのが、せめてもの親孝行になったかもしれないと思っている。

六月のある日、私はメモ帳に十七文字のこういう言葉を書き記しておいた。

ここのそぢ死に囲まれし齢《よわい》かな
死者の笑み我《われ》を囲むやここのそぢ

ここのそぢとは、九十歳を意味する古語。九十六歳の私が、何かの折にふと思い出すのは、亡き友人や患者さん、父や母や縁戚につながる人の顔。そのすべてが笑みをたたえている。おまけに、むかし飼っていた室内犬までがうれしそうに尾を振り回っているのだ。

そして、あたかも皆さんが、「こちらに来るのは急ぐ必要はない。そちらの世で、ゆっくりするがいい」とほほ笑みながら話しかけてくれているような思いにさせられた。

その折に思い出したのは、歌人の斎藤史《ふみ》（一九〇九〜二〇〇二）の短歌「死の側より照明《てら》せばことにかがやきてひたくれないの生《せい》ならずやも」だ。

私が九十六歳の齢《よわい》を迎えているのも、世のすべての人が今の生を受けているのも、あの世の人たちからの「照明」というメッセージのおかげなのかもしれない。

そう思いながら改めて思い出したのは、母が愛誦した『般若心経』の前述の一節だ。「あの世とこの世」はつながっている。つまり「老いも死も無く　また老いと死の尽きることも無い」なのだと、少しは分かったような気分にさせられたのであった。

（2023/6/24）

忘れ難い患者さん

臨床医であれば誰しも、忘れ難い患者さんの思い出を持っているものだ。町医者としてふる里の医療にたずさわってきた私にもまた、一見平凡な出来事のようでありながら、いまもって私の脳裏に記憶をとどめている出会いがあった。六十年ほど前の、昭和三十年代半ばごろの話である。

その日朝早く、腕に赤ちゃんを抱え込んだ若い女性が当院の玄関口に慌ただしく入ってきた。顔に少女のあどけなさを残す、その若い母親の話では、真夜中に身体中を熱くして泣き叫んでいた子どもが、朝方になって急におとなしくなったので駆けつけた、と言う。

だが赤ちゃんの頬を手で触れると、すでに冷たく、心音も呼吸音も途絶えていた。そう知らせた時の若い母親の驚きの表情と声をあげて泣き崩れた姿と、赤ちゃんの安らかな顔を、いまなお鮮明に憶《おぼ》えている。

彼女は体温計の持ち合わせもなく、頬をすり寄せて体の熱を感じ取っていたと言う。そのあまりの拙さと幼さと、それゆえの哀れさみたいなものとがないまぜとなり、いまだに記憶にとどまっている。後で聞いた話だが、彼女は貧しい人々が長屋住まいをしていた町内のある地域の住人だったという。

あるときその地域を往診で訪れたことがあったが、玄関ドアの戸板がなく、ムシロが垂れ下がっているだけのお宅もあった。ドア代わりに玄関先で風にはためいていた薄く汚れた黄色のムシロは、いまもって私の脳裏に焼き付いている。この時代には、こうした貧しさが、日本の至るところに残っていたのだ。

このころ、当院から大学病院内科に紹介して入院した、ある女性との最期の別れもまた、忘れ難い思い出となっている。当院の診断名は細網肉腫。初診の時にすでに手遅れの悪性のがんであった。ある日ある時、大学病院の病室に見舞うと、眠りから目を覚ました彼女は、やつれた顔に笑みを浮かべ、大きく目を開き、涙を浮かべて私の手を力いっぱいに握り、離そうとしなかった。そしてこれが彼女との最期の別れとなった。

亡くなってからのある日、担当医の一人でもあった私の出身医局の内科助教授を訪れると、彼は、次のように話してくださった。

「方波見君、人間とは、不思議だね。あの患者さんは、ほとんど昏睡《こんすい》状態だった。君が姿を見せると、とたんに目を覚ました。そして君が帰って間もなく、また眠ってしまった。そしてやがて、亡くなった。人間を超えた大きな計らいでもあったのだろうかね。君に見せた彼女の表情は、雲間から日の光が溢《あふ》れてくるような印象だったね」

先輩医師の話に耳を傾けながら、私はこう思った。これはたまたまの偶然かもしれないが、人生にはこういう偶然もあるのだろう。そしてその向こう側にある大きな計らいのようなものに謙虚になろう。宇宙誕生百三十八億年の歴史を踏まえた人間のいのちには、つまり人間存在の奥行きには、こういう不思議さが潜んでいるのだ。その生死に関わる医療には、職業的責務を超えた深い意味があるのだろう、と。

死を前にした彼女との最期の出会いは、後年になって、私がふるさとで実践する地域と在宅での終末期医療などを支えてくれる大きな原動力となっていった。いまなお忘れ難い出会いとして、ありがたく思っている。

（2022/7/30）

第1章　「一介の町医者」として九十七年

父のかばん

父のかばん――時代と地域の記憶

父の古い往診かばんが再び仕事を始めている。看護スタッフの訪問看護に連れ立ち、息子や私の訪問診療にも同行している。なにせ四十年ぶりである。かばんもびっくりだが、父もおどろいているにちがいない。

かばんにお呼びをかけたのは、看護スタッフである。岩波新書に書いた私のエッセー「父の往診鞄《かばん》」を読んだのがきっかけで、書棚のお飾りではもったいない、ぜひ使ってみたいということになった。色あせたレトロなおもむきも、若い彼女たちのお気に召したらしい。

ついこのあいだ聞かされた話だが、このかばんが父もろとも馬そりから放り出されたことがあったそうだ。もう何十年も前の二月のできごとだという。

往診迎えの馬そりに乗った父が猛吹雪のなか患者の家にむかった。途中、目の前にいきなり別な馬そりが現れ、すれ違いざまにガチャガチャと音をきしませて接触、横転した。視界ゼロ、雪道もいまでは想像もつかないほどに狭かったそうだ。

馭者《ぎょしゃ》も父も放り出され、往診かばんはすっ飛び、中身の注射器セットなどが雪の上に散らばった。ずうたいの大きい父がもんどりうつ姿を想像するとこっけいだが、泣きそうになったのは馭者役の娘さんである。家には長患いの母親が待っている。留守番は幼い妹と弟だけ。お医者さんが怒って帰ると言ったらどうしよう、胸もつぶれる思いになった。

すると、父がニコニコして、「若い娘さんが苦労して雪の中を迎えにきてくれた。引き返すわけにはいかない。さあお宅に行きましょう」と言ったという。

いまはもう八十六歳になる、馭者役だった往時の娘さんの述懐である。七人きょうだいの長女。だれもが忘れているかつての日本の家族の姿、そして戦時下の話である。

時代は移り、往診もまた大きく様変わりした。医療スタッフには、往診よりは訪問診療のほうがなじみの用語になっている。訪問診療は、訪問看護なくして成り立たない。看護というプロフェッションも新たに進展している。

むかし、医師の専用だった往診かばんを、いまは看護師が専門職の仕事として訪問看護に共に使う。古びたかばんがびっくりするのも無理はないが、父は大いに喜んでいるだろう。

現役復帰した往診かばんは、黒い色がはげ落ちてセピア色になり、提げ手の革もほころびが目立つ。持ち上げると父の大きな手を思い出す。いのちのケアに、地域に黙して尽くした手である。色あせ擦り切れたかばんではあるが、貧しくても心優しかった時代と地域の記憶が刻まれている。そのかばんをいま、私たちが提げて訪問にむかう。先輩医師からバトンタッチのリレーみたいである。地域の医療や福祉に働く人々もまたリレー仲間である。

父のころとちがい、訪問ケアも往診も国の社会保障制度に組み込まれている。財政破綻を口実に、医療と介護の費用負担増と給付減がつづいている。その冷たさを検証・指摘するのも私たちリレー組のつとめと思う。バトン役のかばんを落胆させてはいけないのである。

(2006/7/26)

一期一会——記憶を失っても

八十七歳の女性Aさんは、アルツハイマー病を五年前に発症。介護度4、町立介護施設の住人となっている。高血圧などで外来によく見えていた方であり、おつき合いは二十年ちかい。

Aさんを訪ねると、まずはこういうあいさつから始まる。

「あらー、おひさしぶり。なつかしいわ。うれしいわ。センセーにはずいぶんお世話になったものね。お元気そうね。うれしいな」

「おたがい、元気でよかったね」

言葉づかいがていねいなのは、もともと温泉旅館で客室にお膳《ぜん》運びをしていたせいであろう。握手したやせた小さな手をなかなか離さない。

Aさんと顔を合わせたのはしかし、つい三日前なのにもう忘れている。このあと廊下でスレ違ったが、こわ〜い目つきで、そ知らぬ顔をされてしまった。いつもそうである。『博士の愛した数式』(小川洋子著)の博士の記憶は八十分、彼女はその場きりのほんの一瞬のことだ。

施設回診のとき、Aさんの記憶を呼び戻すためには決まった手続きがいる。まず私から声をかけ、カタバミセンセーですよとゆっくり名乗り、まじまじと顔を見つめてもらう。はじめはけげんそうだが、やおら表情がやわらぎ目も輝く。そして、あいさつとなる。Aさんは耳が遠い。いささか疲れることもある。

Aさんと話をしていると「一期一会」という言葉を思い出す。いちご・いちえ——人との出会いをそのつど、生涯一回限りのものとして大切にする意味がある。お茶席の心得ともされている。「ひさしぶり、うれしい」と繰り返すAさんには、回診のそのつどが、新鮮でわくわくする出会いなのであろう。記憶がよみがえる一瞬の「今」に、ういういしく目を輝かすAさんは、まさに「一期一会」を大切に生きていることになる。

認知症の方には、「記憶障害」というマニュアル用語で簡単にくくれない、みずみずしい感性が秘められていると、あらためて考えさせられる。

アルツハイマー病など認知症の人は、ありのままの「今の自分」を正直にさらけだして生きている。世間体などというゴテゴテしたよそおいを、かなぐり脱ぎ捨てている。そのぶん、はた目には異様と映る。正直で繊細であるから傷つきやすく感情のバランスもすぐ崩れる。脳の仕業なのに、世間の目は「人格の病気」と断定してしまう。

だがどうであろう。世間体を気にし、本音と建前を使い分け、一瞬の出会いの感動など置き忘れている私たちのほうにこそ、よほど問題があるのではないか。

Aさんが「一期一会」で見せる無垢《むく》な目の輝きと瞬間のほほ笑みは、認知症になってもなお、人としてのつながりを切実に求めているサインのように思う。

病気のためにどのような状態になったとしても、私は私であり、世界に二人とはいない唯一の存在に変わりはない。感情もあり自尊心もある。病状を、人間としての全体像のなかで理解してほしい。こういうメッセージとも思う。

周りが想像力に乏しく愛に欠ければ、見逃してしまう幽《かす》かなメッセージである。

認知症ケアの奥行きは深い。いつも、そう自戒している。

(2006/5/31)

老いの居場所

Mさんには翁《おきな》という言葉が似合う。九十六歳、欠けた前歯をのぞかせてニコニコの笑顔がいい。話し好き、花も大好きという。

公営住宅に一人暮らしで、月に一度の受診にはネクタイ姿で身ぎれいにして歩いて来院する。元は職工だったそうだ。市井の片隅で無名の老いを生きる姿に、人をほのぼのとさせる温かみが漂う。

七月の終わり、翁がこんな話を持ち込んできた。

「町立病院に入院しても先生が診に来てくれるというのは本当かい。入院したいんだが」

「そうだけど、いったいどうしたの」

翁によると、もう歳だ、一人暮らしに疲れた。冬の雪はねもつらい。近所の若いもんが、雪をドンドン投げてよこす。玄関がふさがる。後始末にくたびれる。もうたくさんだ。

これが理由らしい。翁の願いはどうやら、町立病院への永住のようだ。入院についての思い違いがある。

入院の規制や在院日数の短縮化など、ここ五年ほど医療事情は激しく変わっている。背後には医療と福祉への市場原理の導入がある。減らされた年金から負担増の保険料の容赦ない徴収。十月からは高齢者医療の窓口負担がぐんと増える。療養病床は姿を消す。行き場所のない老人の「難民化」が進む。

Mさんに限らず、ほとんどの国民は、こういう情報を入手できていない。政策決定のプロセスも知らされていない。高齢者大学やカルチャースクールなどで解説講座があってもいいと思う。知る権利の行使は国民の責任でもある。翁の思い違いが、この国の社会保障の危うさをあぶりだしてくれた。

お年寄りはおしなべて気が短い。翁の難題解決も早いほうがいい。まずは入院判断の検査をすることにした。折から真夏の暑さで、だるさを訴えていた。脱水症などのリスクが隠れているかもしれない。胸部エックス線と心電図、血液検査をしてみた。

エックス線は、フィルムなしで撮影できるデジタルにしてある。診察机の大型モニターに画像が電送される。血液検査は町立病院の臨床検査室とオンラインでつながっていて、データは診察机にある別のモニターに送られてくる。

すぐに出そろった検査結果をモニターに映し、「悪い病気がなくてよかったですね」という言葉を切り口に、入院してもすぐに退院させられること、福祉施設入所の待ち状態などを説明してみた。

「つまりは、年寄りは早く死ね、長生きはするなということだね」。翁はかなり落胆していた。

介護保険の認定レベルも翁の元気な現状では、せいぜい「介護予防」である。

在宅介護支援センターのスタッフの発案で、介護保険の手続きなしに入所できる老人福祉寮を案内してもらった。永住先の見当がつき、翁はようやく安堵《あんど》してくれた。


生きがたき青春過ぎて死にがたき壮年にあふ月光痛し　　伊藤一彦

壮年を老年に置き換えると、老いがいま直面している困難が浮き彫りになる。翁も兵士として、苦難の青年時代を過ごしていたのである。

(2006/9/27)

人間の一分――長寿者の個性

キクさんは、なかなかしゃれけがある。車椅子《いす》、九十歳ちかいが、お宅に訪ねると、薄くお化粧してヘアバンドを巻いている。色ちがいを五つも持っているそうだ。

口紅がときどきずれていることがある。白内障や脳梗塞の後遺症のため指先の器用さを失ったせいもあるが、訪問診療と聞いて大急ぎでお化粧するかららしい。看護スタッフの訪問のときは素顔だそうだ。だから、女性としてのプライドに敬意を表し、電話してから訪ねることにしている。紳士のささやかな務めでもある。

ルージュのずれはさほどの問題ではない。おしゃれは身だしなみであり、自分を変身してみせようとする意欲の表れでもある。自分や他人への気づかいや、好奇心と意地みたいなものがひそんでいる。キクさんがお化粧するのは、「武士の一分《いちぶん》」ならぬ、「女性の一分」みたいなものである。「人間の一分」にもつながる。

私が視察したアメリカのホスピスには専任の美容師がいた。末期がんとなり、死がゆるぎのない現実となってもなお、生きている今の一瞬一瞬の輝きを大切にする心配りであろう。キクさんのおしゃれ、ケアのあり方についても、さまざまなことを考えさせてくれる。

キクさんの車椅子姿は、まるで大地にドカッと根を生やしているみたいだ。春になり、雪が解け、田畑の土がくろぐろと姿を現し、人恋しさのにおいをただよわす、そういう雰囲気がキクさんにある。

農家生まれで農家に嫁ぎ、働きに働いた人生。水田で産気づき、出産の翌日にはもう田植えに出たという。大地と自然と労働につちかわれ、人生と生活の哀しみも喜びもいっしょくたにして長寿の生を得た人間がかもし出す、独特な存在感みたいなものである。能率とか効率などではとても計りきれない。

このキクさんに、いくつかの病名と、それによる分類と区分があたえられている。腰椎《ようつい》圧迫骨折と回復不可能な両ひざ変形性関節症に加えて、脳梗塞後遺症などの病名、そして介護保険「要介護2」という分類と身体障害者二級という区分である。

ここでは病名は、治療のためではなく、介護度や障害度を決めるための記号のような役割を、ときとして担わされる。分類や区分の仕分け作業の目印みたいなものである。仕分けには排除がつきまとい、人間存在の多様性を奪う。キクさんみたいな個性への気配りなど、とてもできなくなる。

こうした平準化と一律化がこの数年ほどのあいだに、高齢弱者や障害者に押し寄せる大きな荒波となり、足元をさらいつつある。

ねたきりの予兆なるかなベッドよりおきあがることできずなりたり　　鶴見和子

今年七月の逝去直前に、歌人で世界的な社会学者の鶴見さんがこういう短歌を残している。十一年前に脳出血で倒れ、リハビリにより失語とまひから回生した方である。この春からの一律日数制限によるリハビリ打ち切りが死を早めたといわれている。

新しい年がくる。老いも若きも「人間の一分」を大切にできる年にしたい、そういうこころ優しい地域社会をつくりたいと切に思う。

(2006/12/27)

受胎告知——亡き子を背負う九十歳

フユさんはいつも子どもをおんぶしていた。「重くて肩が凝る。腰が痛い」とこぼすことがあった。重いはずだ。なにせ六歳の男の子である。こぼしながらも、おんぶをやめない。「おんぶ、おんぶ」とせがむからと言う。そのときの彼女の目がやさしい。

おんぶしていないことがあった。遊びに出かけたのだそうだ。「すぐもどって来るさ」。フユさんはそう言いながら不安そうにどこかを見つめる。そのまなざしの向こうに、どんな光景がひろがっていたのだろう。

その子も、フユさんのおんぶ姿も、私は見たことがない。まわりのだれも見かけていない。フユさんの夫は三十年ほど前に亡くなり、最期の看取《みと》りは私がした。おんぶを口にするようになったのは八十歳代半ばからである。フユさんはじつは認知症を患い施設入所をしていた。おんぶは頭の中の出来事なのである。亡くなる九十歳までおんぶをつづけていた。

フユさんの子は養子であった。赤ちゃんのときからなので実の子と言っていい。日雇い仕事をしながら育てた息子は、高校を卒業して東京の会社に就職。フユさんの自慢だったが、いつからか口にしなくなった。失職し、転々としたあげく病死したという。

子どもの成長はたのしいが、育児には苦労が多い。子どもはかわいいが、ときには煩わしい。

天瓜粉《てんかふん》しんじつ吾子《あこ》は無一物　鷹羽狩行
短夜《みじかよ》や乳ぜり泣く児を須可捨焉乎《すてっちまおか》　竹下しづの女
子を殴《う》ちしながき一瞬天の蟬《せみ》　秋元不死男

子どもをしかりつけ、つい手をあげたとしても、親の手のひらにはその痛みがいつまでも残る。フユさんもおなじだったろう。

認知症の彼女が見つめていたのは頭の中の仮想とはいえ、まぎれもない現実として日々くりひろげられている、俳句にあるような子への思いや自分の姿だったかもしれない。フユさんは、かつての実生活とそしてこの仮想と、子育てのよろこびと切なさを二度もくり返していたことになる。

施設入所の九十八歳のおばあさんがいま、子どものおんぶを言い出している。背負っているのは、たった一人の身内になった孫や戦死した息子らしい。認知症の男にはないことである。母と子にはなにか格別な意味合いがあるのだろうか。

イタリア・フィレンツェのサン・マルコ修道院で見たフラ・アンジェリコのフレスコ画「受胎告知」を思い出す。大天使ガブリエルから聖霊による「受胎」を「告知」されたとき、うら若い少女マリアがおそれおののきながらも静かに面をあげて「受諾」する表情がつつましい。

受胎は新しい命のはじまり、大きな神秘がひそむ。両親の生命が刻まれ、その背後にある生命進化の長大な歴史の流れも注ぐ。そして誕生する子は、どのような状態であれ、多様な可能性をひそませた、この世に二人といないかけがえのない存在となる。親の私有を超えた大きな計らいも与えられている。母と子の意味の深さをフレスコ画が物語っていた。

母であることを貶《おとし》めてはいけない。「美しい国」の厚生労働大臣が言う大量生産向けの「機械・装置」などとはそもそもの格がちがう。

言葉の暴力に抗して、母と子といのちのこと、考え直しておきたい。

(2007/2/28)

がんとの対話――ゆとりの医療を

冬の日、携帯プレーヤーのイヤホンから流れる音楽を聴きながら大学病院の再来で順番を待つ。今日の私はがん患者の身、治療を始めてからほぼ四年になる。

最初の一年は内分泌療法、そのあと六カ月ほどが放射線治療。病理組織の分類では悪性度が高い前立腺の進行がんであったが、いまは凪《なぎ》の状態だそうだ。「まあ十年は大丈夫でしょう」と言われている。

凪があれば、いずれはしけもあるだろう。それはともかく、凪とはイメージがいい。穏やかにひろがる海。夕日が西に傾き空があかね色に染まる。打ち寄せるさざ波が夕映えにきらめく。西方浄土の世界だ。

人はいつかは必ず死ぬ。そのときがくるまで、時々刻々に過ぎ行く今の瞬間を大切にしたい。再発したとしても天与のいのちをまっとうするころあいとなる。こうなればがんはもう「天寿がん」である。

放射線治療を受けたのは、台風十八号による被害があった二〇〇四年の春から秋にかけてで、太陽がじりじりと照りつける酷暑がつづいた。暑さに閉口する私と強烈な放射線で焼かれるがん細胞と、アツイことでは境遇がおなじだ。がん君、さぞかしお暑いことでしょうとお見舞いの声をかけたい気分になった。

がんはもとをただせば、わが身内の正常細胞が変身したもの。何万もの遺伝子異常が起こった末に、こころならずも人に忌み嫌われる異端の宿命を負わされた。不条理な苦しみを押し付ける厄介者だから徹底した治療は必要だ。だが、かつてはDNAを共有した仲間、やたらな敵視はどうかと思う。優しい声かけがあってもいいだろう。

イギリスの緩和ケア施設を訪ねたとき、患者とスタッフが、穏やかにユーモアのある対話をしていた。こうした対話に支えられて患者は病気と向かい合い、がんを病む人間として精神の内奥へと導かれていく。病気は内面化され、患者は不安と失望にさいなまれながらも自分との自己内対話を始める。その深まりが、精神神経系や免疫系と内分泌系の連係プレーを促し、がん細胞をなだめて病状の進行を緩やかにする。緩和ケアにかぎらず、対話はがん医療の要と言ってよい。

四月から「がん医療の均てん化」をめざす「がん対策基本法」が施行される。「均霑《きんてん》」とは「生物がひとしく雨露の恵みにうるおうように、各人が平等に利益を得ること」(『広辞苑』)だそうだ。つまり全国どこででも、がんの標準的な専門医療をひとしく受けられる体制づくりが目標ということになる。「地域がん診療連携拠点病院」「都道府県がん診療拠点病院」設置もその戦略のひとつらしい。

だがどうであろう。がん専門病院を予約受診しても患者は二時間も待たされることがある。医師との対話は数分あればまだいいほうである。医師だって大変だ。当直明けの朝から昼食抜きの外来、外来後にはまた手術が控えている。「医療崩壊」「地域医療格差」さなかでの「基本法」の発足、「均てん」とはおよそほど遠い。

「がんとの対話」には、ゆとりの医療の保証が前提になる。保証の責任は国の政策にある。「対話」の奥行きの深さと多くの問題点に、患者も市民も医療スタッフも共に関心を深めておこう。がん患者を兼ねた地域医療を担う医師として、まずは地元で対話の仕組みを作りたい。

折から春、雪解けの水が大地を潤す季節でもある。

(2007/3/28)

人の匂《にお》い――カルテから

「きょうはおーセンセの日ね、お顔ちょっと見ていこうかしら」

外来受付から患者さんの声が聞こえる。「おーセンセ」とは私のこと、大先生と書くが、ダイセンセイではない。内科医の息子が院長になってから、いつしかこう呼ばれるようになった。

きょう金曜は私の診療担当日、朝からブルッとするほど寒い。八時二十分、外来に出る。待合室には着ぶくれした患者さんが待ち構えている。

診察机の上に積み上げられたカルテはどれも分厚い。一年間の記録と資料、三年前からのカルテもいっしょにファイルしてある。年末ともなると、カルテまで着ぶくれだ。

昼近く、寒気がゆるみ、明るく暖かい日差しが診察室いっぱいに入り込む。午後はほとんどが予約の患者さん、町外からも見える。Tさんもそのおひとり、月にいちど受診される。

「Tさん、顔色がいい。また若返りましたね」

「まあ、うれしい。生徒さんがたくさんいるので忙しいんですよ」

「それはよかった。教えているのは何でした」

「洋裁。いい生徒ばかり、たのしい」

「すごいな。ところでTさん、いまおいくつ」

会話がちょっと途切れる。間合いを取り、生年、月、日とゆっくり区切って言い直す。「大正……九年。えーと、二月かしら」、数秒ほどして「二十九日」と付け加える。実際は二十八日、一日ずれているだけだ。

「うーん、するとおいくつだろう」

「五十かしら。七十かな。八十じゃないよね」と、うしろにすわる息子夫妻をふり向く。二人ともニコニコうなずくだけ。息子さんはときどき、見知らぬおにいちゃん扱いにされる。

Tさんはアルツハイマー病を患って三年。要介護度は2、施設入所の身だ。

九十三歳の夫はしっかりしているが血圧が高い。Tさんが夜中に元気を出しすぎて騒ぐ。夫婦仲がうまくかみ合わず、困り果てての入所となった。

洋裁はもともとの手職、施設のスタッフを架空の洋裁学校の生徒と思い込んでいる。彼女は先生。もちろん教えてはいない。

「洋裁」という言葉にはTさんの思い出がたくさん詰まっている。仲間といっしょに踏むミシンの音、裁断する布地の鮮やかな彩り、指先みたいに動く針、おしゃべりの声、声。見合わす顔、顔。得た生活の糧。

思い出の無数の断片を、萎《な》えずに残る脳細胞が巧みにつなぎあわせ、彼女に仮想現実の世界をもたらす。

断片の一つ一つに生き生きとした気配と人の匂《にお》いをただよわせる。Tさんはこうしていっときの蘇《よみがえ》りに恵まれ、人に役立つ自分に誇りを持つ。認知症の方の感性は繊細で純粋なのだ。

「人の匂い」は、着ぶくれ患者さんも運んでくる。分厚いカルテにもただよう。むしろその余白に匂い立つ。しかも匂いに個性がある。おーセンセがいまだに医療をつづけるのも、この匂いにひかれるからだ。小さな診療所には人の匂いがあふれている。

新しい年がくる。人の温《ぬく》もり、人の匂いを変わらず大切にしたい。


(2007/12/26)

子どもの情景——傷つき伸びる

訪問診療からもどると、医院の駐車場に子どもの自転車三台がとめてあった。サドルやハンドル、フレームがおそろいのブルー、前輪とハンドルを左に傾かせ、駐車場と隣り合う小公園との間を仕切るブロック塀に向かい合っていた。

前輪の傾き方が、首をちょっとかしげる子どもの仕草《しぐさ》を思わせた。塀に絡むツタが、緑の葉を微風にそよがせ、子ども自転車とおしゃべりしているように見えた。小公園には深緑のヒバの木々がめぐらされ、花壇にはチョウが舞い、桔梗《ききょう》やベゴニアや小さなバラみたいな名前の分からない花々が、紫や深紅や白や黄など、色とりどりに咲き乱れていた。

空は青く澄みわたり、自転車もツタやヒバと花壇も、降り注ぐ七月の陽光に輝き、童話の世界みたいな雰囲気をかもしだし、子どもたちの柔らかないのちがわき立っている感じがした。いつのまにか私も、空想好きだった子どものころに舞い戻った気分になっていた。

せんだって、高校二年のN君が受診に見えた。大学入試の夏期講習とサッカーの部活で忙しい、風邪を早く治してほしいという。一丁前の口をきくようになった彼には、父親の記憶がない。彼が生後四カ月のとき、生まれつきの心臓病のために手術をした直後に父親が交通事故で急逝しているからだ。

小学生のころも中学に入ってからも、春の定期健診となるとN君はいつも表情を硬くし、上半身裸になるのをいやがった。胸に残る手術の傷痕《きずあと》をさらすのがはずかしいのだ。子どもの心はやわらかく、こわれやすく傷つきやすい。それだけにけっこう見えっ張りなのだ。

中学三年になったとき、母親がこういう話をきかせたそうだ。「方波見先生の胸と左腕に、あなたよりもっと大きな手術の傷痕がある。いちど見せてもらいなさい。父さんの記憶がないとこぼすが、鏡を見てごらん。あなたの顔に父さんがいつも生きているよ」

小公園のヒバはかつて高さ一八〇センチの塀よりも低かった。いまでは九メートル近くになり、剪定《せんてい》されてもすぐにまた伸び始める。いのちとはそういうものだ。子どもには、もっと深い力が秘められている。健診や外来診療のたびごとに、つくづくそう思っている。

(2009/7/29)

少年と馬

少年と馬

外来相談室のテーブルの上に、腕時計と鉛筆とコスモスの花が置いてある。老年の男が椅子に腰掛け、隣に私がすわる。男は大柄で手も節くれ立って大きいが、目が涼しい。

世間話におりまぜて生年月日を聞き出す。それから視線を机上の物に導き、声に出して確認してもらい、話題を変えながらそっとかくす。ちょっと間をおいて、物の名前を改めて口に出してもらう。

認知症の状態を調べる神経心理テストをしたのだ。男はやはり、生年月日も物の名前も間違えていた。記憶力に問題がありそうだ。

男は、これがテストとはつゆほども疑わない。だが私は気疲れした。記憶という人間知性の核心を、本人には気付かれないようにする検査だ。しかも相手は、サブちゃんという幼友だち、なんだかわるいことをしたような気分になったのだ。

七十年ほど前、親代々農業の彼の家に遊びにいったことがある。野良仕事手伝いの手を休め、うれしそうに馬小屋に案内してくれた。

馬は彼になついていて、声をかけ長い顔をさすると、しっぽを振っては彼にやさしく目を向けた。学校では、ずうたいは大きいが口数の少ないサブちゃんは、ついぞ見たこともないぐらい得意げでおしゃべりだった。

そのときの彼の表情と馬の目が印象に残った。切れ長で大きく、優しく涼しい目つきが、彼そっくりだ。きょうだいみたいに私には見えた。小学四年のころの、あどけなくも懐かしい思い出だ。

去年の秋、サブちゃんが、娘さんに付き添われ訪ねて来た。もの忘れが進み、外歩きも目立ち、帰り道が分からなくなる。ときどき止めどなくしゃべる。認知症を心配しての来院だ。

外来に見えるたびに、馬を話題にすると彼は冗舌になった。いまも五頭飼っている、馬はかわいいと目を輝かせて得意げになった。七十年前そっくりの表情に戻った。

その彼が、先日亡くなった。夜中に外を歩きまわり転倒骨折、地域の病院に入院。回復はしたが、認知症が進行した。だが、いまの医療の仕組みでは長期の入院はむずかしい。自分で食事を摂《と》れない状態なので、腹壁から胃にチューブを入れて栄養補給をするＰＥＧ（胃ろう）をして帰すという話になった。しかしその前に、肺炎で急逝した。

——何も分からないままＰＥＧで延々と〈ただ生かされている〉よりは、父には幸せな最期と思っています。母と死別してもう五年になりますから。娘さんはしみじみ述懐していた。病院で彼は「馬が心配だから早く帰りたい」と繰り返していた。だがじっさいは、馬はもうとっくに飼っておらず、馬小屋も取り壊されていたのだ。

馬はそれでも、彼の脳細胞の奥深くにしっかりと刻み込まれた存在だった。認知症という脳のまどろみのなかで、切なくもわびしい彼の気持ちを支える友として生きていたのだ。

「少年と馬」——貧しいながらもこころ優しかった時代への郷愁を誘う物語。私にも忘れ難い思い出となっている。

(2009/9/30)

明日がある——希望という「薬」

冬のある日、診察室でYさんとこういう話をした。七十六歳の元高校教師、糖尿病がある。

「頭がふわっとして、深い霧が立ちこめているみたいです。意欲がなく外出もおっくう、友人との約束を忘れ、おまえこのごろヘンだぞと言われる。自分がもどかしくつらい。認知症かなと覚悟しています」

「忘れっぽいのは私も同じです。だが糖尿病は脳の働きに影響する。せっかくだから〈忘れの程度〉調べてみましょうか。センター病院［もの忘れ専門外来］と連携しているので紹介もできます」

「お願いします。検査予定日、忘れないように暦に書き込んでおきます」

「いいアイデアですね。忘れ具合を自分で試すつもりで暦に書いてみましょう。帰りの途中で知り合いと立ち話するだけで忘れるかもしれない。暦に書いても、見ない可能性もある。それは、それでいい。忘れた自分を責めないことですね。約束の時間に来なければ電話します。安心して忘れてください」

彼は当日やはり来院せず、電話でようやく姿を現した。暦のことは、あえて話題にしなかったが、忘れているようだった。

じつは彼にはこれまでにも、こんなこともあった。新型インフルエンザワクチン接種の予約を済ませたその日に、三回も同じ手続きに訪ねて来たのだ。

以前は身ぎれいにしていた彼が、平気で破れたセーター姿で来院することもあった。だから受付の事務職員や看護師たちは機転を利かせ、同じ質問を繰り返しても、そのつど初めて耳にしたように応接した。冒頭の彼との会話は、こうしたいきさつを経てのことだった。

医学的に見てYさんはたぶん、アルツハイマー病を含めた認知症であろう。だが大切にしたいのは、彼がごく自然に「認知症」という言葉を自分から言い出したことだ。

そのときは、彼の脳細胞をおおう灰色の厚い雲間から青空が広がり、立ちこめた霧が消えた湖面に明るい空のブルーが映っていたのだろう、私はそういう光景を想像した。だがいっぽうで、暗雲と濃い霧に封じ込められ、自分を見失う予感におびえるYさんのうめき声も聴こえてくるような気分にもなった。

事は急ぐべきなのだ。話をおえた後その場ですぐに、検査予定日を決め、センター病院の地域医療連携室にも診療日程の状況を確認しておいた。

町保健センターにも連絡、道東に住む息子さんに電話するよう依頼した。冬場での火気の始末の問題もある。Yさんは三十年前にくも膜下出血で奥さんが急逝、ずうっと独り暮らしなのだ。

「私の認知症は、これからどうなりますか」と彼はたずねた。

こう答えた。

「新薬が開発されつつあります。それに地域ケアのスタッフでYさんを支える、いわば〈明日への希望〉という薬もありますよ」

「私にも明日がある、ということですね」と、彼はちょっと目を潤ませた。

「肩に力を入れず、ゆっくりとね」と私は言葉を添え、認知症があっても安心して暮らせる地域ケアづくりに思いをめぐらしてみた。

（2009/12/23）

明日を紡ぐ老い

試合は延長十回、2―2の二死満塁。一四二キロの内角直球を詰まりながらとらえた打者の当たりがサヨナラ本塁打となってスタンドに飛び込む。熱狂して総立ちの観衆、大歓声と足踏みと拍手が広いドームを大きく揺るがす。

「いやーすごかった。野球はやっぱりドームだな」とKさんが、札幌ドームでのプロ野球観戦を報告してくれた。

だがね、と彼は話をつづけた。

「おれも総立ちしたけど、すぐすわった。雰囲気に釣られて立つのは年がいもない、自分らしくないと思った。へそまがりだよな」

「総立ちは、観客ファン一人一人の気持ちの素直な表れ、個人の意思がちゃんと働いている。総立ちという言葉でくくるのは、へそまがりプラス早とちりだ。あなたらしくないよ。音楽のコンサートのスタンディング・オベーションだって、こういう受け止め方もできる。聴き手の一人一人が感動して自分の意思で立ち上がった。その瞬間、会場にいるのは演奏家と音楽好きの自分一人だけ、とね」

「なるほど。しかし、敢《あ》えて立たないで拍手だけして感動をじっくりと内面化する。そういう自由もある。ドームでおれは、総立ちに加わる自分に〈敢えて〉逆らってみたくなった。今の世相、なんでも一緒過ぎるしね」

Kさんは八十七歳の元教師。宮沢賢治が大好きで盛岡の学校に進学。徴兵されたが、戦地に赴く直前に終戦。上官の命令に絶対服従という軍隊生活は、人間的に苦痛だったと言う。

観衆などの「衆」という集団に組み込まれるのがイヤなのは、こうした人生歴にも根拠がありそうだ。

彼はへそまがりと言うが偏屈ではない。「敢えて」という異議申し立てを自分に向けるあたり、自省と自制の人間的器《うつわ》の大きさはなかなかのものだ。

別な日、七十六歳の女性が受診に来て、こう言った。

「長寿医療保険という言葉、ちかごろ姿消しましたね。高齢者医療保険制度の内容はそのまま放置して言葉だけすり替える。卑劣でしたものね」

彼女は音楽が好き。奈井江町から自分で運転して美唄《びばい》駅駐車場に駐車、特急電車で札幌での演奏会に出かける。身だしなみにセンスがあり、家事もきちんとこなす。パソコンでブログもしている。だが、生活者の視点からの時流への異議申し立ては的を射て手厳しい。

神経難病のBさんが、ボランティアに支えられ車椅子で外来に来た。声もかぼそく視力も低下している。

「どうやら六十八歳まで生きてきました。でももっと生きてみたい。娘から贈られた携帯音楽プレーヤーで音楽や落語、詩や小説の朗読も聴ける。宮沢賢治とモーツァルトとカザルスが大好きです。いのちと平和の大切さを考えさせてくれ、希望がわく。だから生きたいのです」

臨床の現場にいると、こういう新しい老人像の誕生を実感する。老いがつくり出す新たな生き方が、明日につながる希望を紡いでいる。

千年の老松も大地と陽光の恵みのなかで、春ごとに新緑をもえ出す。季節はいま、その最中《さなか》に入ろうとしている。

（2010/5/26）

見守るということ——自然の治癒力

信也ちゃんが、かたくなに閉じた小さく柔らかな唇をわずかに開けた。その瞬間に、秘密の洞窟《どうくつ》探検みたいにペンライトを向ける。光の先に明るく浮かび出る濃いピンクの舌と口腔《こうくう》粘膜。きれいな白い歯並びがライトにキラリと反射する。折から夏至の季節。

「万緑の中や吾子《あこ》の歯生え初むる」（中村草田男）の句を思い出した。

信也ちゃんは一歳九カ月、熱やせきが続くという。一昨夜が三十九度七分、いったん下がり昨夕また三十八度九分。私が診察したときには三十六度台になっていたが、お母さんは心配だ。

ある病院を受診、年配の小児科医からこう言われた。

「熱は心配ない。せきはたんを出す作用があるからすぐに止めないほうがいい。お薬なしで様子を見ましょう」

私も同じ考えですよと母親に言い、ちょっと説明を加えた。

「発熱には、体に侵入した病原体の増殖を防ぐ働きや複雑な病気の前触れのサインが隠れている場合がある。無理やり下げると、どちらの働きも鈍り、病気全体の姿が現れず手遅れになると困る。〈自然と下がる〉ことを大切にして見守りなさいという小児科の先生、良い助言でしたよ」

「人間の体には、自分のいのちを守る生体防御や自然免疫の力が備わっている。病気の治療には、この力と医学の協力が必要。医療は万能ではない。医療が控えめになって、体の自然治癒力を支える対応も、場合によっては効果がある」

「お母さんがそばにいて見守っている。声をかけてもらい、体を冷やしたりして手で触ってくれる。これだけでも信也ちゃんのすごい安心につながる。安心が自然免疫力に弾みをつける。見守りには、こういう意味がある。母親らしさの腕の見せ所です」

「たんを出すためにせき払いする。せきにも意味がちゃんとある。下痢には腸内の余計なものを排出する働きもある。だからすぐに止めないほうがいい場合もある」

「信也ちゃんの体に備わる自然の力を大切にする。これも見守りのひとつ。この自然免疫力はお母さんから受け継いだもの。あなたは、ご両親からいただいている。ずうっとさかのぼると、生命や宇宙誕生の歴史につながる。万物生成の自然の妙薬が体に常備されているのです」

茶髪の若い母親はうんうんとうなずき「見守るって、ずいぶん深い意味があるのですね。試してみます」と納得してくれた。信也ちゃんはこのあと、すっかり元気になった。

外来診察に来た農家の人が、こういう話をしていた。

「田植えがおわっても水田の見回りを毎日する。稲はね、おれや家族の足音を聞くと、良く育つ。米という字、八十八の手間がかかる意味だと、じいさんに教えられた。粒々辛苦で一粒の米。機械化されても農業の基本は変わらない」

一粒の米にも時が熟するのを待つ見守りが必要。「待つ」の英語 attend（アテンド）は、お世話する・

仕える・看護する・傾聴する意味も含む。

人間の体の「内なる自然」が奏でる見守りのたえなる調べに耳を傾けたい。いのちを耕す音なのだ。見守りは、訪問看護と緩和医療や認知症介護のキーワードでもある。

(2010/6/30)

「以て瞑すべし」——生ききって

「この画像の変化、どう解釈しますか」

がんで亡くなった当院の看護師長松田増江さん(五十九歳)が、その三カ月ほど前に、彼女自身の肝臓転移のパソコン画像を見つめながら、こう話しかけてきた。

パソコン上の三つの画像。去年初秋のものは、大きめの四個のがんの塊。初冬の画像では、その一部が崩れていた。そして年の暮れの写真では、病巣が無数に分散した小さな塊と化していた。

「血液検査は、悪くないのですけど」と、彼女は画面をデータ表示に切り替えた。確かに、去年春からの肝機能の数値は高止まりのまま動いていない。ただ、黄疸《おうだん》を予知する数値が、わずかずつ上がってきている。嫌な予感がした。

「肝臓を舞台に、がん細胞と抗がん剤が激しくせめぎあう戦場からのルポルタージュ写真みたいだね」

彼女が、コクリとうなずいた。

「今のところは、抗がん剤の方に分がありそう。病巣の崩れが証拠。だが、がん側は戦略を変え、細胞を小型分散化して、数の多さで勝負を挑んでいる。黄疸指数も気になる。したたかだね」

余命はいくばくもないだろう。そう思うと込み上げてくるものを感じた。彼女も神妙な面持ちになった。

「がんセンター主治医の雪解けごろまでという見通し、大切にしよう。今後の受診にも、いつものように一緒に付き添っていくよ」

「雪解けまでは二カ月足らず。キャー、たいへん」と、今度はいつもの口調でおどけてみせた彼女の目は潤んでいた。

身辺整理をするようになったのは、この直後のこと。「先生と奥さんだけに」と「遺言」を語り始めたのも、そのころから。私たちは、人生について、すべてのいのちには終わりがあることについて、話し合った。お葬式も話題にした。

三月初旬の休日当番の日に、彼女は久しぶりに制服に着替え、外来出勤の同僚に自らの病状を説明、後事を託している。これが、小さな町の小さな診療所の看護師長としての最後の制服姿となった。

五年前、彼女が進行がんを再発したころ、こんな話をしておいた。

再発進行がんは手ごわい。しかし希望を持とう。まずは、強敵のデータを集めて対策を練ろう。担当医から診療情報はすべて提供してもらおう。ぼくも担当医になって、おたがいに連携する。あなたも看護師だから、連携チームのキーパーソンにならないとね。できるだけ良い医療を受けることにしよう。

それから、病気の当事者はあくまでもあなた。当事者として自分の生き方を大切にしよう。時間は限られている。かけがえのない自分という存在を、がんごときに、やすやすと手渡さないでおこう。いつも側《そば》にいてあげる。好きなようにするといい。あなたの人生の主人公は、がんではなく、あなただから。

「キャンサー・サバイバーシップ」という英語がある。キャンサーはがん、サバイバーシップには、困難にめげずに新たな生き方をする者という意味がある。

進行がん再発のときの余命見通しは三年だったが、実際には五年の人生を生ききった彼女もまた、その一人であった。

「以《もっ》て瞑《めい》すべし」とは、彼女の残した言葉だ。

(2011/5/25)

医者の一言――人間的会話を

「痛かったでしょう、よくがまんしましたね」

白髪まじり、緑色の手術衣姿の整形外科医のこの一言に彼女は、孤立感と不安から救い出された気分になり心が安らいだ。

説明がつづいた。

「手術はしなくていいですね。まずはギプス、それからコルセット。ちょっと苦しいですよ。入院は約四週間、その間にがっちりとリハビリ。すぐに歩けるようになる。全治はほぼ三カ月、普通の生活にもどれます。ご安心ください」

彼女は、医師が、介添えの夫にではなく、自分のほうに穏やかな視線を真っすぐに向けて病状を説明してくれているのもうれしかった。一個の人間としての自分の存在そのものが大切にされている、そういう思いにさせられたのだ。

彼女の診断名は第五腰椎の破裂骨折。たまたま同乗した大型車が道路の縁石に乗り上げて大きくバウンド、シートベルトの無い座席から転げ落ちたのが原因だった。七十五歳の身にとっては、寝たきりの不安が付きまとう、先行きの人生を暗澹とさせる大事件だった。

だがすべてが医師の言葉どおり順調にすすみ、退院したいまは家事をこなす。かかりつけ医として、この整形専門医を紹介した私にもうれしい話であった。

心臓にペースメーカーを入れ、肺がんの手術もしている別な女性が、こんな苦情を持ち込んだ。がん専門病院での出来事だ。情けないと彼女は嘆く。

「病院待合室に〈肺炎ワクチンを受けましょう〉というパンフレットが置いてあった。受診のときに外来担当医にお願いしてみた。すると、そんなに長生きしたいですか。ぼくなら、あした死んでも悔いはないけどね、と言葉を返された」

「私の顔を見ようともしない。電子カルテのパソコン画面ばかりを見つめながらですからね」

彼女は、中学の元英語教師。読書好きで控えめな人柄。四十そこそこの医師の人生論を聞くために出向いたわけではない。あきれて引き下がったそうだ。

ある大学医学部の地域医療学教授と、この二人の体験談を話題に、こんな話をした。うーんとうめき声を発して彼はこう言った。

「医学部の学生には偏差値秀才が多い。講義の内容は科学的にハイレベルで細密。カリキュラムはびっしり。そしてハードな臨床実習。授業の出席もまじめ、ずいぶんとがんばるいい若者ばかりなのだが、読書やおしゃべり、あそびの時間はなさそうだ。その分、言語表現の深みを体験しないで医師になって地域に出てしまう。これからの課題ですね」

私は、こう付け加えた。

「アメリカのある医科大学では、入学から卒業まで、複数の医学生が地域の家庭にそれぞれ振り分けられ、保健などのよろず相談に関わる。指導は、その地域のベテランかかりつけ開業医。〈医療は言葉で始まり、言葉で終わる〉という臨床医の基本を仕込むそうだ。あなたの大学で試みてみたら」

言葉が軽薄化する世相、せめて医療現場で、病者と医療者が率直な工夫をし合って人間的な言語空間を創り出したいものだ。

（2011/6/29）

涙に光を灯して

「みなさん、こんばんは」

開会のあいさつを私がこう切り出すと、会場にオヤッという、いぶかりの気配がただよった。新老人の会北海道支部、年末恒例の「音楽と食事の集い」でのことである。

「いまはお昼の十二時三十分。〈こんばんは〉では、ちょっと変ですね」。一呼吸おき、こう続けると、ホッとした雰囲気が会場に戻った。

「このように、時間と場所や方角の分別がおぼつかなくなることを見当識障害と言い、アルツハイマー型認知症にしばしば起きてきます。家族や周りの人は大いに戸惑い、お相手するのが、うとましくなりがちです。しかし、いちばん戸惑うのは当の本人。自分が自分でなくなる底知れぬ不安と恐怖を感じながらも、表現する手だてを失っている。深まる孤絶感と悲しみに、認知症の方は打ちひしがれています」

「もしご当人が元気であったとして、変わり果て疎外されている今の自分の姿を眺めたならば、悲しみの涙に明け暮れるでしょう。これは誰にでも訪れる明日の自分の姿です。だから、この涙と悲しみへの共感や想像力を大切にしたいですね」

話をさらに進めた。

「齢《よわい》を重ねるとは、喪失の連続。健康の喪失、友人知人との死別、逆縁の永別など、喪失の悲しみをいやというほど味わうことです。おまけに自分の存在そのものの全体的な喪失、つまり死がいつも隣り合わせですね」

あいさつを、こうしめくくった。

「私たち老人は、喪失の悲しみを経験しながら再生の道を歩んで来ました。今日はゆっくりと食事をとり、喪失と再生の哲学を語らい、音楽で悲しみを癒やし、明日への希望を紡ぎましょう。ではみなさん、あらためて、こんにちは」

会を終えると早々に私は、若い友人の病床におもむいた。右半身マヒのその人は、気管切開のために声が出ない。それでも私を見かけると、あいさつがわりに不自由な右手をわずかに上げる。

いつものように私は、その人の指を一本ずつ屈伸させながら顔を見つめ、「あ」という言葉を発する。すると口を「あ」の形に開く。「う」には唇を突き出し、「え」には口角を両方にぐっと引き上げる。お花や動物の小さなガラス細工をわたすと、自分の指でつまむ。右膝を曲げて立ち上げる。

口唇運動は、気管切開の器具を外した後の発語にそなえての顔の筋肉のリハビリ。指の屈伸は、脳の血流を活発にする。つまみは、指の巧緻《こうち》性を高め、膝の曲げは、歩く準備。付き添う年老いたご両親も要領を覚え、涙ながらにお手伝いをしてくださる。

ふと急に、新老人の会での演奏「川の流れのように」の旋律が頭の中で鳴り響き、川面の情景が映像となって目の前にひろがった。キラキラと輝く川の水滴が、涙の雫に光を灯《とも》して流れ進む無数の灯籠に見えてきた。灯籠の揺れは悲しみの表現、灯火の光は洋々たる大海へと向かう希望の象徴である。

いま目の前に病臥《びょうが》する若者とも、老いゆく人たちとも、そして今年、あまりにも不条理で苛酷な悲しみの憂き目に遭ったすべての人びととも、ときに涙しながらも、明日を照らす希望の光を共に灯したい。そう祈りたくなった。

（2011/12/28）

言葉を失って――「リハビリの国」で

彼女は言葉を失ったので、はがきサイズのカードを持ち歩く。気ままにおしゃべりできる国に出入りするパスポートみたいに。

〈私は言葉が思うように出てきません。いま、言語治療のリハビリをしています。くも膜下出血という病気のためです。ご協力をいただければ幸いです〉

淡い紫と朱の縁取りの枠の中に書き込まれた行書体の文字を見せると、地下鉄、カフェ、書店、美容院、スーパーなど、どこでもだれもが優しく気づかいしてくれた。

彼女は言葉を失ったので、代弁役のカードを作りましょうよ、と助言してくれたのは幼なじみの山田さん、その人の夫は小児科医。

カードを作ったのは、かかりつけの当院の職員たち。デザインも書体も、あれこれとパソコンで工夫してくれた。

彼女は言葉を失ったので、言葉の不思議さを、いろいろと経験した。

話そうとすると、まず出てくるたった一つの言葉は「杉川さん」。幼なじみの看護師の名前、去年の春にがんで亡くなった。

お医者さんや看護師さんに、母親や家族に、声をかけられると、反射的に出る返事は「杉川さん」。もっとも、杉の「す」を「た」とか「さ」などと言いよどみながら、ようやく「すぎかわ」となるのだが。

母親がほほ笑みながらこう言った。

「あなたのお姉さまみたいだったものね。あの世から戻ってきて、あなたの口元にホテルを取り、言葉が早くもどるお手伝いをしているのね。彼女、旅行好きだったでしょう」

やつれた母親の、笑顔に涙がにじんでいた。

彼女は言葉を失ったので、専門病院である「リハビリ共和国」の住人になれた。荒れた世相の中の奇跡の空間。おたがい尊厳のある一個の人間として向かい合っている共和国だ。

住人は、さまざまだ。車椅子にぐにゃりと体を傾けている人。見かけはふつうなのに方角をまちがう人。流ちょうに話すけど文脈がまるでない人。老いも若きも中年も、それぞれに重い障害を抱えていた。

理学療法士も作業療法士も言語聴覚士も心理療法士も、ほほ笑みながら、それぞれの人の、それぞれ違った動きに合わせてリハビリに従事していた。共和国を支える大切な専門職メンバーだ。言葉を失った彼女だが、自分よりはるかにつらく重い障害に苦しむ人がたくさんいることに気付き、そのぶん素直になれた。

彼女は言葉を失ったので、大学生のめいが、絵本『ドリトル先生アフリカへいく』（集英社）をプレゼントしてくれた。

ドリトル先生は人間のお医者さんだが、象やライオン、キリンや鳥とも話すことができるという物語だ。はた目にはヘンな発音で音読し、一字一句を震える手で原稿用紙のマス目一つ一つに書き写してみた。すると、こんな夢を見た。

彼女は、アフリカのジャングルで生活していた。ドリトル先生みたいにキリンや象たちと話していた。飾り気のない言葉が次から次へと出て来て、腹を抱えて笑いあった。ジャングルも、どよめき、笑っていた。

「そういう夢も大切なリハビリね」

母親とカードを勧めた友人が、腹は抱えなかったが、笑ってよろこんでくれた。彼女はうなずき、ひとみを輝かせた。

付け加えになるが、彼女の幼いころからのかかりつけ医は、私である。

（2012/6/27）

見えない杖

彼と彼女はいつも、寄り添って歩く。買い物に出かけるときも、散歩のときも、腕を組む。外来受診のときも腕を組んだまま二人で診察室に入ってくる。外出のときに腕を組むというスタイルを、ずうっと続けている。

バス停で二人を見かけたことがある。やはり腕を組んでいた。私に気づいた彼女は彼をうながし、いっしょにニコリとほほ笑んだ。そしてそのほほ笑みのまま二人で向かい合って指をからめ、しきりに動かし始めた。手話である。二人は夫婦。実は彼は大人になってから中途失明、そして彼も彼女も生まれつきのろうあ者なのである。

当院の職員たちと手話の勉強をしたことがある。外来受診に見えていた二人と、少しでも話したいという願いからだ。その手話がいくらか通じたときはうれしかったが、心に刻み込まれたのは、彼と彼女が腕を組み合う意味の重さである。

二人で歩くとき、彼が杖《つえ》を使う姿を見たことがない。彼女が杖役なのだ。しかし彼も杖となる。二人にしか見えない、まぶしい一組の杖である。

二人で街に出かけるとき、たとえば晩秋の小春日和ならば、穏やかな暖かい日差しや柔らかな風のそよぎが、彼と彼女をいたわるように包み込むだろう。

歩くにつれて組み交わす腕からしだいに伝わってくるのは、お互いの体のぬくもり、鼓動、息遣い。腕が、生きているという実感のメッセンジャーとなり、二人はそのまま一つの有機体となる。寄り添い歩きながら心に浮かぶそれぞれの思いも、からめ合う指と腕の末梢《まっしょう》神経を通して、お互いの精神を組み立てる脳神経の中枢にまでとどくだろう。

外出のとき、彼女は杖役だが、歩くにつれてしだいに、二人がおのずと一組の杖となっていく。傍目《はため》には見えない、生きた杖である。

彼も彼女も、歩む人生の道は険しかっただろう。物心がつき、年齢を重ねるにつれ、険しさは日を追って厳しくなったに違いない。のけ者にされて心に深い傷を受けたことも多かったはずだ。くじけもしただろう。そういう自分の弱さにも、どれほど悲しみの涙をしたことか。

人は、つらいときや悲しんでいるとき、傍らに友を求める。なにもしなくても悲しみを知る友であれば、それだけで心がほどける。

彼と彼女はお互いが、人生の苦難と自分の弱さを生きてきている。だからこそ「あなたの苦しみと弱さは分かります、いっしょに歩んでいきましょう。お互いの弱さを支える杖となりましょう」という、一個の人間として内奥からおのずと湧き出る呼び声に呼応して結ばれたのだろう。二人の杖は、弱さと悲しみを分かち支える〈人間実存の杖〉なのだ。

手話を勉強した当時の看護師が進行がんを患い、亡くなった。抗がん剤のつらい副作用に耐えながら、いよいよのときまでほほ笑みをたたえて外来看護に努めていた。

その彼女があるとき、こう話してくれた。

「お二人を見かけました。もう八十歳のはずです。でも相変わらず腕を組んで歩いていました。心に杖を持ち合う〈同行二人〉ですね。人間っていいですね。希望が湧きます」

肉眼に見えず、音も立てずに動く杖は、街のどこかで、他の人の悲しみをも支えている。

（2012/10/31）

海の記憶

「第三の人」

駅の古びた跨線橋《こせんきょう》を十段ほど昇ると安井さんは息が切れ動悸《どうき》が激しくなった。見上げると、まだ二十段はある。少しきついなと思いながらまた昇り始めたが、わずか五段目で息が詰まった。動悸の音が鼓膜の内側をドクンドクンとたたきつけるみたいになり、ノートパソコンの手提げバッグがやたらと重く感じてきた。「大丈夫ですか、荷物持ちますよ」と、若い駅員が駆け上がって来て乗車ホームまで付き添ってくれた。よほどつらそうに見えたのだろう。

つらいはずだ。彼にはひどい貧血があり、ヘモグロビンが基準値の三分の一。酸素が薄い高山歩きをしているようなものだ。血液の中のタンパクの数値も低い。右胸腔《きょうくう》には水もたまっていた。札幌から当院を訪れた彼の検査結果である。跨線橋の出来事は、この帰りのことであった。

安井さんは四十年来の友人で七十八歳。建築工学の専門家だが文学や音楽の造詣も深く、ごく内輪の〈おしゃべりサロン〉仲間でもある。この間、四カ月ぶりにお会いした折に、顔色がいやに青白かった。札幌の病院受診を勧めたが、まずは気心の知れた私に相談してからと思ったという。内心、ビクビクだったらしい。

「これほどひどい状態になるまでに、何か予兆や症状があったでしょう」とたずねると、こういう話をきかせてくれた。

「三カ月ほど前から自然と歩かなくなっていましたね。気が付いたら、エレベーターやエスカレーターに乗っていた。以前は大通《おおどおり》駅と札幌駅の間は地下道を歩いていたが、いつのまにか地下道を歩こうとしなくなっていた。今から考えると、ボクの中に潜む何かが、そうさせていたのですね。音楽は聴いていても、この何者かの警告のささやき、つまり予兆に耳を傾けていなかった」

「動悸や息切れの症状は二カ月前からですかね。つい居眠りもする。それほど食べないのに体重がじわりと増えていく。それと足のむくみ。さすがのボクもヘンだなと思うようになった」

ところで、英国の詩人エリオットに、こういう詩がある。

いつも君の傍を離れず歩く、あの第三の人は、どなたでしょう
数えると、君と僕しかいないはずだが
しかし、はるかにつづく白い道を歩む君の傍らには
いつも、もう一人が寄り添う

どなただろう　その方は？

（T・S・エリオット詩集『荒地』より　筆者の自由訳）

エリオットは、「第三の人」にイエスさまをイメージしたらしい。お遍路の〈同行二人〉にも、どこかでつながる。お坊さんの話では、この〈二人〉の一人は、目に見えない仏様を意味しているという。

宇宙創世百三十八億年の歴史を刻む人のいのちには、現代科学ではまだまだ計り知れない何ものかが潜む。その何ものかを「第三の人」としておこう。安井さんを、無意識のうちに階段や地下道を避けさせ、おのずとエスカレーターや地下鉄へと導いたのは、目には見えない「第三の人」の計らいであり、いのちのわずかなリスクでも直ちに当人に伝えようとする、その「お方」からのメッセージが、予兆なのだろう。

彼はいま、私が紹介した病院に入院中。心不全と、カプセル内視鏡で慢性の小腸出血が見つかり、貧血はかなり回復したという。

（2012/11/28）

かくれんぼ——思い出話の効用

「おはようございます。もう十一時ちかくだから、こんにちは、かな。まあ、どうでもいいですよね」

そう言いながらヨネさんが診察室に入って来た。腰がかなり曲がっているので、あいさつのときに顔を上げるしぐさが鎌首をもたげるみたいに見える。八十六歳になる彼女は、私とおないどしの幼なじみ。つい三年ほど前まで農業一筋に仕事をしていた。曲がった腰はそのまま彼女の人生物語。血圧が高く、月一回ほど来院している。

診察のあと、こんな話をしてくれた。

「ときどき二階の和室に上がって、古びた椅子にすわり目をつぶってみる。人の気配がない二階は、シーンと静まり返っている。

それから、シンジロー・マヤコーと三回ぐらい繰り返し大きな声を出して呼んでみる。東京と千葉に住む息子と娘の名前ね。もう六十歳ちかくになるけど、小さいときはいつもこう呼んでいた」

「すると、声が畳や障子や天井にスーッと吸い込まれていく感じになる。ちょっと間をおいてこんどは、シンジロー・マヤコーという私の声が、山びこみたいに障子や天井からもどってくる」

ここでひと息つき、うれしそうに彼女は話をつづけた。

「そうするとね、先生。息子や娘たちがね、ちっちゃなころの子どもの姿のままで障子のかげからキャッキャッとはしゃいで顔をヌーッと出すの。まるで鬼ごっこみたいにね。すると気分がすごく落ちつく。不思議ですよね」

長話はまだつづいたが、まとめるとこうなる。

このあいだ、彼女の夫、つまりじいちゃんの三回忌の法要に、孫たちと一緒にお参りに来た息子と娘に、この話をしてみた。息子さんは、ばあちゃんは泥だらけのまま、よくかくれんぼしてくれたよな。そのころの若い母さんの姿も青い田んぼの風景も、よく覚えている。懐かしいな。そう言って涙ぐんだそうである。娘さんのお子さんは保健師、やはり涙したそうだ。

腰が曲がり頭は真っ白になっても、ヨネさんのくりくりした瞳は小学生のころと変わらない。顔の色つやもいい。話し好きは昔からだ。診察室で向かい合うたびに、私もいつのまにか小学生にもどる。教室や校庭で転げまわって遊んだ記憶が楽しくよみがえる。

人にはそれぞれ、思い出のアルバムがある。老いるにつれ写真の枚数が増えてゆく。アルバムはときどき開いたほうがよい。古びた写真でも、思い出すという森林浴をあびせると、色が緑や青や紅などの彩りに染まってゆく。実際、脳の活性化には若いときの写真を見るのが役立つと、多くの脳科学者がすすめている。認知症を患うお年寄りに昔語りをしてもらうと表情がイキイキとするのも、同じような脳の働きだ。

ヨネさんの帰りぎわの言葉が面白い。

「家に帰ったら、いつも仏壇に報告する。いま、方波見先生のところから戻って来たよ。じいちゃんによろしくと先生が言っていたとね。ところで先生、じいちゃんが、ごくろうさんって返事したら、やっぱり怖いよね」

アメリカの臨床医ティアニー先生が〈クリニカル・パール〉の大切さを提言している。クリニカル、つまり臨床の豊かな経験と科学的知識を深く広くたえず更新している先輩医師の短い一言はパール（真珠）みたいなもの。格言のように医療に生かそうという意味である。人生の苦労を重ねた患者さんの言葉にもまた、真珠の輝きがかくれんぼしている。

（2013/2/27）

人生の流儀――「きれいな往生」へ

「新川さん、手術していなかったら、いまごろはあの世だったね。やっぱりこの世のほうが楽しいでしょう。少し口うるさいけど奥さんが世話してくれるし、息子さんも娘さんも来る。孫やひ孫ちゃんの顔も見られる。そのうちに息子同伴で大好きな銭湯にも行けるようになるよ」

四月のある日、訪問診療をした新川さんに、自宅居間のベッドで診察しながらこう話しかけた。奥さんが口をはさんだ。「息子にもからかわれました。いまごろは父さんの四十九日法要になっていたかもねと」

表情をほころばせる彼のおなかには手術の傷痕がある。手術をしたのは、がん診療連携拠点病院でもある砂川市立病院の消化器外科グループ。進行したがん病巣が胃の出口をふさぎ、十二指腸にも広がり、ずいぶんと難儀な手術であった。だが、ベテランスタッフの周到なメスさばきで、みごと生還を果たした。

〈おれの流儀〉と言い張って手術を拒んでいた当人にしてみると、このような和やかな会話と雰囲気を楽しめるとは思いもよらなかっただろう。

そのころの彼は、ひどい状態だった。胃壁を荒らしまくるがん病巣のせいで貧血が悪化、毎日輸血をしていた。食べてもすぐ吐いた。そこで言い出したのが、おれはもうダメだ、手術はしない、八十年も生きたから思い残すこともない。人は誰でも死ぬ、おれもこのまま往生したいという、〈おれの流儀〉の主張。家族は、ほとんどアキラメ顔であった。

そんな彼に、私はこういう話をした。

新川さん、きみの言うとおりだ。反対はしない。だがね、どうせなら楽に死ぬほうがいい。それが往生というものだ。いまのままでは輸血の繰り返しだけで苦しみは増すばかり。家族もつらくて悲しい。実直に生きてきたきみの人生の締めくくりとしては不条理きわまる。

そこで往生際をきれいにするための大事な提案がある。

市立病院のお医者さんにもういちど診てもらおう。担当医に手紙を書いておく。転移がなさそうだ。手術は可能だろう。全身麻酔だから、きみは熟睡するだけ。目が覚めたら、新しいいのちがよみがえっている。

あとは奈井江町立病院に移るよう準備する。開業医との共同利用病院だから回診はこちらが受け持つ。三月末に退院後はお宅に訪問看護と訪問診療をする。ちょうど雪も解けて春。やがて桜が満開、草花が香り、野も山もみずみずしい新緑。それを眺めながら、自分の往生のあり方をじっくりと考えるといい。八十代こそが、それにふさわしい。きみの人生の本当の締めくくりは、そこから始まる。

彼は神妙な表情になり、やがてうなずき、話を終えると「お願いします」とこっくり頭を下げ、そしてほほ笑んだ。

このあと、私はすぐに市立病院担当医宛てに手紙を書き、病院地域医療連携室の社会福祉士にメールをした。当院の職員は、町立病院の医療連携室スタッフと打ち合わせをした。地域のがん医療はいま、地道ながら連携の歩みを進めつつある。

四月のこの日、彼の枕もとに三浦綾子さんの小説『塩狩峠』がおいてあった。奥さんの話では、読書とは無縁だったのに、息子の読み古した本をつぎつぎと熱心に開くようになったそうだ。


(2013/4/24)

海の記憶

治療室に入ると、太りぎみのからだをベッドに横たえ点滴中のタキエさん(八十四歳、仮名)が、まどろんでいた。気配にまぶたを開けた彼女は、にこりとほほえみ、こう言った。

「看護師さんが、点滴には海水の成分が入っていると言うものだから、懐かしい気分になって、ゆっくり落ちる水滴を数えていたら眠ってしまった。

するとね、夢にじいちゃんが出て来た。釣り道具をかつぎ、大きな魚を手にぶらさげて『おーい、帰って来たぞ』と大声あげてね。お迎えに来てくれたのかと思ったら、とたんに消えちゃった。でもね、点滴のおかげでいい夢を見て、体も気持ちもしゃんとなった。もう大丈夫。ありがとうさん、先生」

じいちゃんとは彼女の夫のこと。この二月にがんで、九十二歳で亡くなった。本人の希望で在宅医療をつづけ、当院スタッフが最後の看取《みと》りまでお世話をした。大の釣り好きで、解禁期には大型ワゴン車を駆ってサケやカラフトマスの釣りに出かけていた。

苦虫をかみつぶしたような顔に似合わず心根がやさしく、膝や腰に障害のあるタキエさんを大切にしていた。自分の病の苦しみは一言も口にせず、車の運転がいよいよダメになるまで彼女に連れ添い、いつも一緒に外来受診に見えていた。

「海」と聞いただけで夫が夢に現れたのは、タキエさんにも大好きだったじいさんへの懐かしい思い出がたくさんあるからだろう。

「タキエさんね、じいちゃんは迎えになんか来ないよ。今ごろ、あの世の大海原で釣りを楽しんで大忙しだ。

夢に出て来たのは、この暑さの中、ろくに食事もしない、スポーツドリンクも飲まない、『塩気はキライ』などとわがまま言うタキエさんを心配して、お説教に来たのですよ。

成仏したじいさんを困らせないのも供養ですからね。もう八月、初盆でしょう」

老女は、笑みを浮かべてうなずき、同行の娘さんもホッとした表情になった。看護師は娘さんに

〈薄塩の梅干し一個。麦茶。水五百ミリリットル＋食塩一・五グラム＋砂糖二十グラム＋レモン数滴、またはスポーツドリンク〉と、熱中症予防のメニューをわたした。タキエさんは一人暮らしなのである。

熱中症になりかかったタキエさんに元気をよみがえらせた点滴には、塩分（ナトリウム）やカリウムなど電解質が入っている。やたらと汗をかいて水分不足となると電解質も体外に流れ出てしまう。

すると、体はげんなり、意識もうろうとして、ついには死に至る。だから暑い夏場などは、点滴成分と同じ電解質でつくられたスポーツドリンクや、薄塩の梅干し一個を口にすることが必要になる。

そして大切なことは、こうした電解質などはどれも海水がもたらしたということだ。

私たちは胎児のとき、母親の羊水に保護されて十カ月をすごす。その羊水は古代の海水の記憶をとどめている。その記憶が六十兆個の細胞一つ一つに刻み込まれ、いのちの営みを続けている。付け加えると、私たち脊椎動物の先祖に当たる魚は、約五億年前の海にいのちを得た。そのはるか遠くの親元の単細胞生物も、また約三十八億年前の原始の海で生をうけた。

タキエさんの夢は、遠い海の記憶に本籍をおく壮大ないのちの連鎖の物語を私につむいでくれた。

（2013/7/31）

鈍行列車に乗って──「おうちに帰りたい」

奈井江から札幌に出かけるとき、そして帰るときにも、ＪＲの鈍行列車に乗るようにしている。岩見沢駅で乗り換える煩わしさはあるが、特急にくらべ二十分ほど遅く着くだけである。

そのあいだ、車窓をゆったりと流れる冬景色や各駅で乗り降りする人間模様を眺め、文庫本を読んだりしていると、八十分前後の所要時間も苦にならない。特急では経験できそうもない人間味が、鈍行にあるのだ。

ある日、奈井江駅から鈍行に乗ろうとしたとき、すれちがいざまに、井川さん（仮名）が降りて来た。長年の知り合いの女性だ。

彼女はホームに立って私を見送ろうとしたが視線が私に向いていない。ガラ空きの車両の窓側席で手を振る私の姿が見えないらしい。窓が汚れてスリガラスみたいに曇っているためだ。それでも彼女は、動きだす列車にニコニコしながら頭を何回も下げていた。

八十歳になるこの女性の律義な姿に私は心を打たれ、ふと夏目漱石『坊っちゃん』のワンシーンを思い出した。

坊っちゃんが四国・松山の中学教師として赴任しようと東京の新橋駅から汽車に乗るとき、清《きよ》が見送りに来た。清は、坊っちゃんの少年時代から母親がわりをつとめた、素朴で心根の優しい女性だ。漱石は、こう描く。

「プラットホームの上へ出た時、(清の)目に涙が一杯たまって居る。おれは、もう少しで泣く所であった。汽車が動き出してから、もう大丈夫だろうと思って、窓から首を出して、振り向いたら、矢っ張り立って居た。何だか大変小さく見えた」

『坊っちゃん』の中でも人情の優しさを描いた心に残る場面だ。

井川さんは、ご主人が早くに心筋梗塞で急逝、三人の子を育て上げるのに苦労も多かった。かかりつけ医として、私もいくらかのお世話をした。ていねいに頭を下げる彼女に、清の姿が重なったのは、優しさに通じ合うものを感じたからだ。鈍行には、人の情けをしみじみと味わう郷愁列車みたいな趣がある。

だが、岩見沢駅から札幌駅へ行く特急に乗ると、奈井江からの鈍行と雰囲気はがらりと変わる。車両がきれいなうえ、車内放送はテープ吹き込みの人工合成みたいな声で、英語と中国語の案内まで反復される。

同じ列車でも何という車両格差だろう。乗るたびに、大都市とその周辺圏、そして周辺圏外の地域に対する社会政策の落差が透けて見えてくる。

この日、札幌での会議を終えて、岩見沢乗り継ぎの鈍行に乗った。奈井江に近づくと、「間もなく奈井江です」と車掌さんの声。生の声だから個性がある。

やがて鉄橋を渡るゴォーという音が響いた。それを合図に私は座席をゆっくりと立ち上がった。

私が旧制岩見沢中学（現・岩見沢東高）に汽車通学したころ、いつも耳にしていた音である。汽車通仲間や中学時代のことなど、いろいろと思い出され、郷愁めいた記憶がよみがえってきた。

「お家《うち》に帰りたい」と繰り返すアルツハイマー病を患うおばあちゃんがいる。この「おうち」の壁や床には、老女がかつて見聞きした往時のさまざまな音や人の声などがしみついているのだろう。老女もまた鈍行列車に乗り、遠い昔の追憶の「おうち駅」にゆったりと向かっているのだろう。


（2014/1/29）

ふるさと――患者さんは一冊の本

むし暑い七月のある日、患者さんそれぞれが、自分だけの一冊の本をかかえて診療に訪れてきた。いつも一緒に読む貴重な本だ。

本と言っても、血圧手帳とか病状記録のメモのことではない。患者さんそのものが一冊の本、ということなのだ。

〈患者は生きた教科書〉とは、医学生のころから言い聞かされた言葉だ。教科書は本だ。だから患者さんは本なのだ。患者さんは人間だ。だから人間も本だ。

ここでいう本とは、文字や挿絵を並べた本ではなく、目の前に現れた患者さんの姿、つまり存在そのものが本なのだ。

人間には個性がある。自分の人生の代役を、だれもつとめることはできない。人間という本はだから、世界にたった一冊しかない、二度と出版されることのない貴重な本なのだ。

この日に読んだ本の一冊、つらい物語に触れてみたい。〈著者〉は八十三歳の男である。

彼は、ひとまわり小さくなった感じで診察室に入ってきた。顔色も蒼白《あおじろ》い。車の追突事故で専門病院に入院していたと言う。胸の肋骨《ろっこつ》のあたりに、打撲出血のどす黒い色がまだ残っていた。

「おれは、とっくのまに死んでいたはずだが、また命拾いした。運がいいのか、命根性が汚いのか。その両方だな」と言いながら語ったのは、三十三年ほど前に遭遇した、九十三人もの命が犠牲になった炭鉱ガス突出事故の大事件だ。

彼はその日、用事があって坑内入りを代わってもらった。代わりを引き受けてくれた男が、事故で死んでしまった。今も人生の負い目になっているそうだ。

「事故の後、仲間の遺体捜しに坑内に入った。荒れ果てた坑道をピッケルで探ると、先端がカッチと音を立てた。遺体となった仲間の悲鳴にきこえた。

泥からはみ出た手に触ったら指先がぼろぼろと崩れた。坑内は死臭がただよっていた。戦争体験のある先輩鉱員が、泣きながら怒鳴った。まるで戦場の地獄と同じだと。みんなも涙をぼろぼろこぼして作業を続けた」

彼はそのあと奈井江《ないえ》に転居。それからずうっと当院をかかりつけ医にしている。患っているのは呼吸器系の病気。坑内労働の歴史を背負わされた病気でもある。

「おれは、いつ死んでも不思議でない年になった。けどね、こうして生きていることが、無念の早死にをした仲間への供養と思っている」

老人は、やせこけた頬《ほほ》に穏やかな笑みを浮かべて、物語を締めくくった。

私が住む奈井江町にもかつて炭鉱があった。爆発事故があり、多くの人が命を奪われ、閉山した歴史がある。どこの街にも、悲しみがあり、悲しみを乗り越えて、未来をめざす希望の物語がある。街もまた、一冊の本なのだ。

この日、訪問診療の道すがら水田地帯をまわった。真夏の強烈な陽光に照らされた稲の群れが、青々と背丈を伸ばしていた。

ふと「青人草《あおひとくさ》」という言葉を思い出した。人は萌《も》えいずる草のような存在であり、植物の仲間である、という日本の古代信仰に由来した言葉だそうだ（三浦佑之《すけゆき》著『１００分de名著・古事記』ＮＨＫ出版）。

草と大地と街とそして地球、そのすべてが「ふるさと」だ。このつながりを大切にしたい。長田《おさだ》弘《ひろし》さんの詩集『世界は一冊の本』（みすず書房）をあわせてお読みいただくと、理解が深まります。

（2014/7/30）

父さんのカボチャ

町外の大きな病院に幼なじみの明《あきら》さん（仮名、八十八歳）を見舞ったあと、病棟のデイルームで二人の娘さんと話をした。ゆったりとしたスペースのルームは、初冬十一月の柔らかく穏やかな日差しにあふれていた。

「ところで、お父さんはカボチャを食べました？」と、私はたずねてみた。

「うれしそうに食べてくれました。ノドを詰まらせたらとハラハラドキドキでしたが、おれの手作りカボチャの味は天下一品だと自慢していました。満足そうな横顔を見ていると、私たちもうれしくて、涙をこらえるのがやっとでした」

そう言って彼女たちは顔を見合わせ、すこし寂しそうにほほえんだ。父親の余命がいくばくもないことを知っているからだ。

彼は、すっかり進行した胆管《たんかん》がんを患っていた。胆管が狭くなり、黄疸《おうだん》が肌や目の結膜を日ごとに黄色く染めていた。私が訪ねたときは偶然にも前日までの高熱がウソのように下がり、「今日は方波見先生が来る」と朝から待ちわびていたそうだ。

彼の長年のかかりつけ医は当院だった。だから娘さんたちは、何かにつけ相談に見えていた。カボチャを食べさせるときもそうであった。

「父さん手づくりのカボチャをひと切れでもいいから食べさせたい。小さい時から大切に育ててくれた私たちの思い出と父の優しい人柄が、味にこもっているのです」

彼女たちの言葉に、私はこう話しておいた。

「いいと思いますよ。主治医の先生や看護師さんにも、事前にお話ししておきましょう。そして、お父さんの苦労と、あなたがたの思い出が詰まっているカボチャを食べさせてあげましょう。でもね、誤嚥《ごえん》の危険性はありますよ。それで亡くなるかもしれない。だが誤嚥は、ツバを呑《の》み込んでも起きる。年寄りは誰でも同じです。だから誤嚥を起こしても、あなたがたは自分を責めないでください。責めたら、お父さんが悲しみます。

お父さんの病気は重い。いつ亡くなっても不思議でない。病気でなくても、八十歳代は、いつも死と向き合っている。若くても同じですね。ついこのあいだの御嶽山《おんたけさん》の悲劇も、そうでしたね。大切なことは、お父さんが大好きなカボチャを口にした、その瞬間の〈今〉の満足と幸せを大事にしてあげることですよね」

舌には、甘さなどを感じ取る味蕾《みらい》という装置がある。人間には約一万個の味蕾があり、一個の味蕾には五十個ほどの味蕾細胞と多数の味覚神経繊維が入っている。その舌の感覚が脳に伝わり、食べることへの幸福感をもたらす。幸福感は、〈今〉を生きる喜びと意欲につながる。

また、舌の心地よい感触は彼に、過ぎ来し方の生活と人生や田園風景などの思い出を、懐かしく呼び起こすことにもなるであろう。娘さんたちの話を聴きながら、彼のそういう心象を想像して、私もあやうく涙しそうになった。

明さんの訃報は、この六日後であった。穏やかな最期だったという。病床に私を迎えたときに黄ばんだ顔に浮かべた満面の笑みと、病室を去るときに手をなんども振った彼の姿が目に焼き付いている。

人との別れは、いつもこのようにして訪れてくる。

(2014/11/26)

ふるさとで、取り戻す

空知《そらち》管内の、とある病院に、奈井江《ないえ》町から入院中の藤川《ふじかわ》さん(仮名、八十六歳)を訪ねた。

四人部屋の病室はゆったりとした間取りで、大きな窓越しに差し込む秋の穏やかな陽光につつまれ、患者さんそれぞれが、うたた寝をしていた。胃ろうを付けている人や点滴中の人など、お年寄りばかり。急性期の治療を終えた人たちが医療や介護を受ける「医療療養型」と呼ばれる病棟だ。

藤川さんは、窓際のベッドでまどろんでいた。彼女も、胃に栄養剤を流し込む点滴のチューブが鼻の穴に差し込まれ、両手には淡いえんじ色の手袋(ミトン)がはめられ、膀胱《ぼうこう》から尿を自動的に排泄《はいせつ》する管(バルーン)もつながれていた。

訪れたのは、私と当院の看護師、奈井江町立病院地域医療連携室の看護師にも声をかけ三人。藤川さんが、町立病院に転院するための事前の調整が目的であった。

気配を感じたのか、彼女は目を覚まして、ちょっとけげんそうな顔つきをした。それから私を見つめ、ゆっくりと口を開いた。「先生ですね」と。

低いが、しっかりとした声だった。そして、この言葉に、私も看護師たちも、ほっとした。というのも、彼女は中等度から重度のアルツハイマー病で、高度の記憶障害があると、認知症専門医に診断されていたからだ。

おまけに藤川さんは、同じ町の顔見知りではあるが、私とほとんどお付き合いがない。かかりつけ医でもない。それでもちゃんと思い出してくれた。この状態であれば、町立病院への転院は可能だろう。私たちは、医師や看護師として、そう理解した。

転院については、札幌近郊に住むご子息から私に相談があった。小さな会社を経営し、夫婦共働きだ。今の病院に母親の介助に通うのは難しいので、住み慣れた奈井江町に戻して医療を受けさせたい、と言う。

「先生（私のこと）がかかりつけ医でもないのに勝手な言い分だが、協力してほしい」。そういう申し出だった。私の助言を受け、ご家族が、主治医から当院宛の紹介状と、この病院に入る前の、急性期専門病院での治療経過の書類を持って来たのであった。

私が勧めたのは、開業医が自由に診療と回診ができる、町立病院の開放型共同利用病床の活用だった。三人の訪問は、そのためである。

彼女は一年前、右大腿《だいたい》骨の付け根（頸部《けいぶ》）の骨折を起こして手術をした。術後の入院中に認知症が発症して、急速に進行。やがて寝たきりの状態となり、介護保険では、一番重い「要介護5」と認定された。

日本の医療の仕組みは、こうした人たちに情けがない。大病院ほど藤川さんのような状態の人は長期入院ができない。経営やスタッフの体制からも仕方ないことなのだ。こうして彼女は医療療養型病棟を持つ病院に転院することになった。

骨折の前の日まで、お花畑いじりを楽しみとしていた彼女にとっては、つらくて悲しい人生の一大出来事だったに違いない。認知症が発症したのも、きわめて人間的な反応だったのだ。そう受け止めてあげなければあまりにもかわいそうだ。

住み慣れたふる里に戻れば、藤川さんの記憶も、もっとよみがえるだろう。よみがえるにつれ、自力で食事を口から食べる意欲も、おのずと湧いてくるだろう。ふる里には、そういう底力がある。いや、その底力を培う居場所こそが、「ほんもののふる里」なのだと、私は思っている。

(2015/9/30)

地域で共に診る——病床の「開放型共同利用」

病院病床の「開放型共同利用」について知る人は少ない。簡約すると、こうなる。

例えば読者の何方《どなた》かが(「貴方」と呼ぶことにする)風邪をこじらせ、痰が絡み、息苦しくなり、顔なじみの町のお医者さんを訪ねたところ、肺炎と診断され、ただちに入院病院を紹介されたとする。貴方にはその病院は馴染みがなく、担当医や看護師とは初対面。忙しげに立ち回っていて声をかけにくい。病室での孤独と不安は募るばかりとなる。だがそこに立ち現れたのが、何といつものクリニック医師とクリニックの看護師。不審がる貴方に、ドクターはこう説明した。

「この病院と私のクリニックとは『病床の開放型共同利用』の協約を結んでいる。当クリニック紹介の患者さんの病床がこの病院に確保されており、例えば貴方のように入院した方を、私が回診をして、病院担当医と診療や検査の打ち合わせをすることができる仕組みになっている。ナースステーションに立ち寄って貴方の入院診療カルテに、回診の所見を記入しておく。夜間の病変については当直医がきちんと対応してくださる。その内容は、翌朝当院に電話連絡が入る。

貴方はだから、病院の呼吸器専門医と顔なじみの町のお医者である私との複数の医師や看護スタッフを同時に持つことになっている。費用は健康保険から、病院とクリニックに給付され、過剰な私費負担はない。安心されるといい」。

昭和から平成に移り変わった一九八九年四月初め、私の住む北海道奈井江町の町長（北良治、故人）から、老朽化した町立病院の新築について相談があった。そのときに私が提案したのが、この「開放型共同利用病床」と、高齢社会を見据えての医療と福祉と保健を包括した地域ケアシステムの構築であった。

すぐに町内クリニックの医師と歯科医師、町議会議員、町立病院院長などで構成する委員会が設置されて私の提案を審議。町立病院新築完成と共に、政策として具体化されたのが、一九九四年春であった。

これはやがて「地域で共に診る」システムの実践として、全国的な注目を集めるようになっていった。

（『機』2022/1）

ガラスの城——開放型共同利用への危惧

私が住む奈井江町で実施してきた町立国保病院などの開放型共同利用について、改めて要約するとこうなる。

発足は一九九四年四月、町立国保病院新増築を機に実施された。内容は、同病院の九十六病床（現在五十床）のうち十二病床を共同利用病床とすることと、ＣＴなどの高額医療機器や血液検査などを含む身近な臨床検査の共同利用であった。

利用者は地元の開業診療所の医師。必要に応じて自分の患者さんを入院させ、町立病院医師スタッフの協力を得て、共同で診療に従事する仕組みである。

開業医は、共同利用病床に入院している自分の患者を自由に回診、ナースステーションにおいて診療記録に記入、スタッフと意見を交わし、必要な指示を出す。診療所の看護スタッフも随時同行、看護ケアの視点からの看護師相互の情報も共有する。

この医療協働によって、とりわけ高齢者の終末期医療や末期がんを患う方々の緩和ケアも可能になった。これに加えて大切なことは、奈井江町のような小さな町で住民が望んでいる医療は、アクセスの良い、親身になって話を聴いてもらえる、継続性のある良質な医療であるはずだ、ということである。

この共同利用が、こうした温もりのある家庭的医療の、地域における体系化・連携化にささやかながら第一歩を踏み出したことは、この構想の提案者として、私はよかったと思っている。そして大切なことは、いちばん喜び安心したのは当の患者さん本人だということだ。

だが同時に、ひそかな危惧を私は抱いていた。「ガラスの城」と名付けたその内容は、あらまし以下のようである。自治体では、硬直した行政主導の考え方や、なにごとも町立病院中心というクローズドな古い発想に囚われやすく、医療の専門性への理解や患者・家族〜医師・医療スタッフ関係への人間的理解や地域医療への柔軟な発想を欠きやすい。だがこの町の共同利用は、広く医療と高齢者の医療・福祉や町民の健康づくりにも及んでいたのだ。ほぼ三十年続いた共同利用を、ガラスの城のように脆いものにしてはいけないのだ。

(『機』2023/2)

冬のほほ笑み——老いても、尽きない

冬の日の昼すぎ、車椅子にぐったりともたれた古池《こいけ》さん(仮名、九十歳)が、外来診察室に入っ

てきた。血色は良いが、表情に生気がなく、目はつぶったままだ。「古池さん」と声をかけると、目をちょっと開けて私を見つめ、無表情のまま目をすぐに閉じた。

彼を診るのは、ほぼ一年ぶり。そのあいだに、人なつこい笑顔と話し好きな姿が、消えてしまっていた。「寂しい話だな、古池さんよ」と、私は心の中でつぶやいた。本当に、そう思ったからだ。まずは、ゆっくり診察しようと考えた。血圧を測り、胸に聴診器を当て、頸部《けいぶ》の両側や腹部に柔らかく手を触れた。下肢のむくみを確かめた。そうこうしていると、小学校のころの思い出が私の脳裏をよぎり、少年時代の彼の姿や声、にこにこ顔が浮かんできた。それを話題にして話しかけてみた。彼は小学校のころからの友人。かかりつけ医としての付き合いも長い。

しばらくすると、こわばった彼の顔の筋肉がゆるみ、開いた目に明るく灯がともった。表情がいきいきとなり、そしてゆっくりとしゃべり始めた。

「先生は、小学校で一年下だったな。あのときの校長さん、えらそうで嫌いだった。兄貴たちがみんな戦死したから、末弟のおれが農家の後を継いだ。苦労もしたが、今は息子が農業をしてくれているので安心だよ」

びっくりしたのは、車椅子を押して診察室に入って来た息子さんの奥さんだ。いぶかって思わず老人の顔をのぞきこんでいた。傍らに立つ当院の看護師も、おどろいて声をかけた。「わあ、古池さんは、すごい。先生と久しぶりにお話しできて、良かったですね」

彼は、混合型認知症（アルツハイマー病と血管性認知症）を患っていた。そのうえに、進行した前立腺の病気や左股関節骨折などが重なった。そして次第に、誰とも口もきかなくなった。周りの人は誰しも、老人の認知症が進行したせいだと思った。

だが、全てが認知症のせいではない。第一、認知症で深く傷ついているのは当の本人だ。ただ自分で表現できないだけなのだ。人はまた誰であれ、病を患うにつれ、年老いるにつれ、感受性が繊細になり、その分、脆《もろ》くもなる。その繊細な脆さに、圧し潰《つぶ》されそうにもなる。骨折などで車椅子の不自由を強いられた古池さんも、そうだった。

しかし、懐かしい思い出などを語りかけると、彼の記憶の奥底に沈む懐旧の情が、ゆっくりと目を覚ました。その目覚めが、体の中のダイナミズムの扉を開いた。人の体には、例え年老いても、柔軟ないのちの弾力性が奥深く蔵《かく》されている。九十翁《おきな》の古池さんにも、それだけの力があったということなのだ。私は、その人間力におどろいた。

一カ月後の十一月下旬、受診に再度見えた古池さんは、笑顔とおしゃべり好きを、すっかり取り戻していた。診察室の窓越しの冬の日差しにつつまれた老人のほほ笑みには、なかなかの味わいがあった。

イタリアの詩人、ウンベルト・サバの詩「ミラノ」を思い出した。

……大聖堂の
広場に憩う。星の

かわりに
夜ごと、ことばに灯がともる。
人生ほど、
生きる疲れを癒《いや》してくれるものは、ない。
（須賀敦子著『コルシア書店の仲間たち』文春文庫）

（2015/12/23）

老いの時間感覚

「先生もいよいよ九十歳ですか。これから何年くらい生きるつもりか、腹づもりも教えてほしいですね」と、見知らぬ老女から声を掛けられた。

一月半ばの雪が降りしきる朝六時すぎ、医院玄関先の郵便受けに新聞を取りに行くと、その女性と出くわした。そしていきなり尋ねたのが私の年齢。つづいて出たのがこの言葉だ。

世の中に妙な人がいるものだと、あらためて顔を見た。灰色の毛糸編み帽子と、古びた茶褐色のダウンコート姿で、ごくふつうの人懐こい顔をしていた。

そのとき、ふと気づいた。たぶんこの質問は、八十五歳になるという彼女にとっては、ふだんから気がかりな自分自身へ問い掛けなのだろう。そしてほの暗い雪道を歩いていたら偶然に私に出会い、ついつい話をしたくなったのだろう。

老女の笑顔につられるままに、こうこたえた。

「〈生きる腹づもり〉とは、おもしろい言い方ですね。三年にしておきましょうか。その後はまた、その時に考えますよ」

老女はニコリとして「三年とは、ずいぶん短くしましたね」と言い残し、高齢だがしっかりとした足取りで街角を左に折れて立ち去った。降りしきる雪の中から現れ、雪の中へと姿を消した幻みたいな女性。朝っぱらから、ヘンな人と出会ったものだ。

この日、外来診療をしながら、「三年とは短いですね」という言葉から、人間は年をとるにつれて時間を短く感じるようになるという「ジャネの法則」を思い出した。難しい言葉では、「主観的時間感覚」とも言う。つまりは、子どもや若者と大人、さらには高齢者とでは、時間感覚に大きな隔たりがあるという意味である。

かの老女はたぶん、年とともに加速化される時間の流れの速さに気付いて、不安を覚えていたのだろう。心理学や哲学にかかわる、味わい深い質問をしてくれたのだ。

この日の夕刻、小学一年のころからのクラスメートの訃報を耳にした。二年ほど前から当院外来にときたま顔を見せ、診察を終えると、子どものころの遠い思い出を懐かしそうに話していた。その彼が、四カ月ほど姿を見せず、再び外来受診したときには、顔色が蒼《あお》く、見るからに疲れ切っていた。検査の結果は進行したがんであった。そして亡くなってしまった。

老いゆく者にとって、時間の流れは日一日と加速されるだけではない。流れの時間の予測すら難しいのだ。老いたる友人の瞬く間の死が、そう教えてくれた。だから、老女の質問にこたえた「私の生きる腹づもり三年」は短くはないのだ。

越年の　一日仕切り　日日新た　　小出《こいで》秋光《しゅうこう》

拙著『生老病死を支える――地域ケアの新しい試み』（岩波新書）にも引用した俳句である。患者さんや親しい友人、あるいは知人の死に接するごとに、この句を思い出す。そしてそのつど、考える。「主観的時間感覚」の加速に押し流されないように、自分の意志、つまり〈腹づもり〉を固めて、時々刻々の時間を確かめながらすごそうと。

だがそう計画しても、思うとおりにならないのも、人生なのだ。そこに人間らしい、別の妙味が隠されているのかもしれない。

無理せず、無為自然に、自分の道をゆっくりと生きるのも、「老いの時間感覚」なのだろう。

（2016/1/27）

「一介の町医者」

椅子との対話

五月のある日、外来診察室のベージュ色のブラインドの隙間から入る初夏の日差しが、患者さん用の椅子に静かに降り注いでいた。

眺めていて、ふと気付いた。この椅子は、ただの調度品ではない。今日も、そしてこれまでも、いろいろな患者さんが座り、話し込んでいく支えの場を提供する医療スタッフの役割をしていたのだと。すると、背もたれと台座が緑色の布地仕様の椅子がはにかみ、こう語りかけてきた。

「お医者さん、椅子というボクの存在に気付いてくれ、ありがたい。

ついさっき座ってくれた、二歳の女の子と、四歳と六歳の男の子の三人きょうだいは、診察に来るたびに、ボクに飛び乗ったり、ぐるぐると回してくれる。椅子だって動かないでいるのは退屈だ。だから、遊び相手ができるのはうれしい」

「このあいだ七年ぶりに座った翔くんには、おどろいた。身長一八二センチ、体重七十キロの大きなずうたいでドシンとボクに腰をおろした。三歳くらいのころは、小高い山をはい上がるようにようやくボクの上に座ったのに、こんどはボクのほうが小さなおもちゃの椅子みたいになってしまった。

翔くんは十九歳の看護学生。〝認知症患者さんのお世話をする看護師になりたい〟と話していた。彼のおばあちゃんは認知症だった。この診療所に通い、いつも椅子に腰をゆっくり降ろしてくれた。その思い出が、台座や背もたれに刻まれている。だから翔くんの志は、うれしいよ」

「さびしくなるのは、脳梗塞を患い、体にまひを持つ人が車椅子で入ってくるときだ。ボクは脇に押しやられ、出番がなくなる。ついこのあいだまで元気で、椅子というボクの存在すら意識しないで座っていたはずなのにと思うと、その哀れや生きるつらさに同情してしまう。患者さん用の椅子には、生老病死という人生の不条理と付き合う役割があると痛感させられる」

「ボクもたまには、いたずらする。六十四歳の糖尿病のRおばさんは、身長は一五二センチなのに体重は七六キロもある。医師や管理栄養士の言うことを聞かずに、やたらと食べているらしい。座り方も、いきなりドーンと荒っぽい。その〈存在の耐えられない重さ〉にはガマンできない。だからボクは、わざとぐらぐら揺れ動き、おおげさなきしみ音を出すことにしている。

でも、ほんとうはね。体重と身長の不釣り合いな、Rおばさんの体内にひそむ健康の破綻、つまり、いのちの不協和音にボクの背もたれや台座が協奏して出している警告音なのだけど」

「ボクの椅子に誰かが座るとき、他のどんな人も、その人に重なって座ることはできない。だからボクは、こう思う。この世には同じ人間は二人といない。人生という時間も時々刻々と過ぎ去り、同じ時間は再び戻ることはない。人間のこのような〈存在と時間〉に席を提供するのが、患者さん用の椅子の役割だと」

こう話した椅子に、私は声をかけた。「椅子くん、キミの言うとおりだ。キミは、詩人で哲学者だ」。そして、こう付け加えた。

「キミの色合いは北海道新幹線のボディーカラーを連想させる。だがキミは、ローカル線の鈍行列車だ。名も知れない小さな町の駅にちゃんと停車し、いろいろな人生模様の人たちに座る場所を提供する。スピードがゆっくりだから、車窓から見える四季の移ろい、空の色と雲の動き、光と風の共演もプレゼントする。

椅子は、誰かに座ってもらわなければ、椅子になれない。つながりを演出するというキミの役割、大切に思っているよ」と。

(2016/5/25)

そのままでいい

「母の一周忌をこのあいだすませました。父さんが亡くなって四年になります。二人とも、ずいぶん手を焼きましたけど、いま振り返ると懐かしいです。ただいるだけでもよかったのにと思うこともあります」

風邪ひきで受診した矢江沢さん（仮名、五十歳）が外来診察室で、しみじみとした顔つきでこう話した。

彼女は、同居の両親のお世話を続けてきた人だ。亡くなったのは、二人ともそれぞれが八十歳のとき。当院が、かかりつけ医であった。母親もわがままだったが、さんざん手を焼かせたのは父親だった。認知症を長く患い、晩年は膵《すい》がんにかかり亡くなっている。

七年ほど前のころ、父親は外来受診のたびにマージャンの自慢話をしていた。親しい仲間がしょっちゅう自宅にマージャンをしに集まってきた。でも勝つのはいつも自分だった、と。

娘さんの説明では、ここ数年パイに触ったこともないそうだが、外来でマージャンを話題にするときの古稀を超えた老人は、少年のようにひとみを輝かせていた。だから私も「すごいですね」と調子をあわせては自慢話を聞き入るようにしていた。

そうこうしながら認知症はおもむろに進行、ひとみも輝きを失い、口数が減り、そして膵がんを発症。奈井江町立病院の、開業医も自由に診療のできる開放型共同利用病床で最期のときをむかえることになった。

娘さんが、こう話を付け加えた。

「がんになるのは二人に一人だそうですね。そして年を取るほど認知症になりやすい。うちの父は、その両方の網目にかかったのですね。

まわりの家族は大変な苦労をしますけど、もっとつらくて悲しい思いをしているのは当の本人かもしれませんね。ただ、それを言葉にすることができない。なんだか、かわいそうでした。

父さんは、むかしから見えっ張りでした。マージャンの自慢話も、父の頭の中ではホントの出来事だったのでしょうね。先生だけでなく、いろいろな人に言いふらしていました。恥ずかしかったけど、あるとき私はこう思い直したのです。

七十歳過ぎた老人に、たとえ認知症がなくても、そのクセ止《や》めてと頼むのはムリよね。見えっ張りの、そのままでいいよ、父さん、とね。すると、気が軽くなりました。これって相手の父さんには通じないことだから、大変さは同じでしたけど」

父親は奈井江生まれ。私は少年のころから知っている。それだけに彼のこのような人生の終焉《しゅうえん》の姿を診ることになるとは、かかりつけ医としては哀切極まりない。

娘さんは、赤ちゃんのころからの家庭医でもあった。何かの都合で結婚せず、兄と妹は遠くに離れて暮らしている。あのあどけなかった少女が、両親、とりわけ父親のお世話で苦労するとは、私はもちろん、本人も想像すらしなかったことだろう。

この小さな町の、小さな診療所での医療でも、認知症とがんとの網目の重なり合いの中で苦しみ悩む高齢者とご家族が、徐々にではあるが増え始めている。そうした方々の多くが知り合いだけに、医師としても一個の人間としても、心を悩ませ、哀切を深めることがしばしばである。

それだけに切実に思うのは、地域での医療と福祉と行政の連携や「緩和ケア」と「認知症サポート」の在り方の再検討である。

「父さん、そのままでいいのよ」という気づかいを、社会の仕組みとして具体化したいと願っている。一人の娘が実践したことを、この豊かな日本国が実現できないはずはないのだ。


（2017/9/27）

一介の「町医者」――夢と希望

初冬十一月のある日の朝、エビのように腰を曲げた女性が、もたげた頭の先で診察室を仕切るベージュ色のカーテンを押し開けるようにして入ってきた。

杖を突き、一歩一歩足元を確かめ、私に目もくれず、ひと言のあいさつもない。きついまなざしと浅黒い顔色の眉間《みけん》のあたりに深く刻み込まれた縦じわなど、取りつく島もないほどのご機嫌斜めの顔つきだった。

ようやく、と言っても歩いた時間は一分ほど、距離にして二メートル足らずだが、彼女は、背もたれがもえぎ色の患者さん用の椅子にたどり着いて座り、「ふーっ」と一息つき、向かい合う私に柔和な表情を見せて「おはようございます」とていねいに頭を下げた。

あの不機嫌そうな顔つきは、腰に障害がある彼女が転倒を恐れるあまり、一歩の足取りにも用心する真剣さの現れだったのだ。浅黒い顔色は、長年の農作業の日焼けが肌の奥底までにじみ込んだものなのだ。

彼女は八十七歳、北川はなさん（仮名）。私の父の代からの家族ぐるみの診療のお付き合いは、かれこれ八十年近くになる。

北川さんに限らず、外来を訪れる一人一人のちょっとした動作や身ぶりや表情にも、それなりの生活と人生の事情がひそんでいる。言葉では言い尽くされないこうした事情を感じ取るのも、私のような町医者の大切な仕事なのだと、生まれ故郷六十年余で身に付いた診療の心構えだ。

この心構えの奥行きをたどっていくと、人間心理学や行動科学そして文学や哲学などの勉強に結びつく。こうした学びができたことをありがたく思っている。

北川さんの血圧を測り、両側の首筋を触診してから胸部を聴診した後、一週間ほど前に検査した血液のデータを、ボールペンで赤く印を付けながら説明をしておいた。このデータはいつものようにご本人にわたし、コピーをカルテの検査用ファイルに収めることにしてある。

北川さんはこの日、その結果をきくために不自由な体でわざわざ受診に見えたのだ。病気が糖尿病と高血圧だけに、検査データの大切さを承知しているのだろう。家庭用血圧手帳に、朝晩二回の測定値をきちんと書き込んであるのは、彼女のきまじめな性格を物語るものだろう。

診察をおえた後、北川さんは六十年ほど前の思い出話をしてくれた。

「田植えの最中に、義父が脳出血で田んぼの中で泥まみれになって倒れ、往診していただいていました。長靴にはきかえた先生も泥だらけになりましたよね。義父はその晩遅くに亡くなりましたが、最期の看取《みと》りまでお付き合いしてくださっています。でも泥だらけのあの姿は、いま思うとユーモラスですよね」

近隣の病院に脳外科がないころの話であり、私もまた強く印象にとどめている経験であった。あのとき亡くなった義父の方は、太平洋戦争の末期や敗戦後の食料不足のころ、お米と野菜をわが家に届けてくれていた人でもあったのだ。

「一介の町医者」とは、私の好きな言葉だ。好きというよりは、目指している心がけである。この言葉に身を置くと、なんだかへりくだった心境や視野が、ゆったりと広がるような気分になる。たぶん、北川さんのようなえび腰のたどたどしい歩調の患者さんや不機嫌を抱え込む人たち、人生の生老病死のすべてのステージにつながる病に苦しみ悩む人びとも、安心して出入りして相談もできるような医療の世界を切り開いていけるようにも思う。

一介の町医者を心掛ける私には、卒寿をこえてもなお多くの夢と希望がある。

(2018/11/28)

幻影の表彰——一度も使われなかった保険証

昼下がりの薄暗い書庫の奥まった書架の陰から老女が姿を現した、「先生、よくぞ私を捜し当ててくださったね」と、ところどころ歯の抜けた口を開いたが、ろれつが怪しげだ。乱れた髪と土色の顔色と着崩れした和服、そして異臭。母屋から離れた暖房のない書庫の、三月の冷気の中のことである。

なにやら怪談めいた書き出しだが、たまたまわが家の書庫の古い資料棚ファイルからでてきた、『こくほだより』（奈井江町国民健康保険第六号、一九九三年十一月三十日発行）を手にしたときに、私の脳裏を瞬間かけめぐった幻影である。

この幻影の老女とは、二十七年も前の『こくほだより』の最初のページを飾った記事「九三年度国保健康優良家庭表彰決定！」の表彰者二十九人に名前をつらねていた一人だったのだ。愛称キリちゃん、この二年後にご自宅で死去、享年八十二歳。

その最期までの看取《みと》りをしたのが、当院のスタッフと町役場の保健師と行政職であった。しかも、この表彰を受けたときはすでに認知症を発症していたのだ。ではなぜ、彼女は表彰されたのだろう。

上述の『こくほだより』掲載の表彰基準は、こういう内容であった。「《1》表彰の前年度において、一度も医療および療養の給付を受けていないこと《2》その前年度と表彰年度の国保税を完全納付していること」

ということは、国保税（保険料）さえ支払っていれば、なぜ受診しなかったのかという実情は不問にして「健康優良」扱いとするということなのだろう。

ところがあいにくと私は、この健康優良家庭表彰の式典に奈井江町医師歯科医師会の会長として出席していた。そしてなじみのキリちゃんの名前が読み上げられて驚いた、というよりは、何かしらの疑念を抱いてしまった。

というのは、糖尿病と高血圧の持病がある彼女が、どこにも受診してないはずがない。でなければ、よほどの問題が彼女の周辺に起きているのであろうという懸念であった。そして、すぐにケースワーカーに連絡し、彼女宅を訪問していただいたのだ。

それから五日ほど後に、ケースワーカーに付き添われて受診に見えたときのキリちゃんの姿が、文章の冒頭に書いたような姿格好だったのだ。たしかその場で、ケースワーカーと当院のスタッフが一緒になって、彼女の頭とからだをきれいにしてあげたはずだ。

そのときのケースワーカーの説明では、キリちゃんの夫が手遅れの肺がんで入院した。がんが骨に転移したために、晩年はずいぶんと苦しんだそうだ。そして死去。そのお世話のために彼女は、一日も休まずに病院へ通っていたそうだ。

一年間も保険証を使わなかった背景には、こういう事情があったのだ。夫との死別後、彼女は自宅に閉じこもり状態となり、やがておもむろに認知症を発症するようになったらしい。

こうしたことがあった後、キリちゃんは、ケースワーカーに付き添われて当院をふたたび受診するようになり、しだいに明るさを取り戻すようになった。だが認知症の症状が再燃した。本人の頑《かたくな》な要望で在宅ケアをつづけ、その最期までを看取《みと》ることとなった。

老女キリちゃんとのお付き合いは、行政と高齢者と「かかりつけ医」との関係を含めて示唆の深い問題を提起してくださった、忘れ難いものとなっている。

認知症を患う方の在宅ケアには、多くの難しい問題がある。関心をお持ちの読者には、一冊の本

『なぜか笑顔になれる認知症介護』（奥野修司著、講談社ビーシー／講談社）をおすすめしておく。

介護する家族と認知症当事者との思いの食い違いの指摘や、家族と当事者をサポートする行政システムの解説など、役に立つ知識が紹介されている。また、認知症になっても生きがいを求めようとする人の紹介など、人生の書としても一読の価値がある。

（2020/3/25）

コロナと町医者——三密不可避の毎日

「コロナって恐ろしいですね、先生」と、外来を訪れる患者のみなさんが口をそろえて言う。「ボクも同じですよ」と、町医者の私が応ずる。お互い、マスクをとおしての会話だ。

言葉を交わすお互いの距離は、いつもどおりの一メートル足らず。だが新型コロナウイルスの感染から身を守る距離の取り方、つまり社会的距離（ソーシャルディスタンス）は二メートル。これでは、身近な家庭医機能を柱とする医療は成り立たない。かくして、大きさ〇・一マイクロメートルほどの新型ウイルスがいま、町医者の医療を蝕《むしば》もうとしている。

コロナ感染からわが身を守るために「密閉空間」「密集場所」「密接場面」の「三密」解消厳守と、誰もが言う。町医者の医療の現場では、どうだろう。

ある日の外来に百歳の翁《おきな》が受診に見えた。何十年も当院をかかりつけ医としている方だ。腰を曲げ、人柄そのままの穏やかな笑みを浮かべ、ていねいに頭を下げて椅子に座り、私と向かい合った。

「いかがですか」と、私は声をかけた。翁は首をかしげ、耳に手をあてがった。側に寄り添う看護師が、その耳に顔を近づけて「いかがですか」と、ゆっくり繰り返した。

翁は表情を和らげ、「おかげさまで元気です」と声を張り上げた。横に座る白髪まじりの娘さんが、「鍬《くわ》を持ち出し『春だから畑を耕す』と言い出すのですよ」と、ほほ笑みながら言葉を添えた。彼女は週に何度も遠距離介護をつづけている。

耳の遠い百寿翁を囲む和やかな雰囲気だが、お互い声を強めた言葉のやりとりは、コロナウイルスからみればすきだらけだ。全国の町医者クリニックのどこにでも見られる診療風景は、「三密」を厳しくするとたちまち姿を消すことになる。困惑するのは、心やさしい家族と病を患う高齢者だ。コロナの脅しが、町医者の医療や家族介護と地域ケアの崩壊を起こそうとしている。

同じ日に来診した男性が、札幌のある循環器科で検査した二十四時間心電図を持参した。そこの専門医の診療情報提供書を参考に病状をモニターで説明したが、画面をのぞき込む彼の顔と私の距離は三十センチメートルほど。お互いマスクはしているが、たぶん目に見えない飛沫《ひまつ》が飛び交い、コロナには格好の標的だ。

ていねいな説明もまた大切な医療の一部だが、診療のたびのこうした繰り返しは、コロナにわが身をさらし、うっかりすると医院崩壊につながる。まともな医療用マスクや防護服や他の支援もないだけに、心境は複雑だ。事情は全国どこの町医者も同じはずだ。

一九一八年ごろから世界と日本を襲った「スペインかぜ」の事情を歴史人口学の視点から詳細に

解析した書籍『日本を襲ったスペイン・インフルエンザ』（二〇〇六年、藤原書店）の著者、速水融《はやみあきら》慶応大名誉教授が、こう自戒している。

「スペイン・インフルエンザにより世界中で四千五百万ほどの人々が命を奪われ、日本でも約四五万の人命が失われた。この悲運にさらされた人々の悲嘆の声に耳をすまし、心を痛めながら著述をした。いつか必ずやってくる次の『天災』に備えるために」

ここでいう「次の天災」が、百年後のいま世界を襲う新型コロナウイルスだ。私たちもまた、コロナの悲運に遭《あ》われた方々の悲哀の声と、死別と病苦と隔離の孤独とコロナへの偏見と差別の苦しみに耳をすませたい。その声は、この社会で差別と非寛容に苦しむ弱者の声なき叫びにもつながる。新型コロナをきっかけとして、感性と想像力を深めるのも町医者の大切な務めと思う。

（2020/4/29）

心細い――コロナ時代の孤独な最期

「心細いですよ、先生。入ったとたんにコロナ騒ぎでしょう。イヤな時代にめぐり合わせましたね」と、八十七歳のDさんが外来受診でグチをこぼした。彼女は三月に町外のサ高住（サービス付き高齢者住宅）の住人になったばかりなのだ。

開け放しにした診察室の窓の淡いブルーのカーテンが風を大きくはらみ、マスクをした彼女の横顔あたりをひらひらとゆらめいた。この窓やカーテンもまた、コロナ用心のための換気に開けたり閉めたりと働かされている。そのゆらめきは、まるで彼女のためいきに同調しているかのようだ。

彼女の顔をあらためて見つめると、目が大きく広い額に渋い薄茶色のマスクが品良く似合い、しゃべるたびに鼻先と口のあたりのマスクの表面がでこぼこと波打つ。この波動を音符に変えたらたぶん、不協和音の序奏で始まるだろうと思った。彼女の嘆きは聴くほどにごもっともだと感じた。

Dさんが入居したサ高住は、間もなく外出制限と面会禁止、音楽会などの催しも中止となった。サロンから新聞や週刊誌が姿を消し、お茶飲みもおしゃべりも出来なくなった。食事は時間を区切られた交代制、お隣の席がやたらと遠くなった。郵便物以外、外からの差し入れはすべてダメ。送迎付きのリハビリ施設での体操も取りやめとなった。

このごろ面会禁止は解けたが、時間は十五分まで、面会者はそのたびに住所と名前の記入をしなければならないそうだ。「まるで手続き優先のお役所みたい。でも他のサ高住や病院や老人施設も、似たり寄ったりです。コロナが人の心を狭くしていますね」と、いかにも心細い表情になった。

さらに、「だが」と付け加えた。

「いちばんイヤなのは、人を疑い深くなりがちなことですね。マスクをかけ忘れた方を見ると、『オヤ、何だろう』と見てしまう。そういう自分の心の在りようが寂しい。なんのために年を重ねてきたのかと、はずかしい」

「新型コロナで多くの人が亡くなっています。でも志村けんさんみたいに、ご遺体は遺骨になってから遺族に引き渡されるだけ。誰でも同じ目にあうわけでしょう。こんな心細いことってない。どんな人でも、最期が大事ですよね」

彼女の心細さはどうやら、新型コロナ感染症にかかって亡くなったときの孤独にもつながっているらしい。その心象の奥のほうにはさらに、コロナで亡くなる人への悼みとともに、この感染症に苦しむ人びとへの哀切が潜んでいるようにも感じ取れた。いまの私たちに大切なのは、この共感の心なのだと、あらためて考えさせられた。

九年前の東日本大震災と福島原発事故のときに、惨状を時々刻々と報道するテレビ画面に、多くの人がわがことのように心を痛め、涙を流したはずだ。二年前の北海道胆振《いぶり》東部の地震でも、つい最近の九州などを襲った大雨のときも同じだった。

だが、今回の新型コロナ感染症のテレビ報道などが毎日のように感染者と死者の数を知らせても、いまひとつ実感や共感が心の奥底から湧き上がってこないのは、なぜだろう？　新型コロナの感染は、誰もが恐ろしがっているはずだ。手を洗い、うがいをして、マスクをいつも掛ける、そのつどになにかしら心細い気分にかられているはずだ。

しかし、本当に心細かったのは、人生最期のときに親族にも会えずにこの世を去った新型コロナ感染症の方だろう。こうした方はたぶん、誰かの代わりに、このつらい運命を引き受けられたのかもしれないのだ。Dさんの心細さが、この重い課題を考えさせてくれた。

(2020/7/29)

コロナ禍と魂の孤立

先日、当院を訪れたナミエさん（四十六歳、仮名）は、とある高齢者施設に入居する父親の又男さん（八十九歳、仮名）の近況を報告した。「父の容体の変化は、新型コロナのせいもあるのでしょうか？おそろしいですね」と、大きくため息をついた。話のあらましは次のような内容だった。

「父が施設に入居したのは一昨年の十一月。スタッフがとても優しく、落ち着いた日々を暮らし、施設の行事を楽しんでいました。自宅に帰りたいという願望を口にはしても、障害のある不自由な身体での一人暮らしが難しいことは理解していました。月にいちどの方波見医院の受診と先生とのお話が楽しみで、そのつど明るい表情になっていました。帰宅願望の代わりになっていたのです」

「ところが、間もなくコロナが流行。施設での面会は家族でもガラス越しの十五分に制限。外出も禁止。楽しみだった受診と先生との世間話もできなくなりました。そして、しだいに感情の起伏が激しく、怒りっぽくなった、とスタッフから聞きました。きょうも会ってきましたが、変わりように驚いています」

「スタッフの話では、介護への抵抗や拒否、声を荒らげることが多くなり、急に泣きだす。着替えや洗面などが全面介助になってきている。ぼーっと立ち尽くす。『ぼくはどこにいるのだ』と言い出すそうです。まじめで働き者だった父の面影が消えうせ、父が、父でなくなっていく。面会や外出禁止の原因となったコロナのせいですよね、かわいそうです」
又男さんは、農家の三代目、誇りある家系の方だ。初代の祖父のころから当院がかかりつけ医。ご両親を自宅で最期まで看取《みと》ったのも、又男さんだった。農業一筋に生きてきた彼が迎えるにしては、あまりにもむごい晩年の人生と、私も思った。ナミエさんの嘆きは、家族だけに、もっとつらいものがあるのだろう。

コロナ禍がいま医療崩壊を引き起こし、さらに介護崩壊にもおよぼうとしている。大きくは、国の社会経済政策の責任だが、問題解決には地域の医療と介護ケアとの細やかな連携が必要だろう。又男さん本人のような当事者の視点から考え直してみることも大切な課題であろう。

事情の説明もなしにいきなり面会も外出もダメとなると、当人は「家族に見放された」と思い込む可能性が十分にある。この思い込みが、施設への入居そのものがもたらしている「孤独感」と重なり合って「孤立感」につながり、失望を増幅させ、やがて精神の孤立つまり一個の人間としては耐え難い「魂の孤立」へとみちびかれることになる。人間であれば、だれしもたどる当たり前の心理状態の成り行きであろう。

ここの工夫をどうするかは、当人の事情を身近に知る施設と家族と地域の行政や医療・介護スタッフとのていねいな連携が大切と思う。当事者である入居者の心情をていねいにくみ取ることも必要不可欠だ。コロナ禍をきっかけにして新しい介護ケア社会を創り出していきたいものだ。

（2021/5/26）

一瞬のよみがえり──コロナを乗り越えて生きる指針

一月のある日、当院外来での出来事である。この日、二カ月ぶりの受診に見えた山次さん（仮名、八十六歳）は、診察室のカーテンをかいくぐり、ほぼ直角に曲がった腰を杖にすがり、ゆっくりと入ってきた。

その視線の「彼方《かなた》」には、私と向き合って座る患者さん用の椅子がある。歩数にしてわずか十歩ほどの間隔を彼方というのはおかしいが、歩行困難の年老いた彼には、この椅子はいつも彼方の遠きにあるものだと、真剣な表情を見るたびに私は思っている。

そういう父親の心情をわきまえている遠距離介護の山次さんの娘さんは、後ろに付き添いながらも歩みをせかすような口出しを一切しない。ほほ笑ましい光景だと、診療のたびに思う。

山次さんは認知症を患い、当院の紹介で奈井江町近くの特養施設のグループホームに入所し三年になる。

この施設は、入所後も本人や家族の希望があれば、紹介医つまり元々の主治医の受診を認めているので、親の代から当院をかかりつけ医とする山次さんには、安住できるところとなっている。受診の折には、スタッフから山次さんの近況報告の手紙などが当院に寄せられるので、家族にもありがたい施設となっている。

例えば、昨年三月の受診時の手紙には、血圧や脈拍や体温などの測定グラフと一緒に、彼が洗濯物を畳む姿やバレンタインデーのチョコレートを楽しむ笑顔などのカラー写真も同封されていた。また、あるときの施設介護支援専門員から当院宛ての手紙には次のようなことが書かれていた。

「最近、入所者に不穏状態や介護拒否が増えてきています。排せつなどの失敗も増え、衣類交換などへの抵抗も激しく、『殺される』と口走る妄想に発展する方もいます。山次さんも不機嫌な時は食事拒否が増え、水分摂取も少なくなりがちです。コロナ禍での厳しい面会制限や外出禁止などが要因と考えられ、施設専門職として、できる限りの工夫と努力を重ねてみます」

そのころ、新型コロナウイルスのデルタ株が猛威を振るっており、面会制限などは致し方ない側面もあったはずだ。それでも入所者への行動や精神心理的なマイナス影響に心を痛める、施設職員のこうした人間的な誠実さにあふれた手紙に、私は深く感じ入った。

今年一月の外来診療で私は、五十年ほど前の思い出を山次さんに話してみた。彼が若い農業者として先祖代々の水田や畑の耕作にいそしんでいた、長身で面長の男前でもあったころのことだ。聞くうちに彼は、少しほほ笑み出した。

さらに、私はこう話を続けた。

「山次さんは親孝行でしたね。脳梗塞で長患いのお父さんをご自宅で最期までお世話をなさった。まだベッドが普及しておらず、お父さんは昔ながらの畳の上に敷いたお布団で、介護にはとても不便でした。そこで私は役場の担当者に連絡し洋式のベッドを借りることにしたのです。たった一本の電話で、すぐに新品のベッドが入り、お父さんはゆっくりと人生最晩年の時間を過ごすことができました。人情味のある時代でしたね」と。

こう話してふと気づくと、腰をくの字に曲げていた山次さんが、背筋を真っすぐに伸ばし、話に相づちを打ち、若いころそっくりの澄んだまなざしと笑顔を浮かべていた。

娘さんも看護師も気づき、この瞬間の奇跡のような出来事に目を見張った。「とてもありがたかったです」とつぶやいた彼の姿勢は、間もなくまたくの字に戻ってしまった。

思い出話などにはたぶん、こういう回復と蘇生の力が潜んでいるのだろう。精神心理などの行動科学では学問的な言い様《よう》があるのだろうが、ここではごく単純に「一瞬のよみがえり」と表現しておくことにしておこう。そしてこう考えた。

この出来事は、山次さんに潜む人間的な可能性とご家族と施設ケアの努力の総和がおのずと生み出したものだと。この事実はまた、コロナ禍を乗り越えて生きる指針にも通じるものがあるだろうと思っている。

（2022/1/29）

人間の矜持

去年の十二月の雪はひどかった。二日ごろに降り出した初雪は、ほとんどやむことなく二十日間近く降り続き、道路を挟んだお向かいの家が見えなくなるほどの雪の山となってしまった。

高速道路は通行止め、ＪＲも運行休止。当院前を一直線に横切る国道一二号を雪の中駆け抜ける車は、ヘッドライトを炯々《けいけい》と照らし、車体に雪をまだらにかぶり、まるで手傷を負ったイノシシみたいに見えた。

こうしてようやく迎えた新年二〇二三年の元日はコロナ禍の四年目。訪れる人もなく訪ねる先もなく、九十六歳の超高齢者にはありがたい静かな元日となった。

お正月の休診明けの最初の外来担当日に受診に見えた米寿の友人女性が、こう嘆いていた。「無人駅となった奈井江のＪＲ駅から昔ながらの三十三段の階段を上って跨線橋《こせん》をわたり、普通列車に乗り、岩見沢駅で待たされること三十分、ようやくホーム入りした列車に乗り換えて札幌にたどり着いた。帰りもまた岩見沢駅でさんざん待たされて、ようやく奈井江駅にたどり着いた。奈井江に住んでいるということで受ける不便と冷遇に、一人の人間として腹立たしい気分になった」と。

彼女の嘆きは、自立した一個の人間としての意地や矜持《きょうじ》につながるものであろう。そこで私が思いだしたのは、旧国鉄保線部で働いていたある職員の生死《しょうじ》の姿だった。

彼が旧国鉄を退職後に建てた新居は、かつて長年勤務していたころに住んでいた旧保線部職員の長屋風の跡地に近い場所、ひっきりなしに列車が往復する線路のすぐそばであった。囂々《ごうごう》と響く列車の轟音《ごうおん》こそが、彼にとっては何よりも懐かしい安らぎの音なのだそうだ。

彼の自慢は、線路のわずかな傷みを発見する目と、その音のかすかな異常を聴き分ける耳の、両方の確かさだった。こういう職人気質を大切にする時代の人間だったのだ。

彼に、こう言われたことがあった。「先生が岩見沢の中学に通っていたころ、どんなに大雪であっても列車の運行中止はなかったはずだよ。おれたち保線職員は徹夜で除雪と排雪をしたからね。つらかったけど、それがおれたちのプロとしてのプライドでもあったからね」と。

このプライドつまり矜持は、個々の地域住民の便宜の奉仕につながっていたことになる。かつての日本に、そういう時代があったのだ。

晩年、彼は病を得て、当院からの訪問診療と訪問看護を受けるようになった。ある朝早く、当時の国鉄奈井江駅に派遣職員として勤務していた息子さんから「父の姿がおかしい」という電話が入り、即刻駆けつけてみた。

彼は愛用の椅子にすわったままの端然とした姿勢で息を引き取っていたのだ。表情にいつものようなほほ笑みを残し、傍目《はため》にはまるで生きているかのような印象であった。

彼らしい見事な人生の幕引きの姿のように、私には見えた。椅子に座ったままの彼の耳はたぶん、薄れゆく意識の中で大好きな列車の音を聴き取っていたのであろうと思った。「前の日の訪問診療の時はお元気に話をしていたのに」と、同行の看護師は涙を流していた。

息子さんが、こう話していた。「おやじは、保線の仕事が大好きでした。すごい意地と根性でしたよ。この姿、弁慶の立ち往生ですかね。なんだか、おやじらしいですね」

こうした根性や人間の矜持、平和な生活の中で生かしたい。

（2023/1/28）

社会の成熟とは——九十六歳の外来診療

九十六歳となったいま、いつまで続くかと思いながら毎週金曜日の外来診療に従事している。当日の朝は、いつもより少し早く起き、ていねいに手の指の爪を切る。変な習慣だが、触診には大切なことなのだ。

八時半から始まる診療時間よりいくぶん早めに外来診察室に出かけるようにしている。もう六十数年も行ってきた生活習慣になっているので、体がおのずと動いてしまうのだ。

そしてその動きのなせるままに夕刻五時まで、診療を続けている。習慣とは、ありがたいものだ。外来診療をしていて、ちかごろ面白いなと思うのは、九十六歳の医師が八十代や九十代、ときとして百歳を超えた患者さんの診療をしているという構図だ。全国どこでも見られる診療風景だろうが、すこし掘り下げると、こういうことに思いつく。

この年代のみなさんは、それぞれに病気の苦しみや悩みを抱えながら、その病苦を押してでも外来受診に見えるという、何かしらの人間的なきまじめさをお持ちなのだ。

加齢につれおのずと蓄積されてきた、目には見えない、こうしたおだやかな人間的きまじめさを大切にすることが高齢者診療の基本と、九十六歳の町医者である私は、診療のたびに思いを深めている。

このきまじめさの由来については、このようにも考えている。それは、「社会の成熟化」と深い関わりがあるということだ。札幌がんセミナー前理事長（現相談役）の小林博・北大名誉教授の著書『がんの未来学』（札幌がんセミナー発行）に載っていたこの言葉の意味合いを、要約引用させていただく。

「がん予防に関わる要因の背後には『社会の成熟化』という言葉で一括できるような力が働いていると思う。目に見えない社会の進化がもたらす巨大な力といったものである」

「この『社会の成熟化』が食生活をはじめとするさまざまな環境因子の改善を促し、それが持つ圧倒的な力が結果的にわが国の平均寿命の延長、人口高齢化をもたらしたといえる」

「全体的にみて世界の平和が続き、私たちの国が今後の進路を誤らない限り、がんの罹患《りかん》年齢や死亡年齢の延長は、まだまだ続くであろう」

この小林名誉教授は、かつてがん免疫研究を共にした私と医学部同期の畏友、超高齢者世代のひとり。高名な札幌がんセミナーの運営に携わり、市民のためのがん公開講座にも貢献されている。その矍鑠《かくしゃく》とした姿は、新しい高齢者像の在り方と思っている。

最初に紹介した年齢層の患者さんたちはどなたも、この社会の成熟化を醸成させる戦列におのずと位置していた方々だ。そのきまじめさも、成熟化を担う意識的あるいは無意識の努力のなかでいつしか身につけたものと言えよう。

小さな町の町医者のクリニックの診療の風景や構図にも、すこし掘り下げると、日本と世界のこうした歴史の地道な歩みが映し出されているのだ。

社会の成熟化が生み出した社会の高齢化を映し出している社会現象なのだ。その意味合いの深さを大切にしておきたいものだと、いつも診療のたびに思っている。

この巨大とも言える社会の成熟化現象を、戦乱や不見識な政治権力への批判のとりでとしておきたいものだ。ウクライナ侵攻による民衆の家屋や病院などの破壊を見るにつけ、そう思う。

尽きるところがない人間の愚かさに立ち向かう批判と抵抗の精神こそが、先の大戦の反省から生まれた社会の成熟化のほんとうの在りようだと思っている。

(2023/2/25)

地域で共に認知症を衛《まも》る

認知症が、呆け老人とか痴呆性老人などと呼ばれていた時代——昭和四十年代終わりごろの話である。

あるとき、慌てふためいた口調で往診依頼があり、駆けつけると、小柄な老女が大きな仏壇を背にして台座にでんと腰を掛け、よく見ると失禁つまりお小水のお漏らしをしていた。ご当人は家族の狼狽ぶりなど意に介せず、白衣姿の私を見て、ニコニコと頭を下げてくれた。

そのとき、同行の看護師が「先生、私に任せて」と言い、老女にこう話しかけた。「お小水が出てよかったですね。おトイレに座ったきりで腰が痛いでしょう。お手伝いしますね」。そして、ゆっくりと老女を別室に誘導、私も家族も締め出して、体を綺麗に拭いてあげたのだ。その見事な対応に、老女はいかにも満足そうに笑みをたたえ、周りはしゅんとさせられた。

彼女は、亡くなった彼女の祖母が痴呆症を患い、こうしたお漏らしのお世話を何度も経験。いつしか身につけたのが、お漏らしについての二つの再認識であった。一つは、当人はあくまでもトイレで用を足したと思っていることの発見であり、いま一つは、失禁扱いは人間としてのプライドを傷つけることになるという単純な事実の気付きであった。つまりは、認知症を患う当の本人——当事者の視点から事象を眺めることの大切さであり、認知症者ケアの核心を語る言葉でもあるのだ。

この往診の後、老女は消息を絶ち、遠くの精神科病院に入れられたという噂があった。そしてこのころから〝痴呆性老人〟が、故郷の小さな町でも、わずかずつながら確実に増え始め、さらにあるとき、同じ病を患うある老人が、真冬の深夜に外出、凍死する事件が起きたりした。私が子どものころから知っている小間物屋のおばちゃんだっただけに、心を痛める出来事だった。

一九八三年、奈井江町に私が「痴呆性老人の家庭介護セミナー」という塾を開設したのは、当事者の視点を大切にして「地域で共に認知症を衛《まも》る」ための、ささやかな第一歩であった。

*

ふる里の奈井江町に「痴呆性老人の家庭介護セミナー」を開設したのは一九八三年（昭和五十八年）、当初は私の個人的な塾のような形で発足をした。私のこの思い立ちを押したのは、認知症を患い、厳冬の深夜にわが家を出て凍死をした老女の悲しみの出来事だった。

セミナーの受講者は町民、自由な質疑や議論ができるよう定員二十名限定の申し込み順とし、年度毎に受講メンバーを新たにすることにした。期間は農閑期の十二月から翌年の三月まで。「老年の医学――老人ぼけとは何か」、「老年の心理学――在宅ぼけ老人の接し方と介護の要領」、「老年の社会学――ぼけ老人と地域ボランティア」、「ぼけの予防学――家族からぼけ老人をださないために」の四つのテーマに分けて、それぞれ月一回の実施を試みた。講師は私一人、各テーマに添った資料やスライドの作成や費用を含め、すべて自分で負担した。このセミナーはやがて町も共催になったが、私はすべてを手弁当で通しておいた。たしか一九八五年度のキネマ旬報〈文化映画〉ベスト・ワンとなった羽田澄子監督「痴呆性老人の世界」をたまたま岩波ホールで見る機会があり、これをお借りして当セミナーメンバーだけで鑑賞・学習する手立てを講じたこともあった。名も知れぬ北国の小さな町の無名のセミナー主催の行事としては、奇跡みたいな催しごとであったように思う。

このセミナーが発足して十年後に、奈井江町で医療と老人福祉そして保健をつなぐ共同利用システムが誕生、たとい年老いて認知症になろうとも、生まれ故郷の奈井江を離れずに、さらには、長年にわたる主治医である町在住のお医者さんの医療をそのまま継続して受診できる仕組みが構築された。その下地は、このセミナーを共にした受講者つまり町民の方々との「地域で共に認知症者を衛る」熱意によって培われたと、思っている。さらにまた、このセミナー以降、厳冬の街をさまよい、雪に埋もれて孤独な死を迎えるという悲しい出来事は、この町から絶えてなくなっている。それだけでも良しとすべきと、私は思っている。

＊

ある日の外来、受診に見えたAさん。

「どうです、深夜の来訪者は？　ネズミくんたちは、元気ですか？」

「先生ね、来訪者と言っても招かざる客人たちばかり。食堂テーブルの上にアグラをかいたり、いきなり寝転んだりする。ネズミはチョロチョロと走り回り、可愛い。でも夜中に押しかけられるので、眠れなくなりますね」

彼が患っていたのは、こうした「幻の客人・同居人」の幻視を特徴とするレビー小体型認知症（略称DLB）、アルツハイマーとは別なタイプの認知症、発病して三年ほど経過していた。その彼が急逝したのは、この十日後、札幌の子息宅で心筋梗塞の急性発症のためであった。享年八十一歳、元建築技師。

Aさんが DLBに特有な幻視症状を訴える前に悩んでいたのは「昼間の強い眠気や居眠り、自分でも原因がわからないが、ボーッとしている」ことだった。まず家族が気付き、その家族に注意された当人も、言われればそうだなと思うようになり、家庭医である当院に相談に見えた。そして当院から「DLB疑い」の紹介状（診療情報提供書）を持参して隣町の砂川市立病院認知症疾患医療センター（センター長　内海久美子医師）を受診。専門医による診察と、CTやMRI、脳波、核医学検査などを受け、最終的にＤＬＢという診断が確定された。そして、この診断確定の根拠を示す上記の検査の画像など全てが、詳しい説明付きで、同センターから当院宛に送られてきた。そしてこの後は、同センタースタッフと当院が、共にＡさんの担当医（主治医）として診療に携わることとなった。医師だけではなく、看護師や保健師、心理療法スタッフや市民ボランティアなどとも緊密に連携しあっているのが、このＮＰＯの大きな特徴となっている。

五市五町にわたる地域に、この仕組みを立ち上げたのは「ＮＰＯ法人中空知・地域で認知症を支える会」。二〇〇四年に、任意団体「中空知・痴呆症を支える会」として発足、私は当初からの発起人の一人であった。この組織の活動の目に見えない支え役は、認知症ゆえに人生のあらぬ憂き目にあった方々と思っている。

（『機』2022/6,7,8）

〈コラム〉がん――実存的転換

冴えざえと天衣無縫の癌転移　　田中ただし

天衣無縫《てんいむほう》には、飾り気なく自然のままに生きるという意味がある。俳人は、余りにも身勝手ながんに、よーし俺は天衣無縫に生きるぞと肚を据えたのでしょう。がん細胞も顔負けです。

余命三カ月と告知された進行がんの方が、「娘に泣かれるのがつらい」と相談に見えた。いいご家族です。

「つらさはお互い我慢しないほうがいい。生ある者の死はみな同じ。それがいつかは知る由もない。つい油断する。あなたは三カ月の命を明確に意識して生きられる。幸いと受け容れておくべきでしょう」

「大切なのは三カ月の時々刻々を天与の恩寵として大事にする。ご家族と心置きなく楽しむ。大自然に触れ、肺が碧《あお》く染まるほどに大気を吸い込む。草木に親しむ。天衣無縫に自分を生きる。娘さんはそういう生き方を支えるようになりますよ」

「実存的転換という言葉がある。いま生きていることに新しい意味や価値を探ろうと積極的生き方に方向転換する。がんが増殖を止めたという実例もある。免疫系が高まるためと証明されつつある。希望を持ちましょうよ」


明日のためとっぷり昏れる葡萄の木　　岡　宣子

この方、一年後の今も肚を据えて生きています。

（「いのちのリズム」15、2006/7/29）

第2章　音と医療

小さな音

子どもの心で

外来に子どもが見えると、パッと明るくにぎやかになる。待合室にも診察室にも、初夏の新緑と風の薫りや光りが、いっせいにあふれる。

子どもは好奇心が強い。なんでも聞きたがる。こんな質問をされたことがあった。

「雪がしんしんと降る、しんしんってどんな音、聴こえるの」

雪の上に静かに降る雪、雪面に触れたとたんに溶けそうな淡い雪。でも結晶物体どうしの物理的接触なのだから、幽《かす》かでも音はあるだろう。

こう説明しておいた。

「音は出ていると思う。人間の耳に聴こえないだけ。人間に聴こえない音は、ほかにもたくさんある。キミが、すごく良い耳を持つ、ちっちゃな虫だったら、雪が奏でる音楽を聴けると思うよ。

しんしんは人間が想像した音、虫なら別な言い方をするかもね。音って不思議だね」

　こんな質問を少年にうながしたのは、どこかに詩人みたいな感性が潜んでいるからだ。子どもの好奇心は、空想の翼を広げ詩情を紡ぎ出す。子どものにぎやかさもいたずらも、心にありあまる詩や歌のあふれだろう。

　子どもは詩人だから傷つきやすい。たまには独りぼっちになり、自分だけの空想と詩の世界に憩いたいと願っているのかもしれない。

　大人がいま、子どもの内面文化の独自性と自由を侵食し過ぎている。大人もむかしは子どもだった。子ども文化を逆輸入する寛容さがあってもいいと思う。

　少年の質問に触発されて私も、音についての詩もどきの詩を作ってみた。

トン・トン／トン・トン………、
ドアを軽くノックするような音
ぼくの／わたしの心臓の音だ
お医者さんが
聴診器で聴かせてくれた
ママもいっしょに聴いた
いい音ね　いのちの音ね

きれいでやさしい音ね
♪♪♪……♪♪

（中略）

春の小川のせせらぎ　雨の音
風にそよぐ葉ずれ　小鳥のさえずり
春には春の　夏には夏の
秋には秋の　冬には冬の
音がある
野にも山にも海にも　空も宇宙も音がある
人間には聴こえない
虫には聴こえる　花だけに聴こえる音もある
人間の心臓　人間のからだが

（中略）

大自然に広がる音にリズムを合わせ
協奏曲や交響曲を
共演したり　ただ耳を澄ませたり
音　いのち　生きるってすばらしい

ところで、内科家庭医の仕事は音にはじまり音でおわる。患者さんとの対話も、声という音のやりとりである。心音や呼吸音を聴診する。腹部や頸動脈《けいどうみゃく》に聴診器を当てる。超音波検査も音の変化を目で確かめる作業であろう。すべては、いのちあるものが発する音である。

いのち――遡《さかのぼ》れば三十八億年前の生命誕生にたどりつく。一つの心音、一つの呼吸音にも、生命と宇宙の歴史や原始の海の潮騒が刻み込まれている。いのちの音には、そういう深みがある。聴く側にも、子どものような感性が大切になる。

（2006/6/28）

手の記憶と心と医療と――触診という対話

秋の夜のつれづれに、いせひでこ（伊勢英子）作の絵本『ルリユールおじさん』（理論社）を読む。「おじさん」は父親の代からパリの路地裏で本造りをする職人。その「おじさん」をやっとのことと探し当てた少女ソフィーが、ボロボロになるまで愛用していた「植物図鑑」の修理をお願いする。図鑑はやがて「ソフィーの木たち」と金色の文字で飾られ、みごとに装丁されてよみがえる。

穏やかな光につつまれた物語も良かったが、絵の彩りが味わい深い。藍《あい》とブルー、紅や黄、それに緑と茶の色が織りなして静かに音を奏でている。

伊勢さんはチェロの奏者でもある。そのせいか絵本のどのページにも通奏低音のようにスペインのチェロ奏者カザルス演奏のバッハ「無伴奏組曲」が流れているようであった。絵本を読んだ後、その余韻の誘うままに熟睡してしまった。

「ルリユール」には、フランス語で「もう一度つなげる」という意味がある。英語ではリニューアルになる。修理、回復、再生、創造へと解釈をひろげると、どれもが「手」の働きに結びつく。「おじさん」は父親に「ぼうず、いい手をもて」ときびしく言われながら職人として育て上げられた。「いい手をもて」とは、本の修理に必要な六十ほどの複雑な工程のすべてを手に記憶させることであり、手の奥に控える心に刻み込むということになる。

「職人気質」は、こうした手の修業をとおし、年月をかけ、つくられていく。職人の手仕事が尊ばれるのは、手が心意気に結びついているからであろう。

医療と手はどうであろうか。ドイツ語で「良い手に」とは「良いお医者さんにかかる」という意味がある。日本語でも「上手な手術」「手当」「手遅れ」など、「手」が医療や看護にずいぶんと使われている。「触診」もまた手の働きになる。

むかし、腹部エコーが普及していなかったころ、腹部を触診する手の技量は医師にとっては大切なものであった。先輩医師から手厳しい手ほどきを受けながら修練を重ねたものである。臨床医の手腕がしばしば触診によって問われ、ときには患者さんのいのちにも大きくかかわった。

腹部エコーによって微細病変が早期に見つかるようになるにつれ、触診の役割はとかく軽視されがちになっている。だが患者さんの体に触れることによって、手の奥に控える医師の思いがおのずと伝わる。触診を受ける患者さんも自分の皮膚・体を通してその思いを感じ取り、自分の多様なメッセージを送り返す。

触診は、患者さんと医師との対話の役割も担っている。最新の診断機器と熟練の「手」との共存、人間的ぬくもりのある医療は、ここから始まる。

人間の手は第二の脳といわれるほど、大脳皮質に大きな場所を占めている。手には心がある。規格品の大量生産と便利さ、効率、市場原理がわがもの顔の経済、そして政治、さらには世相。手仕事職人ルリユールおじさんのメッセージ、じっと手を見ながら耳を傾けたい。（2006/10/25）

震える手

手が震える人がいる。血圧を測るときなどに、ときたまそういう人がいる。マンシェットと呼ばれる帯を腕に巻き付け、空気を送り込む。すると、その腕が、そして手がかすかに震えはじめる。震えがしだいに大きくなることもある。

たいてい私は、なにも尋ねず、顔を見なおしたりもしない。なにごともなかったように測りつづける。だが想像する。震える手のむこうに、いったいなにが起きているのだろうかと。

こういうことがあった。三十年以上も前の話である。

ある産婆さんがいた。いまでいう助産師である。取り上げた赤ちゃんは三千人をゆうに超えていたそうだ。私もお世話になった。暗い産道をくぐりぬけ、この世の光のまばゆさに目をパチクリさせた私が初めて出くわした「人類」が、この助産師ということになる。

ちょっと大柄で、いつもニコニコしていた。「やすおさん、やすおさん」といって、小学生になっても大きな手で抱き上げようとするので、姿を見かけると逃げまわっていた。

臨床医として奈井江町にもどったとき、もう引退していたが、血圧が高くちょいちょい受診に見えていた。聖書を読む、新聞はくまなく目を通す、若い人たちと話をする。「たのしいですよ」と口にされていた。

あるとき町で、小学一年の子ども三人が、下校時に亡くなるという交通事故が起きた。犠牲者の二人は、親しくしていた二人の友人の息子さん。その一人が彼女のお孫さんであった。

彼女の手が震えるようになったのは、このあと間もなくのことであった。

はじめて震えを目にしたとき、パーキンソン病などの神経内科の病気を心配した。細かくチェックしてみたが疑わしい所見は見当たらなかった。表情もおだやかで足取りもしっかり、転びそうになったという話もなかった。そのうちに震えはいつしかなくなった。

数年後に、こんどは息子さんが急逝された。持病のぜんそくに心臓の発作が重なった突然死であった。事故死のお孫さんのお父さんである。葬儀をおえてしばらくしてから、すっかり年老いた彼女の手が、血圧を測るたびに、また小刻みに震えるようになった。

「白衣高血圧」という言葉がある。白衣姿の医師の前にすわると、交感神経が緊張して高血圧を誘い出す。人間にはいじらしいぐらい気弱な側面がある。震えも理屈ではおなじになる。震える手のむこうには、さまざまなことが起きている。緊張もそうだ。神経内科の病気も隠れている。甲状腺などの内分泌系の疾患や難病も疑われる。

血圧測定を私は大切にする。自動血圧測定器まかせにはしない。患者さんと向かい合って、かならず自分で血圧を測る。表情や手のわずかな震えにも目を配る。

震えがあると彼女の手が記憶によみがえる。産声とともに多くのいのちを抱き上げた、死産にも立ち会った手。身内の不幸に顔を覆い嘆いた、生きる悲しみにつながる手である。

震える手には、人間の表情がある。


（2007/10/31）

小さな音

森を歩く――。風がそよぎ、枝がゆれ、葉ずれがする。水面にきらきらと映る木漏れ日がゆらゆらと小川を流れる。小鳥のさえずりが森の静かさを深める。
地面ではアリがせわしげに動きまわる。小さいながらに重さはある。動くとは体重の物理的移動だから足音もしているはずだが、耳をそばだてても聴こえてこない。アリの仲間なら、おたがいの足音のわずかな違いも聴き分けているのだろうか。

静かな森のなかで、音の不思議さに空想が広がった。そして作曲家一柳慧《いちやなぎとし》さんのエッセイ「小さな音を聴く」（「街頭の断想」共同通信社）の言葉を思い出した。

〈音を聴く心を持ち合わせないで作曲された音楽は、どこか押し付けがましい。

ドイツの小学校では一年生に、耳を澄まさないと聴こえないような音しか出ない楽器を与える。小さな音への集中心を養うためだ。

音に敏感に反応する子は感性が繊細になり、小さな音を大切にする。大人になっても、小さな音をおろそかにしない心を持つようになる。社会生活を営むには必要なことだ。〉

音楽家の言うとおりだ。聴覚と視覚は五感の中でも脳に直接結び付いている感覚だ。そして触覚や味覚・嗅覚《きゅうかく》と一緒になり脳神経のネットワーク（シナプス）をつくっていく。

この五感によって、生きる力がつちかわれる。感性や共感力も深まる。考える力も論理力も鍛えられる。やがては人間の耳では聴こえない小さな音を奏でる、自然への畏敬《いけい》の念も育つことになる。

涙にも小さな音があることを芭蕉が教えてくれた。「少年を失える人の心を思ひやりて」との言葉を付けた追悼の句だ。

埋火も消ゆや涙の烹《に》ゆる音

かすかに音を立てて埋もれ火にしみこんでいく涙、煮える音そのものに、親の悲しみを感じ取る芭蕉の共感力の深さに心打たれた。

このあいだ外来診療に見えた若い女性が、親しい友人の突然の死にさめざめと泣いた。流す涙に芭蕉の句の音が聴こえる気がした。

音は、耳にした瞬間にすぐ消えてしまう。人生無常のはかない響きを宿している。自然からいのちを得た人間の体内でも音がたえず奏でられている。小さくて他人には聞こえない。早鐘を打つ心臓の音と言っても本人にしか聴こえない。

臨床医として私はいつも、この小さな音に耳を傾けながら患者さんに接してきた。すべての音がやがてピアニシモとなり、残響と余韻を私の耳の底にとどめて消えていく、それぞれの音の後ろ姿も眺めてきた。

最期を看取《みと》った多くの患者さんの、小さな音たちの沈黙のかなたにある世界。ひょっとして森のこの静けさそのものかもしれない。

森を歩きたくなるのは、その余韻を耳にしたいからだろう。つくづくそう思った。やはり散歩はつづけよう。

（2008/6/25）

カリヨンの鐘

パイプオルガンの静かな調べ。壁面のステンドグラスで光を屈折した七月の夕陽《ゆうひ》の深い彩り。このすべてが和声となり柩《ひつぎ》に眠る神父をつつんでいた。

顔色のすこしの黄ばみは、食道がんの肝転移のせいだろう。闘病八年余、ついには声まで失った。表情の穏やかさは、苦しみの果てに得た安堵《あんど》と、死してのちはじまる新たな希望のあらわれだろう。

ご遺体にお別れを告げたあと、カトリックの信仰を持たない私と妻は、教会堂の末席にすわった。すぐうしろに開かれたままの正面玄関の大扉から真夏の夕べの風が背中に流れて来た。その涼しさに、亡き神父のいたわりと魂の遍在を感じた。

通夜でこういうエピソードが紹介された。

〈女子修道院に老女が訪れた。わが家にいま、若い嫁が死の床に臥《ふ》せている。朝ごとに響く修道院の鐘の音を唯一、心の慰めとしてきたがもう長くない。

死を予期したのか、葬儀を修道院であげてほしい、鐘の音に送られてあの世に往《い》きたい、と切々と訴えた。あまりのものあわれさに、キリスト教の信者ではないが、お力添えいただきたく伺った。

応接した修道女は困惑した。ここは修道院であり教会ではない。葬儀の前例もない。そこにこの神父が通り合わせた。願いに耳を傾けた彼は、自分の責任で葬儀を引き受けた。

やがてまもなく、遺族や修道女たちの祈りと鐘楼の鐘の音につつまれた修道院初のお葬式が執り行われた。姑《しゅうとめ》の老女がカトリックに入信したのはそのすぐあとのことだった。〉

かつて私も、この修道院の鐘の音を聴いていた。修道院と地つづきにある女子大学の教員だったころ、講義のある週三日ほど修道院宿舎に寝泊まりしていたからだ。しぶる私を教授就任に半ば強引に誘ったのは、この神父だった。

朝、修道院の鐘が静かに鳴りはじめると、近くのお寺の梵鐘《ぼんしょう》も穏やかな音を響かせる。修道女の朝のお祈りと聖歌の合唱が加わり、風のそよぎや小鳥のさえずりも一緒になる。さまざまな音色と音程がみごとな諧調《かいちょう》をなして空に広がる。こうして心の平安を得ては講義に臨んだものだ。

ヨーロッパの街を歩くと、教会や公会堂の鐘楼から時を知らせる「カリヨンの鐘」が聴こえる。歴史は六世紀にさかのぼり、バッハもモーツァルトも朝な夕なに耳を傾けたはずの鐘の音だ。高低さまざまな音が重なり合う美しい和音が旅情を慰め魂も鎮めてくれる。

ヨーロッパだけではない。どこの地域のどの文化にも、仏教や神道にもそなわる深い音楽性。その音の襞《ひだ》に分け入ると、死と生と諸行無常のいのちが響き合う。さまざまな思いに私を導いてくれた通夜のひととき。たぶん亡き神父の最後の贈り物だったのだろう。

（2008/7/30）

数え日――歌の力

もういくつねると　おしょうがつ
おしょうがつには　たこあげて
こまをまわして　あそびましょう
はやくこいこい　おしょうがつ

お人形を抱きながら高江さん（仮名）は、童謡「お正月」をよく口ずさんでいた。自分の子をあやすように声を優しく、終わりまでていねいに歌っていた。日にちを数えていたのか、指を折り曲げては、ちょっと首をかしげ、また指を折り直し、歌い続けていた。

お人形とはいつも一緒。夜は添い寝、汚れても洗わせず、外遊びで泥んこになったイタズラ好きの子を迎えるように抱きしめていた。

認知症を病む彼女が八十歳で亡くなったとき、訪問看護のスタッフが「今度はあなたが添い寝してあげましょうね」と汚れたままのお人形をお棺に入れた。

子どもも身寄りもいない彼女の野辺の送りは、ケアにかかわった人たちですませた。夫と死別してほぼ三年たってのことだった。

滝廉太郎作曲「お正月」は、だれにも懐かしい童謡。題名や歌詞を見ただけで頭の中でおのずと旋律が奏でられる。子どものころの情景や幼友だちの面影、さまざまな思い出もよみがえる。

童謡や唱歌に限らず、子どものころや青春時代に覚えた歌は、身体にも脳にもしみこみ、折につけ気分を和ませ希望の泉となる。歌は、ふしぎな力を潜ませている。

「お正月」を歌うとき、彼女の表情は生き生きとしていた。

脳内の神経細胞がいっせいに目覚め、神経ホルモンを盛んに分泌したからだろう。脳の働きに大切な糖などのエネルギー代謝も、活発になっていたに違いない。免疫系やホルモンなどの内分泌系も、脳の働きに力を合わせたはずだ。

彼女は、身体と脳の細胞に深く刻み込まれていた音符すべてをあげて、いのちの交響曲を演奏していたのだ。

数へ日の日を数ふるに指を折る　青山　丈
数へ日の望となりゆく月ありて　大橋敦子

「数え日」は冬、年の暮れの季語。「あといくつ寝るとお正月」の思いに通じる。

この童謡を歌うとき、高江さんはよく指折り数えていた。自分の世界の中で「お正月」という未来に希望を膨らませていたのだろう。認知症の人にも、明日へ託する人間としての夢がある。彼女が言い遺《のこ》したメッセージと思う。


(2008/12/24)

杖の音

コツ・コツ・コツ・コツ、ちょっと途絶える。そしてまたすぐにコツ・コツ・コツ……。

脳梗塞《のうこうそく》のため右半身まひと言語障害をのこした大浜さん（仮名）が歩行練習している杖《つえ》の音だ。

もう三十年も前のことだが、いまでも音の原風景として耳に残響をとどめている。

そのころの診療所は木造の古い建物。二階病棟廊下からの杖の音が、すぐ下で外来診療をしている私の耳にもよく聴こえてきた。廊下を行きつ戻りつ根気強く歩くあたりが、几帳面《きちょうめん》な職人気質の修繕大工・大浜さんらしかった。

あるとき外来で患者さんの心音を聴診していた。トンという心音に杖のコッが重なった。「トントン・コッコッ」。心臓が紡ぐいのちの鼓動が杖の動きと音につながっているように聴こえた。杖の音は、ただの物理的な音ではない、この世にたった一人しか存在しない大浜という名の人物が、かけがえのない自分の人生を取り戻そうとして努めている、いのちを生きる人間の音だったのだ。

音は、こういうメッセージを発信していた。

障害に遭った利き腕と手は、手塩にかけて育て上げたオレの宝物、職人大浜そのものだ。奪われたのが口惜しい。喪失感がつらい。まだ五十ちょっと過ぎ、家族もいる。これからの生活を思うと不安だらけだ。だから毎日がんばっている。自分らしく人間らしく生き直す力を取り戻したい。オレは、修繕大工という仕事が大好きだ。先生たちも手伝ってくれ。

このあいだ資料整理をしていたら「大浜氏文字練習帳（昭和五十三年四月）」と書かれた綴《と》じ込み記録が見つかった。当時の看護スタッフが手作りで工夫したリハビリ日誌だ。

練習はまず、名前といろは四八文字の仮名書きから始まっていた。輪郭の崩れた不揃《ふぞろ》いのたどたどしい乱れ文字が、大きな画用紙いっぱいに何枚も書き込まれていた。

だが一カ月後の文字は、小学校に入りたての子どもみたいに素直な元気さを取り戻していた。「駅が見えてきました。子どもたちの学校も見えてきました」という文章まで書いていた。彼の心の中に起きている喪失感を大切にしながら、利き腕の再生を目標にした、きびしい練習が功を奏したのだ。

彼が職場に戻ったのは、それから三カ月後のことだった。リハビリテーションが今ほど話題にされていなかったころの懐かしい想い出でもある。

さまざまな障害に苦しむ人びとが外来に見える。杖をついてもつかなくても、音と声のどれにも人間のいのちが宿る。その音色の個性を聴き分ける大切さ、修繕大工さんから得た教訓だ。

（2009/1/28）

白いツツジ

「先生、今朝のラジオよかったですね。八十九歳で新人作家デビューなんて、すごい。私も元気でました」

三月一日、外来受診に見えたイヨさんが、顔を輝かし報告してくれた。ラジオとは、ＮＨＫ「ラジオ深夜便」、夜中に目覚めがちな彼女にすすめておいた深夜番組だ。

五十二歳のイヨさんは、乳がん手術によるリンパ浮腫のため利き手の右腕が太く腫れ上がり、すべてがユーウツ。しかも、認知症の父親と病弱な母親のお世話もしていて、とかく気が滅入《めい》りがちだ。それだけに、番組の早朝四時からの「こころの時代」に癒やされることが多い。

たまたまこの日の「こころの時代」は、小説『見残しの塔——周防国五重塔縁起』（新宿書房）を初出版した一九一九年生まれの作家、久木綾子《ひさぎあやこ》さんのインタビューが放送されていた。そのとき読み上げられた作品の冒頭を引用しておこう。

「人は流転し、消え失《う》せ、跡に塔が残った。（中略）歳月が塔の朱を洗い流し、素木に還《かえ》し、古色を加えたが、美形は変わらない。塔は、今日も中空にのびのびと五枚の翼を重ね、上昇の姿勢を保ちつづける。」

文語調リズムの心地よさもさることながら、イヨさんが惹《ひ》かれたのは、インタビューで語られた、苦難とはかなさをひたむきに生き抜く人びとへの、作者のやさしい眼差《まなざ》しであった。進行がんという病気のせいもあり、彼女はいつも自らの人生の晩年を意識している。両親のことを思うと、気分が複雑に孤立する。

そうした折に聴こえてきた、久木さんの、奥ゆかしい話し方や声のみずみずしさが、こころの琴線に響いたらしい。作家よりはるかに若い自分の人生の可能性を、もういちど見つめ直そう。認知症もいわば、世間体という朱色のお化粧を洗い落とし、裸木の素朴さに立ち返った姿なのだ。そうも思い直したという。

報告してくれたイヨさんの表情は、とてもすがすがしかった。たぶんまた滅入ることもあるだろう。それが人間というものだ。そのときはそのときで、考えればいい。耳の奥底に残っている声の響きが手助けしてくれる。私はそう思った。

六月に入ってから、わが家の庭のツツジが白い花を咲かせた。もう六十年も前から植えられているものだが、開花はたしか三年ぶりだ。ツツジの生命力もまた、挫折にめげずに、したたかなのだ。ツツジのつぎには、アジサイが深緑のなかで目覚める。

紫陽花《あじさい》や白よりいでし浅みどり　　渡辺水巴

白から七変化する植物の適応の力は、しなやかで柔らかい。人のいのちにもまた、おなじ生きる力が備わっているはずだ。ツツジも紫陽花も、病める者も悩める者も、生きとし生けるものすべて、地球に生命誕生のころからの、いのちの仲間なのだから。大切にしよう。

(2009/6/24)

オブリガート——がんと使命

踊り場のある階段を二階に上がったところで、彼女は肩で大きく息をついた。動悸《どうき》が激しく、脈拍は一二六。心臓突然死というイヤな言葉が脳裏をよぎる。

彼女は四十八歳の当院看護師長。再発がんの化学療法を受けて三年目になる。治療効果を示す腫《しゅ》瘍《よう》マーカーの数値は基準値内にもどっても、また上がる。抗がん剤の種類や組み合わせを変えるなどの工夫をしているが、成果にはもう少し時間がかかりそうだ。

前回の治療で、またもや白血球や血小板が急激に減った。担当医から、抗がん剤の副作用であり、新型インフルエンザやけがに用心するよう忠告された。白血球は感染症に関係があり、血小板が少ないと出血しやすい。彼女は看護師らしく、けがよりは脳出血のほうを心配してしまう。

彼女をいま、つらい思いにさせている副作用は耳が遠くなったことだ。職場の仲間や患者さんの言葉がハッキリと伝わらず、電話の声が割れて聞こえる。医療事故につながるのが心配になる。当の本人にしか分からないことなので、気がめいる。仕事の能率も、ガタ落ちになった。つい二年ほど前までは、いくつもの看護業務をテキパキとこなし、訪問看護や会議にも出かけていた。

いまはだが、ちょっとした仕事すら思うように運べない。活発だったはずの脳や身体が、動こうとしてくれない。治療が進むにつれ、おもむろに現れた症状だ。

進行・再発がんには、目には見えない、数字で可視化されない「こころの問題」が付きまとい、抑うつや自殺の衝動にも結び付く。ある調査では、がん再発後の抑うつ有病率が四割を超えていた。

彼女は、外来化学療法の点滴瓶から一滴また一滴と落ちる抗がん剤をみつめながら、こう考えた。

〈臨床の修羅場を経験した看護師だ。自分が現に体験しているつらさをじっくりと熟成させよう。耐え忍ぶ病者の悲しみへの感性を培おう。生きる力を養おう。職場スタッフの優しい支えに報いよ

う。すべてを明日の看護に役立てよう〉

その夜彼女は、私が薦めたバッハの「カンタータ」第一四七番と「マタイ受難曲」第三九曲に耳を傾けた。室内オーケストラと一体となったアルトやソプラノの美しい聖歌の声が、くじけそうな弱い自分に穏やかに語りかけてくれた。

「憐《あわ》れみたまえ、私の弱いこころを、あなたの大いなる慈しみの中で」

歌声に寄り添うように、オーボエやバイオリンが緩やかで控えめな助奏（オブリガート）の旋律を奏でていた。静かなオブリガートはまるで、人間の内面の魂のささやきのようであった。

人生にはすべて意味がある。弱さと迷い、痛みや病にも、深い意味がかくされている。体調が回復したら、この意味を見いだすお手伝いをしよう。がんを生きた看護師として、病者に寄り添う控えめなオブリガートのパートを受け持とう。

あふれる涙のなかで彼女は、こう自分に言い聞かせたそうだ。

（2009/11/25）

スリッパの音

「スリッパの音が聴こえたのです。ああ自分の足音なのだと、すごく新鮮に感じました」

彼女は、はにかむように話をつづけた。

「朝。窓から入る風のそよぎとカーテンの揺れる音、朝刊を広げる紙の音、テーブルから床に滑り落ちた広告のチラシの音、紅茶カップとスプーンが触れ合う音」

「夜。食卓を拭《ふ》く音、本のページをめくる音、窓ガラスを打つ小雨の音、パジャマに着替える衣ずれの音」

「どれもが優しく話しかけるように耳に伝わってきた。こんなにもたくさんの小さな音につつまれて生かされていたのだと、うれしくなりました」

彼女の耳には小さな補聴器が付いていた。まだ四十八歳だが、抗がん剤治療による聴覚障害に悩まされていたのだ。

障害ははじめ、忍び足でおもむろに近づいて来た。さまざまな音が、一つまた一つと生活の周辺から、こっそりと姿を消して行った。だから気付かなかった。スリッパの音もそうだった。はっきりと症状として表に現れたのは、去年の晩秋あたりから。話し声がぼやけている。携帯電話の声が妙にとぎれた雑音になる。車を車庫入れするときの合図の電子音や家電機器のピッピッという生活音も消えた。抗がん剤の副作用と気付いたときは、もう〝いっぱし〟の聴力障害になっていた。

ピアノ演奏会にでかけてみた。曲目はショパンの作品。会場は二百席ほどの小さな音楽ホール、音響効果は抜群との評価が高い。だが、名器ベーゼンドルファーの白い鍵盤の上を緩急自在に舞う指のタッチは見えても、エチュードやノクターンもバラードもポロネーズも断片的に耳に入るだけ。曲ごとに解説するピアニストの軽妙なトークに聴衆は笑うが、彼女にはさっぱり通じない。このとき、迷いが振り切れ補聴器を付けようと決めた。そしてスリッパの音との新鮮な出合いとなった。

七月のある午後に私は、彼女や友人たちと砂川市の公園オアシスパークを散歩した。

広さ約百ヘクタールの広大な敷地内に八十ヘクタールほどの湖のような貯水池がある。真夏の陽光が水面のさざ波にきらめき、西のかなたにピンネシリの山並みが青と朱に染まっていた。

ここで私は十年ほど前、心臓手術後のリハビリ・ウォーキングをしていた。池畔《ちはん》の舗装道は直線にして約一・五キロ、最初は目がくらむようなはるか遠い道のりに見えた。

ところが四カ月もすると距離が短く感じ、敷地や貯水池にもいつしか、広大とか湖みたいというイメージを持たなくなった。リハビリ効果が上がり脚力が増した、ただそれだけのことであり、物理的距離や面積が小さくなったわけではない。当たり前の話だが、私にはいまなお懐かしい場所なのだ。

「先生、池のさざ波の音が聴こえる。水の妖精が奏でるピアニッシモみたい」と補聴器を付けた彼女の声が弾む。

聞きながら私は、病気は苦しい経験ではあるが、人間としての内発的発展の良き導き手になる可能性だってあると思った。現に彼女は、自然や生活に潜む小さな音に、神の摂理にもにた深い意味を見いだすようになっている。

それにしてもと、彼女と話した。何者かが忍び寄って奪い去ったスリッパの音。そして足元で再び鳴りはじめたスリッパの音。真夏の夜の怪談だねと。

（2010/7/28）

アンダンテ

「ときさーん、お加減どーですか。かたばみ医院のMです。お見舞いに来ましたよ」

あるセンター病院循環器病棟ベッドの老女にMさんが声をかけた。ときさんは、夏の連日の暑さが引き金となって持病の心臓疾患が悪化、入院となったのだ。

九月のこの日はちょうど百歳の誕生日。当院職員たちのお祝いバースデーケーキを持参して、看護師と私がお見舞いがてら訪ねることになった。

ときさんには急なことだったので、声をかけたMとはだれなのかすぐには分からず、目をしばたかせた。こんどは、私が声をかけた。いや声をかけようとしたら、彼女が先に手を差し伸べた。

「びっくりした、センセー。わざわざ来てくれたの。お忙しいのに」

細くて曲がった指だが手のひらが温かく柔らかい。目に力があり表情も穏やか。百歳老女は、しっかりしたものだ。握る手の強さが物語っている。心配がちょっとほぐれた。

〈100さい・おめでとう〉とチョコレートで書かれたデコレーションケーキに小さなろうそくを三本立てる。三本は三けたの数字つまり百のシンボルだ。

「今日は百歳のお誕生日ね。おめでとうございます」とMさんが言うと、すかさず「私は百二歳よ」と、百二に力を入れた言葉が返って来た。

なるほど、明治四十三年（一九一〇年）生まれの老女にあるのは数え年の人生暦《こよみ》、たしかに百二歳なのだ。満年齢の数え方になじむ私たちは、虚を突かれたかっこうになった。

帰り道に看護師と、こういう話をした。

「数え年の暦は、その分だけ早く子どもを大人扱いにする。彼女が育った時代は、そういう気概を若い時から知らず知らずに植え込んだのだろうね。ときさんが百二と言い張ったのは、いわば忘れ去られたあの時代の意地の主張みたいにぼくに聞こえた。満年齢が、ちゃちな偽装に見えてしまった」

「私は戦後世代ですから、なんだか不意を突かれた気分になりました。満二十歳になって、ようやく成人式。しかも国民の祝日つまり国のお仕着せで、全国一斉に一様のお祝いと休み。まるで国に管理された思考停止の世界みたいですよね。どこかおかしく、おそろしい。考えさせられました」

「看護詰所に先生が話に行っている間に、ケーキを食べると言いました。でもほんの少し口にしただけなのです。入れ歯を洗ってケースにしまってあげると、あなたやはり『看護婦』さんね、よく気が付く。ありがとうと言われました。ケーキ食べたのも、私たちへの心配りなのです。涙が出そうになりました」

「先生、ときどき言いますでしょう。患者さんそれぞれの歩調を大切にしようって。音楽で言うとアンダンテ（歩く速さで）ですよね。ときさんみたいな人生の長老は、自分の歩調をしっかりと保ち、ゆっくりと歩いている。病気になってもアンダンテで生きようとする。すごいと思いました」

九月も半ばを過ぎるともう秋の気配。日が大きく傾く西のかなたのあかね色の雲を眺めながら、ふと不安がよぎった。
百歳老女の退院先の問題だ。町営住宅の独り暮らしに戻すのは酷だ。老人は環境が変わると、一時的に精神のバランスを乱すので他の病院は受け入れを渋る。それではアンダンテの歩調も崩れる。ときさんが口にした「退院したくない」という一言が、重くのしかかってきた。彼女もまた行く手に、なにかしらの不安を感じ取っているのだ。

(2010/9/29)

ひらがなの納豆

「じゃあ唄いましょうか」と、カヨちゃんはイチ・ニ・サンと口で小さくはずみをつけ、歌詞を声にしはじめた。彼女が握る私の手に力がじわりと伝わってきた。

納豆　納豆　納豆　納豆
納豆屋さん
私ゃ　納豆が大嫌い
あまり納豆屋さんがご器量好《よ》し
お顔見たさに　納豆買う

納豆　納豆

納豆の発音は「なっと」、「な」にアクセントがある。そのリフレインが、彼女をはるか遠く過ぎ去った日々に連れ戻すのか、表情がほころび、ほおがほんのりと紅《あか》くなる。折から雪の降る師走、「マッチ売りの少女」ならぬ「納豆売りの少女」の童話の世界にいざなわれる気分になった。

気軽にカヨちゃんと書いたが、明治四十二年（一九〇九年）生まれの百一歳、世紀を超えて生きるセンテナリアン（百寿者）。彼女がこの「納豆の歌」を口ずさんでいたころには、私はまだ生まれていない。畏《おそ》れ多くも人生の大先輩なのだ。お付き合いをはじめてから四十年ほど、いつからか当院の若い職員たちにカヨちゃんの愛称で呼ばれるようになっていた。

「納豆の歌」の出どころはわからない。彼女が少女のころ、まわりの大人たちがよく唄っていたという。貧しい生活だったが、母親手作りの納豆がおいしく、大好きだった。それでこの歌も好きになった。

習いたてのひらがなで歌詞を繰り返し書いては唄った少女カヨちゃんは、いつのまにか近所でも評判の「納豆の歌」の唄い手になった。彼女の自慢話でもある。

「なっと　なっと〜」と唄うと、幼かったころの情景がよみがえると老女は言う。

夕げのときの薄暗いランプの明かりと灯心の油のにおい。黒光りする土間の土のにおい。ちゃぶ台を囲むきょうだい六人と母と父の姿。きまって出るのが納豆か納豆汁、しょうゆや大根おろしでかきまぜて食べた。秋田から移住してきた開拓農家だったので、納豆作りは母親のお得意だった。

ちっちゃなころのカヨちゃんには、納豆はふしぎな食べ物だった。夜、さあおねんねしましょうねと母親に声をかけられ、わらのお布団にくるまれたコロコロした黄色いお豆が、朝になると茶色のヘンなにおいの納豆に変身している。ねばねばした糸で、おたがいが仲良くお手々つないでみたいに連なっている。まるで魔法の世界を見るように、好奇心に目を輝かせて納豆の姿を眺めた。

その母親も父親も若くしてこの世を去った。きょうだいもみんないなくなった。結核だったり戦死だったり急性の脳出血だったり、一人残ったのが末娘のカヨちゃん。小学校もろくに通えなかった彼女が覚えているのは、かな文字だけ、好きなのはひらがな。「納豆の歌」の歌詞もひらがなで書いてくれた。

なっと　なっと　なっと　なっと
……
なっとやさんは　ごきりょうよし
おかをみたさに　なっとかう
なっと　なっと

カヨちゃんのひらがなは、小学二年生の面影をとどめて、たどたどしく、くなくなと流れて次の文字へと連なる。納豆そっくりのつながり方は、老女百一年の人生の歩みといのちの流れを視覚化しているみたいだ。

ひらがなができたのは、八〇〇年代末から九〇〇年代。「女手《おんなで》」とも呼ばれるひらがな文字が『源氏物語』や『枕草子』の文学を創り出した。幼いカヨちゃんが大好きだった納豆は、母親の夜なべの仕事、つまりもうひとつの意味の「女手」の産物だ。

童歌のように明るく唄う老女のひらがなの「納豆の歌」には、二つの「女手」が息づいている。市井を無名に生きるお年寄りにも、れっきとした歴史がある。大したものなのだ。

(2010/12/29)

小さな贈り物

もう旧年となった二〇一〇年暮れ、七歳のヒサミちゃんから手紙が届いた。

「ヨシミちゃんと、たくさんお買い物しました。レトルトのカレーとかインスタントのあさげとかお砂糖でつくったウサギの小さなお菓子とかです。赤い目とピンと立てたお耳がかわいくて、ヒサミもほしくなりました」

「おうちに帰ってから、お母さんと三人でパックに分けて宅配便で送りました」

「お母さんが、ヒサミは先生にごあいさつの手紙を書きなさいと、いいました。先生、ことしもありがとうございました」

母親は保育士、パートで幼稚園に勤務。ヨシミちゃんは中学二年生。お姉ちゃんも手助けしたらしいこの手紙、童話の国からのメッセージみたいだった。この一家とは、母親がヒサミちゃんとおなじ七歳のころから、家庭医としてお付き合いしている。

宅配便の届け先は、民生委員や役所と相談した一人暮らしのお年寄りたち。住所を伏せ、名前はヒサ・ヨシのイニシャル「hy」だけ。

プレゼントのわけをたずねると、母親は、保育士研修会で聴いた話をしてくれた。

「八十二歳のおばあさんが、汽車に乗るため跨線橋《こせんきょう》を渡ろうとしたが、荷物が重く、膝も痛く、動けなくなった。そのとき中年の男の人が荷物を持って汽車の網棚にも上げてくれた」

「座席は別だったが、降りるときにも荷物を持ち、タクシー乗り場まで行ってくれた。名前をたずねたが、ニコニコしているだけだった」

話は、さらにつづく。

「抗がん剤の治療は、ときとして筋力を衰えさせる。四十三歳の女の患者さんが、がん病院のロビーでペットボトルのふたを開けようとしたが、指先に力が入らない」

「すると隣の若い男が、いとも簡単にクルリとふたを回して開けてくれた。そして黙って席を立ち去った。見知らぬ青年の後ろ姿が目に焼き付き、病気でつらいときに思い出すと希望が湧く」

ヒサミちゃんたちの母親もじつは難病をかかえ、人生の先行きに不安を感じている。子どもが大好きで保育士になったが、幼児までも巻き込む世相の荒れが気になる。そして、研修会の話から思い付いたのが年末の「小さな贈り物」だと言う。母親は、こうつけ加えた。

「娘たちには、老女の荷物やペットボトル（をめぐる親切）も立派な贈り物と言い聞かせ、その意味を一緒に考えるよう努めています」

こんな経験が私にもあった。特急電車に乗ると、どの座席もお客気取りのカバンやコートなどに占領され、持ち主はそしらぬ振りですわっていた。

「どうぞ」と声をかけられた。小柄なおばあさんが膝を折っておすわりをして、手荷物は席の下に置いてあった。空けてくれた席が私の目には、まばゆい贈り物のように見えた。

彼女の話では、新千歳空港から羽田に行く。飛行機も東京も初めて、手配はすべて息子がしてくれた。迎えに出るから、手荷物と切符だけで来ればいいと言われた。老女が大事そうに手にしていたのは特急電車の切符と航空券。息子のプレゼントだ。十年もまえのことだが、あのおばあさん、どうしているのだろうと、いまでも思い出す。

ヒサミちゃんもヨシミちゃんも、夢は音楽の先生になること。「小さな贈り物」の意味を身につけた若い彼女たちが紡ぎ出す優しい旋律、多くの人びとに癒やしと希望をもたらす絆となるだろう。音楽は人類文化に与えられた最高の贈り物、かわいい夢の実現を家庭医としてひたすら祈っている。

（2011/1/26）

血圧にも表情がある

水温《ぬる》む——がんと歩む

彼は腹水の治療を受けながら、こう考えた。

お茶のような液体が、足元の透明なビニール袋のなかで水位をゆっくりと上げてくる。水面《みなも》にさざ波が立ち、小さな泡が現れては消えてゆく。

手を伸ばして袋に触ると、ほのかな温かみが指先と手のひらに伝わる。自分という生身の体から出た温かさなのだと思うと、いとおしくもあるが、不安で気分が重くもなる。液体は腹水。がんが、不条理にも背負わした厄介なお荷物だ。

がん性腹水という事態に置かれながら、その温かみにいとおしさを感じるのは、ちょっとばかりおかしい。実は、腹水の思いもよらぬ温かさに触れた途端に、芭蕉門下の俳人嵐雪の句を連想したからだ。

梅一輪一輪ほどの暖かさ

寒梅が一輪、花を開く。そのぼうっとした紅色が、一輪らしいつつましさで、いのちへの愛惜の雰囲気を醸し出している。句意をそう受け止めると、なぜか心がふんわりとなり、進行がんと向き合う緊張感がほぐれてきた。

体調の良い時の散歩などでも、一輪の花や一草一枝からほんわかと伝わってくる温かさを、何となく感じるようになった。人のつつましい温かみを感じ取る感性の細やかさを持ちたいと思うようにもなった。

だから温かみというと、ついこの句を思い出す。進行がんを患って五年、つらい体験の中で、いつしかそういう心境になっていた。

腹水には生命活動を支えるアルブミンというタンパクが入っている。貪欲ながんが、自分の体から無断で盗み出した栄養分だ。だから今、腹水を取りながら、アルブミン補給の点滴もしている。腹水の茶は自分にとって、いのちの営みとがんの不条理とのせめぎあいを象徴する色と言ってよいのだ。

診療所の外来治療室の南向き窓から入る冬の光が、ビニール袋の腹水の中でゆらめいている。透明な袋の水位がブルーの目盛り千五百ミリリットルにとどきそうだ。彼は、前もって教えられていた通りにナースコールを押した。これで終わり、やれやれとほっとした途端に、体の芯から湧き出た疲れが体のすみずみににじわっと重く深くひろがっていった。

彼のまどろみが覚めたところに私は顔を出した。高校の元化学教師で七十二歳の彼とは四十年来の付き合いがある。がん専門病院で手術と抗がん剤化学療法と放射線治療を受けて来たが、なるべく在宅でと言う当人の意向に沿い、腹水治療などは当院が引き受ける。この連携を彼は、とても喜んでいる。

腹水についての彼の話を聞きながら、こう私は付け加えた。

「腹水のアルブミンの分子運動は、運動つまり動いているのだから音を出している。それに、じわりと上がる腹水の水位。ここには音と時間が流れている」

「君は化学専攻だが音楽にも詳しい。〈時間〉は、誕生と成長、そして生老病死などと、医療や哲学の領域。私が受け持つ。どうだい、二人で詩と曲を作ってみないか」

お互い、「音と時間」を主題とした作品づくりを明日につなぐ希望の計画にしようということで意見が一致した。

もうすぐ弥生三月、水温《ぬる》む春が隣まで来ている。

(2011/2/23)

顔の哲学――波と雪と皺

「先生は八十五歳でしょう、でもお顔にシワがない。私はシワだらけ、鏡を見るのがいやになる。年を取ると脳のシワが減りますよね。そのシワが顔に引っ越しするのかしら。逆なら、うれしいのに。イヤな『シワ寄せ』ね」

敬老の日もすぎたある日の午後、受診にみえた江山（仮名）さんが、こうぼやく。ぼやきながら笑う。するとなるほど顔にさざ波が立つ。目尻に口元に、顎や頬のあたりに。おん年七十四歳、シワは自然の成り行きだが、じつは彼女、外来でいつもこうした会話を楽しむユーモリストなのだ。

「江山さんね、波という言葉の意味、知っている？」

私は診察机においてある電子辞書の広辞苑を開いて見せた。

〈波《3》年老いて皮膚に生ずるしわにたとえる。古今和歌集（序）「年ごとに鏡のかげに見ゆる雪と波とをなげき」〉

「雪と波ね。ちょっとわびしいけど、シワも『古今和歌集』にかかると風雅になるのね。波と言えば先生、こんな川柳がある。また聞きだから作者は知りませんよ。

笑くぼまで　深さを増した　老いの波

なんとかも笑くぼと言うでしょう。見方を変えると年寄りのシワもご愛嬌《あいきょう》ね」

「先生、波にこういう意味もあった」。電子辞書を手にした彼女がこんどは私に見せてくれたのが、〈波《7》消えやすいもの、はかないものにたとえていう語〉。

私は彼女にこう注釈した。

花の顔《かんばせ》という言葉があるくらいだから、顔はいのちのはかなさの象徴だよね。つまり、取り戻し不可能な時間の痕跡の現れが顔のシワということになる。

そのシワを波に見立て、淡雪といっしょに詠むあたり、『古今和歌集』は風雅の奥に人生論や諦めの哲学をひそませている。

「高校の国語の先生の受け売りだけど、名残は余波とも書き、〈波残り〉から転じたそうだ。『平家物語』第三「少将都帰」にこういうくだりがあるという。

「花の下の半日の客、月前の一夜の友、旅人が一村雨の過行に、一樹の陰に立よって、わかるゝ余波もおしきぞかし」

ポイントは、この文章の結びの余波をなごりと読むこと。だからシワを波に見立て、そこに花の顔の面影を感じ取り名残を惜しむと受け止めると、ちょっとばかり粋な話になるでしょう」

彼女は、なるほどとうなずいた。

外来でお年寄りを診るのは味わいがある。長い年月のお付き合いの中での診療だから、さまざまな思い出が重なり、話にそれぞれの人生の哀歓がにじむ。そしてそれを物語るのが容貌の移り変わりだ。老いゆく顔の、たとえばシワのひだひとつにも、その人にしかない歴史が刻み込まれている。

陽気な江山さんと交わしたシワ談議は、いわばこうした「顔の哲学」みたいなものだ。

患者さんに私はときおり、こう助言する。

「月に一度は、おたがいにお見合いをして、お話もしましょう。医療には大切なことなのです」

九十日分という薬の長期処方と電子カルテと待ち合いロビーにあふれる患者とわずかな診察時間。その評価は別として、医療の現場から「人間の顔」が消えていくのを憂えている。

江山さんは転移性がんを患っている。そのユーモアには人生の終末を見つめる悲しみの別な顔がある。


(2011/9/28)

「虫」の声――耳を澄ます

「母に虫がつきましてね。虫のこととなると目つきがまるで変わります」

なにやらスキャンダルめいた言い方に娘さんが苦笑しながら話した内容はこうだ。五年ほど前のことである。八十歳になる母親が、食卓や床の上を白い小さな虫がはいずりまわると言い出し、殺虫スプレーを持ち出してやたらと噴射する、その目つきがどう見ても異様。虫は、娘さんがどんなに目を凝らしても見えない。どうしましょうという相談であった。

虫騒ぎだけが問題で、他の暮らしぶりには変わりがない。買い物に同行しても、レジの支払いは自分でする。ご近所とのお付き合いも普通。記憶力もしっかりしている。プライドがやたら高いので、認知症専門病院に連れていくのが難しい。ほとほと困り果てていると言う。

このあと、私がうまい具合に母親を誘導して専門病院を受診したが、これという病変は見当たらなかった。その娘さんはがんで先立ち、母親の虫騒ぎ、今はもうほとんどおさまっている。脳に病気は見当たらなくても、誘因はどこかに潜む。母親は「発症」前に、東京の息子さんと三カ月ほど一緒に生活していた。古びたアパートでの同居、なれない都会生活。おまけに暑い夏のさなか。彼女はそこで、ぞろぞろはい出す虫の群れとの世にもイヤらしいご対面を経験したのだ。こうして虫は、彼女を心の奥底から脅かす〈実存体験〉となった。時間をかけて私が聞き出した母親の言い分である。医療に傾聴は大切だ。

古くからの友人も、虫でひともんちゃくを起こしていた。虫が身体をはう、頭の髪の毛にも入り込んでくると言い出した。

彼は気性が優しい。進行性認知症で施設入所の幼なじみを、何かに付け見舞っている。記憶力を喪失したその友に「おまえは誰だ、知らんやつだな」と悪態をつかれてもニコニコと付き合い、見舞いを欠かさない。まるで宮沢賢治の「雨ニモマケズ」みたいな人柄だ。

このあいだの診療の折に、彼に「虫はいまどうなっているの」とたずねてみた。

「虫ね、いまでもときどき出て来る。おかしなヤツでね、押しつぶすと姿を跡形も残さず消え去る。まるで〈忍者虫〉だよ」

そう話す彼の表情も目つきも、じつに穏やかで、あけっぴろげであった。

このあと彼は、小さな冊子を受付に置いて帰った。ページをめくると、なんと、詩集である。パソコンで仕上げた質素な造りだが、白地の表紙には〈六人の人たちの小さな輪だが〉という文字が刻され、色刷りのイラストも描かれている。シルバークラブ六人の私家版詩集、彼もその仲間の一人なのだ。どの作品も技巧をこらさず、明るく楽しい。

六人のご先祖は石川県らしく、いまも朝食を茶がゆにする習慣を受け継いでいるようだ。友人は、幼いときから耳にしていた加賀衆方言と現代語の対訳を詩集に書いていたが、軽妙でおもしろい。

詩は、心を柔軟にして老年の孤独を癒やす。

彼が、自分を悩ます虫を〈忍者虫〉とユーモア扱いするのも、詩心のせいだろう。

季節はすでに秋。診療所駐車場の石壁をつたうツタも紅葉し始め、夜は虫がすだく。友人や、今は亡き娘さんの母親の虫の声にも耳を澄ませておこう。

(2012/9/26)

「いざ生きめやも」——明日への希望

立秋が過ぎても厳しい残暑がつづいていた。ある日、訪問診療に出かけようと医院の駐車場に行き、ふとブロック塀を見やると、壁いっぱいに生い茂るツタの一面の緑のなかに、ほのかに紅づいている一枚の葉が目にとまった。折から吹く風はまだ、暑気をはらんでいた。一葉のツタはしかし、さやかに〈秋来ぬ〉と伝えている。風よりも繊細な感性に、思わず魅せられた。

生い茂るツタはもともと、わずか数筋のかぼそい枝に十枚ほどの小さな葉を頼りなげに付けていた。それが年ごとに増え、いつのまにか壁面をおおい尽くし、四季の移り変わりに合わせて緑の色合いを微妙に変えては、みごとな絵模様を描き出すようになった。北国の風雪に耐えて繁殖してきたツタのいのちの底力の深さにも思いがかけめぐった。

正岡子規は、死の床にありながら、枕元に果物や草花を置き写生を楽しんだ。随筆集『病牀《びょうしょう》六尺』に、こういう文章を書いている。

「草花の一枝を枕元に置いて、正直に写生して居ると、造化の秘密が段々分かって来るような気がする」

「神様が草花を染める時もやはりこんなに工夫して楽しんで居るのであろうか」

造化の秘密と神様を、私流の言葉に置き換えると、こうなる。どの草木にも、もちろんツタにも、背後には、宇宙の誕生から生命が進化してきた百三十八億年の歴史とその内発的発展をうながす無量の世界がひろがっている。人もまた、同じである。

訪問先で待つのは、がん細胞が肝臓と腹膜に転移している八十三歳の男性。当人も家族も、余命いくばくもないことを承知している。「余計な治療はしなくていい。人生最後の幕引きぐらいは、自分という人間にふさわしいやり方でする」と言う。

だがその幕は歌舞伎座の緞帳《どんちょう》のように大きく重く、弱り切った年寄りが一人で引くのは大変だ。家族や医療の介添えも大切だ。「意地を張るな」と私はときおり言う。「そうだ、今日はこのガンコじいさんにツタの話をしてみよう」と思った。

おなじような残暑の日に、ある病院の緩和ケア外来を初めて受診した五十八歳の女性が、報告にみえた。医師も看護師も優しくていねいに話に耳を傾けてくれ安堵《あんど》したそうだ。

そして彼女は、こう付け加えた。「肺にも骨にも転移して、つらい思いで過ごす毎日です。でもこのあいだ先生からお借りしたＤＶＤブック『ホスピスケアと音楽』（中山ヒサ子著、春秋社）を読み、涙しながらも生きる力がおのずと湧いてきた。先生に勧められてから、寝る前に音楽を聴くようにしている。〈いざ生きめやも〉という気分になれます」

この言葉は、堀辰雄の小説の中の詩句「風立ちぬ、いざ生きめやも」を引用したものだ。作中人物の節子は、重い肺結核を患い、長期の療養生活を過ごし、最後は悲劇で幕を閉じる。

がんを患う彼女もまた、ほぼこの十年、手術と抗がん剤治療、そして放射線療法を繰り返している。読書好きの彼女は、節子の運命に自分の姿を重ね合わせたのだ。だがこの人は、どんなつらいときにも、いつも穏やかな表情にほほ笑みを浮かべて話す。〈いざ生きめやも〉もまた、明日を生きる希望の表明として使ったのだ。

この夜、月は天空に明るく満ちていた。その光を深く吸い込みながら聴いた曲はパブロ・カザルスが弾くバッハ「無伴奏チェロ組曲」。八十七歳を迎える私もまた、〈いざ生きめやも〉としみじみ思った。


（2013/8/28）

きょうだい――母の祈りの中で

病夫《つま》の言う拙者をかしや霰《あられ》舞う
今日少し笑み見せし病夫初雪や

私事を書くことをお許しいただきたい。掲句の作者は私の妹、この十一月に私家出版した本から引用した。一八年ほど前の乳がん全摘手術をきっかけに俳句と俳画やパステル画と書道を学び、まとめたのがこの句画集。夫（病夫）は産婦人科医、パーキンソン病と認知症を十年あまり患い、亡くなっている。

この句集を、もうとっくの前にあの世に移籍した父と母の仏前に供え、『般若心経』を読み上げてみた。かつて母が、いそがしい朝の仕事に取りかかる前に毎日のように唱えていたお経である。「色即是空　空即是色　……乃至無老死　亦無老死尽……」と読んでいると、母の声が耳の奥底からよみがえってきた。そして想い出したのは、読経のあとの祈りの言葉である。

〈私の身はどのようになっても構いません。子どもたちを守ってください。健やかに育つように助けてあげてください〉

私には、わずか九カ月で亡くなった四歳年下の弟がいた。息を引き取るとき、家族みんなで取り囲み、しだいに紫色に変わってゆく小さな唇を綿でひたしたことを、その一隅にだけ柔らかな光りが射《さ》し込んでいるふしぎな光景として、いまでも覚えている。

母のあの祈りはたぶん、夭折《ようせつ》した幼子への悲しみと無念からおのずと出たものだろう。きびしく躾《しつ》けられたのも、悲しみを繰り返したくない母親の切実な願いからなのだろう。

その母が亡くなったのは六十八歳、晩年を病弱ですごし、死をもたらしたのはがんと脳出血。最後まで在宅で看取《みと》った。

雪解けや母の果たせぬ古稀迎ふ

おなじく妹の句。古稀どころか八十五歳を迎えている。末の妹は七十八歳、次兄は九十四歳、そして私が八十七歳。母の祈りの中で生かされているようなものだ。内科医だった長兄と薬剤師の長姉の死は七十歳の古稀を超えてから。ともかくも母の願いをかなえたことになる。

北海道新聞に「いのちのメッセージ」が載るたびに次兄から電話がかかる。たとえば、こういうふうに。

「やっちゃん、エッセイ読んだよ。ツルゲーネフの散文詩みたいだ。岩波文庫に訳がある。参考になると思うよ」

ロシア語とロシア文学を専攻した兄は、大学教授をとっくのまに退職したいまもドストエフスキーやプーシキンなどの小説や詩を原文で読んでいる。私の読書好きは、兄の蔵書の読みあさりにおうところが大きい。

十一月のある日、札幌の市民ホールで公演の松竹大歌舞伎を、末の妹と家内と三人で観劇した。彼女もまた、臨床医の夫と死別して一三年あまり。すでに弟と兄を亡くしている家内は、実の妹みたいな思いがするそうだ。

ある高僧の法話だが、人は亡くなった時の年齢のままあの世で穏やかに暮らすそうだ。とすると八十七歳の私から見ると、母はまだ六十八歳でずっと年下の妹。父は九十歳、ちょっと年上の兄。まるで、きょうだいだ。

霜月の仏間は底冷えがする。掲げてある両親の遺影のほほ笑みが親しみ深く温かい。やはり、ほんとうにきょうだいなのだ。

そしてこう思った。あと四年は生きよう、すると九十一歳、あの世に移って優しいお兄ちゃんになってあげられると。

(2013/11/27)

取り合わせ——医師と患者

心音は天籟《てんらい》に帰す冬銀河

じつに下手だが、私が初めて作った俳句である。懐かしい句でもある。いきさつはこうだった。五十年以上も前の話だが、二月の深夜に九十二歳のお年寄りの最期をご自宅で看取《みと》った。父と親しい農家で、仏壇のある広い居間で家族に囲まれ静かに息を引き取る大往生であった。お宅を辞去すると、月の光が雪の夜道を淡く白く照らし、星がきらめいていた。その明滅が私の目には、ついさきほど聴診したご老人の最期の心音が、冬空の星の瞬《またた》きに化身して、音をふたたび奏でているように映った。

句は、そのときに思いついた。私は三十代半ばだが、このときの看取りの穏やかな雰囲気と真冬の夜の光景は、はっきりと記憶にとどまっている。(拙著岩波新書『生老病死を支える』から一部引用)

あるとき、北大の内科医局に助教授を訪ねたおりに句を見せた。奈井江小学校と旧制岩見沢中学校(現岩見沢東高)の先輩である同郷の旧師は、俳人としても知られており、こう言い添えてくれた。

「天籟とは、宇宙の響きという意味だね。句作に取り合わせというのがある。本来なら結びつかない異質なものを組み合わせ新しいイメージをつくる手法だ。心音を天籟ととらえ、冬銀河という季語と結びつけた。取り合わせの発想が新鮮だ。まあまあの出来だね。

厳冬の深夜に往診し老人の最期の脈に触れるなどは、大学病院で経験できない。おやじさんの後を継ぐ医者になってよかったじゃない。故郷の医療には取り合わせの妙がひそむ。目を凝らすといい」

こうして私は、故郷の小さな町の無名の一医療人として、同じように無名な患者さん一人一人に、人間として向かい合い、訴えに耳を傾け、ささやかな症状にも目を凝らすよう努めてきた。訴えの言葉は、つたなかったり、しどろもどろだったり、とんでもなく飛躍したり、無言の表情や涙だけのものもある。

それを頭の中でまとめる感性と想像力やユーモアが求められた。詩歌や文芸への親しみと哲学する思考力も必要になった。その人の生活や人生歴も知らなければならなかった。それには地域社会への視点も大切になった。

そのうえで、こうした人間模様を科学的知識と結びつけて診療の判断をするように心がけた。先輩助教授の「目を凝らす」意味を、こう受け止めてきた。

人間や動物の細胞内に「ミトコンドリア」という生命のエネルギーをつくりだす小さな器官がある。もとは細胞とは別な生命体だったが、ほぼ十億年前から細胞内に入り込み、細胞核などと同居生活を始め、仲良く協力して生命を支えるための共生関係を結んでいる。生きるとはつまり、異質なものとの取り合わせの関係を創り出すということなのだ。

かげろうだ　みちは大きな　フライパン

（中経出版『名句もかなわない　子ども俳句一七〇選』から）

作者の山口泰史くんは俳句好きの小学校二年生。雪解けの春の道に立つかげろうと温めたフライパンの湯気を取り合わせた少年らしいおおらかさとユーモアがすばらしい。異質排除に傾くギクシャクした今日の世相が、はずかしい。

(2014/2/26)

血圧にも表情がある

「血圧がこのごろ高めです。だいじょうぶですかね」

外来診察室でこう話すTさんの顔つきは、いかにも不安そうだ。家庭で記録した血圧手帳を見ると、この日の朝の上の収縮期血圧が一四八、下の拡張期血圧は八四。この二週間で一四〇台が四回と一五〇台が三回。その数字だけをボールペンで赤く囲ってあった。その色合いの濃さは、不安な心の揺れの現れなのだろう。

ふと私の脳裏をよぎったのは、寝起きのパジャマのままで袖をまくり上げ、独りぼっちの居間で血圧計の数字を目で追う六十六歳の初老の男の姿だ。

「おーい、血圧が高いみたいだよ」と口にしても、奥さんから返ってくる言葉はない。キッチンからも朝食支度のせわしげな物音ひとつすら聞こえてこない。そうしたひっそりと沈んだ家庭の光景だ。

実は奥さんは二カ月ほど前、骨のがんで亡くなった。発病五カ月目の瞬く間の死別だった。Tさんは寂しいだろうな、と私は想像した。

「たしかに血圧は上がっていますね。でも、ほかの日はほとんどが一二〇から一三〇前後、しょっちゅう変わるのが血圧の特徴。検査はきちんとしておきます。だいじょうぶですよ」と私はTさんに言った。やがて話が進むにつれ、彼の日々の生活ぶりが浮かび上がってきた。

食事の支度がわずらわしく、いつしか朝夕二回になり、コンビニで間に合わせることが多い。缶ビールにも、つい手が伸びる。習慣にしていた散歩も運動もしなくなった。眠れない、寝起きもわるい。「そういう毎日になりましてね」と、Tさんの表情がすこし翳《かげ》った。

私は、言葉を添えた。

「ゆっくりしましょう。朝起きたら外に出て空を眺め、春の柔らかな暖かい空気を吸い込み、深呼吸をする。それから血圧を三回ぐらい測り、手帳に記録する。気分が乗ったときだけでも、少しずつ散歩をする。すると血圧も、しだいに落ち着く」

「奥さんが亡くなり、寂しいでしょう。血圧が上がるのも、寂しさの現れ。血圧も、あなたと一緒に悲しんで供養してくれている、そういう受け止め方も大切です。血圧は、そのときどきの気分に微妙に反応しますから」

Tさんには、まず家庭血圧記録の約束と、尿と血液の検査や心電図と頸《けい》動脈の超音波検査、栄養指導の予約をしてもらった。

高血圧発症の仕組みは複雑だ。その医学の解説は別として、血圧は気分や感情に連動する、とても人間的な現象だ。悲しんだり、落ち込んだり、怒ったり、喜んだり、穏やかになったりと、人は誰でも時々刻々と感情を移り変える。

血圧もまた、その動きに合わせて、影の形のように数値を変動させる。だから血圧は、ただの数値ではなく、人間らしさを現す「表情」でもある。Tさんの血圧の変化は、彼の悲しみの表情でもあったのだ。

今の世相は、時間という数字にしばられ、慌ただしい。工場の生産も、会社の収益も、高校や大学の成績も、なにもかにもが数字や偏差値、つまりデジタルで判定されがちだ。その勢いに押されて、血圧も、とかく数値にこだわりがちだ。

だから、と私は考える。血圧の数値の奥に潜む、血圧の表情を見落としてはならない。処方する薬剤は同じでも、表情の個別性にじっくりと向き合う医療。これこそが、地域のかかりつけ医の大切な役割だと。これはまた、血圧を患う人にも当てはまる心構えでもある。


(2015/4/29)

未来は過去の中に――「老い」紡ぎ出す「青春」

『キリエ』とか『グローリア』などのミサ曲を五曲、ほかに『宵待草』『赤い靴』など全部で二十曲を暗譜中。ミサ曲のラテン語をイタリア語式発音に苦労しています」

当院の玄関正面に「横山義子《よこやまよしこ》合唱指揮四十周年記念演奏会」(九月二十六日、岩見沢市民会館)のポスターが貼ってある。井川《いがわ》さん(仮名)は合唱メンバー。彼女の診療を終えた後、演奏会のことや暗譜の苦労話が話題となった。

ミサ曲とは、キリスト教カトリック教会の典礼「ミサ」（感謝の祭儀）で演奏する声楽曲。キリエとは「あわれみの賛歌」、グローリアは「栄光の賛歌」だ。

はにかみながら話す井川さんは、見た目も気持ちも若々しい。だが、もう間もなく数え年が八十歳になるのだ。

「そろそろ辞めようかと思うときもあります。でも仲間は良い方ばかり。指揮者の横山先生がすばらしい。とても勉強になります。高校時代から続けたコーラスにも愛着があるのです」

井川さんが中学生のころ、オルガンの音色にひかれ放課後に鍵盤に触っていた。すると、若い女性の音楽教師が優しく手ほどきしてくれた。小さな町の小さな学校での、このささやかな出会いが、彼女を音楽好きに導いた。苦労の多い人生だったが、音楽がいつも支えてくれた。

一市民の八十歳の女性に、中学時代から続けた〈音楽という青春〉がいまも息づいている。そして、こういう〈青春〉を生きる高齢者が、ちかごろ増えている。太平洋戦争の戦前戦後の波乱に満ちた時代を生き抜いてきただけに、芯のある人たちが多い。老人のイメージが変わりつつある。地域の医療にたずさわる臨床医の実感でもある。

「うちのおおばあちゃんが『いっしょに百まで展覧会』に出ました」。知り合いの看護師さんがこう言って、百歳以上の道民十人を撮影した展覧会の写真集を見せてくれた。

おおばあちゃんの名前は、平井《ひらい》コヨさん。一九〇九年だから明治四十二年生まれの百六歳。いまなお台所仕事などをしているという。

写真の風貌には気品がただよい、世紀を超えた年輪を刻まなければ得られない美しい顔つきに、私は魅せられた。

家が貧しかったコヨさんは九歳で奉公に出され、遊ぶ時間もなく学校にも行けなかった。でも一生懸命に働いた。十九歳で結婚。子どもは八人。いまはひ孫の孫まで入れると数十名の大家族になっているそうだ。

おおばあちゃんはついこの間、台所仕事で足元を踏み外して左大腿骨頸部《だいたいこつけいぶ》を骨折した。整形外科で手術を受け、リハビリも終わり、また台所に復帰した。一人で買い物にも出かけている。

この大家族は、コヨさんが大好き。おおばあちゃんを囲んでは、なにかにつけ団欒《だんらん》の集いをするそうだ。看護師さんが、こう言っていた。

「人間というのは、すばらしいですね。おおばあちゃんを見ていると、そう思います。百六歳の手術を成功させたお医者さんもすばらしい。医療の進歩も大切ですね。看護師としての仕事の励みになっています」

展覧会の写真集『でんごんぼん』に、「未来は過去の中にある」という言葉があった。

『過去』をないがしろにした『現在』から、人間らしさを大切にする『未来』は生まれてこない。心豊かな『老い』という未来は、何かにひたむきな『青春』という過去が紡ぎ出す」。それには平和が大切だ。「安保法制案」を考える上でも意味深い言葉ではある。

(2015/7/29)

音のさざ波——細胞の残響

認知症の父(八十九歳)を施設から空知管内奈井江《ないえ》町の自宅にもどして看取《みと》った息子の克哉さん(仮名、六十四歳)が、その様子を話してくれた。克哉さんの趣味はバイオリンだが施設で弾くのは難しい。音楽好きの親への孝養と思い、在宅にしたと言う。父は私と同じ齢の旧友、妻とは十年前に死別していた。

「父は若いころから趣味でクラシックのピアノ曲を弾いていた。ぼくも妹もおかげで音楽が好きになった。体調を崩してからは、ぼくたちの器楽演奏やCD音楽を楽しみにした。やはりクラシックを喜んだ。

自宅療養は二週間ほど。認知症の問題行動を起こす力も消えうせた父は、子や孫の見分けもつかず、クラシックにも無反応だったが、音楽は流しつづけておいた。

ふと思い付き、父の耳元で『春の小川』をバイオリンで弾き、妹が歌った。すると表情がゆるみ、わずかにほほ笑み、良い顔付きになった。亡くなったのは、その四日後だった」

話を聴《き》きながら、私は想像した。

詩人八木重吉《やぎじゅうきち》の詩に「てくてくと　こどものほうへ　もどってゆこう」という一編がある。認知症を超え無垢《むく》な子どもの魂にもどった父には、少年のころ口ずさんだ「春の小川」が、からだに染み付いた本当の音楽だったのだ。耳にすると、そのころの野原や川のせせらぎと水面のさざ波や風にそよぐ梢《こずえ》などの音の風景が広がり、その中を少女にもどった亡き妻と手をつないで歩いたのだろう。

音楽には、生きるいのちへの優しいまなざしと、支えや癒やしの力がそなわる——。ある女性の音楽療法士が、共著書でこう解説している。彼女は、がん緩和ケア病棟や在宅の筋萎縮性側索硬化症（ＡＬＳ）などの方々のために、仲間と一緒に音楽療法を実践している人でもある。

「音楽療法の中心は、あくまでも対象者です。対象者の心の在り方に添って音楽は自在に変化し、セラピスト（療法士）は、ある時は対象者の音楽を受け取ってお互いに味わうことや、時にはさりげなく対象者の内面の世界へと音楽で導いて行くことがあるからです」（日野原重明《ひのはらしげあき》監修『音楽療法ハンドブック』星雲社より）

彼女の仲間は、バリトンの声を柔らかに響かせるギター弾きの公務員、プロのピアノ教師、テレビ局のディレクター、元札響のビオラ奏者など多彩な顔ぶれだ。ＮＰＯ法人「和・ハーモニー音楽療法研究会」（札幌、中山《なかやま》ヒサ子理事長）のメンバーとして地道な実践を続けている。

臨床医として私は、人生の終末に立ち会う。心臓や呼吸の動きを伝えるモニターの波形のさざ波が消え、心音や呼吸音が聴こえなくなったときに、「ご臨終」を告げる。だが、最後の心音を本当に耳にするのは、当の死者ご本人ではないかと思うことがある。人間の五感の中で最後まで働くのは聴覚だからだ。

ヒトの体を構成する六十兆個の細胞が交信を終えた残響を聴き取るのも、本人の聴覚であろう。この音は、十三億年も前に宇宙で発生した重力波、つまり宇宙のさざ波につながる音であり、このさざ波は音楽の音源でもあるのだろう。
そう想像するにつれ、いのちと死にゆく人と死者への畏敬の念が深まっていく。

(2016/3/2)

石と耳とチェロ

たしか小学校三年生の朝の授業だった。袴《はかま》姿の女の先生が、流れるようなきれいな字で「閑《しずか》さや岩にしみ入る蟬《せみ》の声」と黒板に大きく書き、その横に「奥の細道」「立石寺」、松尾芭蕉という文字を書き添えた。そして「立石寺」の項の朗読をくり返しながら、いろいろなお話をしてくださった。先生はこの後、退職して郷里の鎌倉に帰られた。「奥の細道」や「立石寺」と「鎌倉」などという未知の言葉や地名が新鮮な憧れとして響き合い、八十年以上たったいまも懐かしい余韻を残した思い出となっている。

「むかし江戸時代に、旅行好きな詩を書くおじさんがいました。わらじ履きで東北を旅した日記が『奥の細道』でした」。先生のお話がこういう調子だったので、私たちはみんな、童話の世界に誘い込まれた気分になった。そして黒板に「石」「岩」「巖」「山」と書いた袴《はかま》先生(その姿が子どもの目には凛々《りり》しく美しく映っていた)は、こうお話をつづけた。

「いいですか、みなさん。セミの声や鳴きやんだ後の静けさに耳を傾けていたのは、岩や石ころなのです。石ころも生きているのです。それを詩にしたのが芭蕉さんです。詩人の感性はすばらしい。みなさんも、たくさん詩や本を読んで、感性を豊かにしましょう」

このお話の「石ころも生きている」とか「感性」などの難しい謎めいた言葉は、いまでもはっきりとおぼえている。

この授業の後、クラスメートと路傍の石ころを拾い集めて眺めてみた。耳は見つからなかったが、どの石も形や表面の色つやや大きさが違っていて、それぞれが生き生きとした顔つきをしているように見えてきた。私が宮沢賢治の詩や童話や文学が好きになったのは、この授業の賜物《たまもの》であった。

後に臨床医となった私はあるとき、認知症を患う女性を在宅のまま最後の看取《みと》りまでしたことがあった。

彼女は古ぼけた自宅で一人住まい。施設の入所は頑として応じなかった。訪問のたびに目にしたのは、たくさんの石ころの山。その一つ一つがどれも、きれいに磨き上げられていた。

そのとき思い出したのが、小学校の「石ころも生きている」という教師の言葉だった。たぶん老女にとっての石ころは、それぞれが個性のある友だちで、ひょっとしたら耳もあり、彼女も石ころもみんなでガヤガヤとおしゃべりをしあっているのだろうと想像した。

思わぬところで、袴先生の助言をいただいたような気分になり、当院スタッフや町の保健師などと一緒に、老女の人生終末の「童話の世界」の寄り添い役を務めることができた。

ところで、吉川よしひろさんというチェロ奏者がいる。生まれつきの耳の障害を乗り越え、独創的な演奏活動を日本全国や世界各地でしている音楽家だ。吉川さんは、宮沢賢治の詩も大好きだそうだ。賢治と言えば、すぐに連想するのが「セロ弾きのゴーシュ」。セロとは、チェロのことだ。

この吉川さんが、キャンピングカーを運転して来札する。二十六日に札幌で彼と私の二人で演奏とお話の会も開く。吉川さんは、チェロを奏でながら賢治の詩を独自の音律で唄われるという。私のお話も、賢治の詩を壇上のスクリーンに映し出す。朗読するのは、十勝管内新得町の屈足《くったり》寺副住職の小笠原聰水《そうすい》さん。

はたしてどんな展開になるか、楽しみにしている。主題はあくまでも「生きる悲しみといのちの大切さ」だ。

(2016/7/6)

「オロオロシテ」——人間的なケアとは

「先生、私、お仕事があって聴きに行けないのですけど、けんじさんについて、どういうお話をなさるのですか。題名がとてもユニークですね」

七月中旬、診察を終えたあと、山差さん(仮名)が、はにかみながら私に質問した。五十歳になるのだが、彼女の話し方はいつも少女みたいだ。宮沢賢治を「けんじさん」と呼ぶあたり、この詩人によほど親しんでいるのだろう。じっさい、この日の受診の折に、大型本の『画本　宮沢賢治雨ニモマケズ』（小林敏也、パロル舎）を、わざわざ持参していたのだ。

　彼女が言う題名とは「宮沢賢治が、もしお医者さんであったなら」。二十六日に札幌市内で開いた「新老人の会北海道支部フォーラム」のとき、チェリスト吉川よしひろさんの演奏のあと、私が話したテーマである。フォーラムに当初の定員三百人を上回る六百人もの申し込みがあったのは、山差さんのような「けんじさん」ファンの多さを物語るものだろう。

　彼女の愛読書「雨ニモマケズ」を開きながら、私はこういう話をした。

『ヒデリノトキハナミダヲナガシ　サムサノナツハオロオロアルキ』のヒデリを、たとえば高熱や激しい痛みやつらい症状に苦しむ人。サムサのところは、難しい病気の最終期の人や、あなたのお母さんのように進行した認知症の患者さんなどに読み替えて想像してみましょうか」

「当人が、つらさのあまりに涙を流し、オロオロとうろたえるのは、人間として当たり前ですね。周りの家族も、ときによっては主治医も医療と介護のスタッフも、対応に苦慮する。つまりオロオロアルキの状態になる。そしてこのオロオロから本当の人間的なケアの工夫と実践が生まれてくる。臨床医人生六十年の私は、いつもオロオロの連続ですよ。だから、そのぶん、ケアの仲間と勉強したつもりですが、また新たなオロオロ事態がやってくる。医療は、自信満々では務まらないのです」

「詩の中の『行ッテ』という言葉の意味を、ナミダやオロオロの現場にまずは足を運ぶこと、あるいは自分の立ち位置をその人の身に置いて目線を同じくして実践する、と解釈してもいいですね。賢治は生涯、この思いを深めながら貫いたのでしょう。医療やケアに従事する者がめざす境地と思っています」

「賢治は、地質学を専攻した科学者で農耕の実践者。また、チェロやオルガンを弾き（上手ではなかったそうですが）、『星めぐりの歌』などを作詞作曲もした音楽家、童話と詩や随想を書いた文学者、そして小さなものや目に見えないもの、自然と宇宙のすべてに畏敬の念をいだきつづけた、深い意味での宗教人でもあった。そのすべてが彼の人格の中で融合し調和しながらも、自分は『永久の未完成』（宮沢賢治『農民芸術概論綱要』）と自戒していた。高度に専門細分化した現代医療、医学や看護学の教育の在り方にも、彼の生き方は大切な助言を残していますね」

山差さんは、うなずいて、こう言った。

「けんじさんは、引き出しの多い方です。ファンのみなさん、それぞれご自分なりの『賢治像』をお持ちと思います。詩を音読すると、言葉の韻律が美しい音楽を奏でているみたいに、優しく心に響いてくる。認知症の母を介護するときも、最期の看取《みと》りのときも、そうしていました」

ちょっと涙ぐむ彼女に、いずれ講演の内容について説明しましょう、と約束しておいた。

（2016/7/27）

唾に情けあり

唾に情けあり

もう十六年ほども前の話だが、女の人に唾《つば》をかけられたことがあった。その生ぬるいねっとりとした感触は、私の右頰にかすかに残っている。

唾をかけたのは、奈井江町立特別養護老人ホーム「やすらぎの家」に認知症を患い入居していたハンさん（仮名、当時九十二歳）。私には子どものころから顔なじみの近所のおばちゃんであり、ハンさん一家とは私の父の代からのホームドクターの仲だった。その彼女を回診した折の出来事だったのだ。

その日、施設のサロンの椅子に座っていたハンさんの左隣に腰をおろしたとたん、いきなり顔を寄せてきた彼女の口から小さな飛沫《しぶき》が私の右頰にベトリと命中した。唾だった。

そのときのハンさんの目つきは、妙に暗かった。怒っているようでもあり、泣き顔みたいでもあった。認知症を患う人の感性は細やかで、そのときどきの感情の動きを素直に出してしまう。自分にウソをついたり、飾ったりしないのだ。

おそらく、私が訪ねる直前に不愉快なことがあったか、何かイヤなことでも突然思い出したのかもしれない。それが「唾」につながったのだろう。そう思った私は唾を拭わず、そのまま彼女と向かい合っていた。無理して自分を抑えたのではなく、気付いたらおのずとそういう態度になっていたのだ。

こうした応接は、自分を正直にさらけ出して生きている認知症の老女への人間の礼節として、長年の臨床医体験がいつのまにか身に付けさせてくれたものかもしれない。

この出来事の後、施設に入居している他のご老人を診て回ってからハンさんをまた訪ねると、唾のことなどすっかり忘れているようだった。ニコニコしながら私にこう言った。「いまちょっと前まで子どもをおんぶしていたの。肩や腰が痛くて参っていますよ」

子どもとは、太平洋戦争のときに戦死した長男のことだ。回診のたびごとに彼女は「おんぶ」を口癖のように話す。そういうときのハンさんの表情は、愛《いと》おしいものでも眺めるように優しくなる。だが戦死の通知を受け取った時はどれほどに悲しく口惜しく怒りに満ちたことか。私の頬をぬらした唾はひょっとすると、老女のつらかった思いからあふれ出た哀切と抗議の涙だったのかもしれない。唾には、そういう人間的な情けも込められているのだ。

私たちの唾液には、アミラーゼという消化作用を支える酵素が含まれている。このアミラーゼはまた、心理的なストレスの度合いを測る指標にもなっている。緊張すると、あるいは気分が落ち込むと、アミラーゼの指標度が増える。緊張がほぐれ、気分が和らぐと、アミラーゼ指標度が減っていく。

この微妙な仕組みに着目した音楽療法士の中山ヒサ子さん（ＮＰＯ法人和・ハーモニー音楽療法研究会理事長）が、緩和ケア病棟の終末期がん患者さんや難病の在宅療養者に音楽療法をすると、精神心理的なストレスの指標である唾液中のアミラーゼ指標の数値が減少するという論文を学会誌などに発表されている。

ここで明らかにされているのは、音楽の優しさと唾の神経生理学作用と人間の情緒や感性そして魂の関わりの深さである。唾には、こうした情けも存在しているのだ。

六月四日は一九六三年に死去した私の母の命日。葬儀の折にハンさんは、ご詠歌衆のお一人だった。その老女も五年前に亡くなった。彼女の唾はいま、チリンチリンと鳴るご詠歌の鈴の音とともに、情けのある懐かしい私の思い出となっている。

（2017/6/28）

霜月の彩り

十一月初旬のある朝六時すぎ、自宅の二階書斎のカーテンを開けると、窓越しに見える医院の駐車場アスファルトを雪がうっすらとおおっていた。隣り合わせの町営の小公園との間を仕切る横長のブロック塀をはいめぐるツタも、幾条にも曲がりくねって分かれている枝々に、雪をのせていた。

ブロックの黒っぽい灰色とツタの枝の錆《さ》びた褐色と新雪の白とが溶け合い、高さ一メートルほど、横幅一二メートル余りの塀に水墨画のような枯淡な彩りを創り出す眺めは、小公園のヒバの樹々の白い雪まじりの黒々とした緑を背景にして、京都の古寺の庭のような趣をそなえていた。

十一月は霜月、白の季節の始まりだ。『色のえほん』（視覚デザイン研究所編）の解説によると、白も黒も、三原色（青、赤、黄）と同じく、色の根源に関わる特別な色であり、この白と黒を混ぜて生成するグレーとあわせて「無彩色」と呼ぶそうだ。

「無彩色」で思い浮かべたのは、五十年ほど前の正月早々に訪れた京都・龍安寺の石庭だ。岩と白砂だけで造形されたこの庭は、五感に働きかける派手な色彩のない、まったくの「無彩色」の世界だった。

来客のない庭に面して静座していると、やがて見えてきたのは無量の色の世界であり、聴《き》こえてきたのは大宇宙の幽遠な音だった。そういう想像に私を誘ってくれた石庭の「無彩色」は、浄福ともいうべき体験として、いまなお私の体に染み付いている。

霜月、そして白という雪の冬の季節入り。卒寿を超えたわが身にはいささかつらい時節ではあるが、無彩という彩りを感受しながら、いつ訪れてもおかしくはない「彼岸」という究極の「無彩色」の世界に思いを深めておきたいものだ。

やはり十一月のある日の午後に、ピアニストで音楽療法士の中山ヒサ子さんをお誘いして、京呉服こやま（札幌市中央区）で開かれている「志村ふくみ展」を見に行った。志村さんは植物染料染織家。優れたエッセイストでもあり、この三月にお会いした熊本の詩人、石牟礼道子さんとも親交のある方だ。

案内された広い和室中央に、三着の志村作品の紬《つむぎ》が袂《たもと》を大きく広げて衣桁《いこう》に掛けられていた。正座した中山さんは、藍色の紬織りに魅入っていた。少女の面影のある彼女の感想は、その藍色から海底深く泳ぐ魚の童話を連想したそうだ。また、音楽療法士らしく、藍が奏でる音色に癒やしを感じ取ったという。

私が鑑賞したのは、若草色の紬織りの着物であった。と言っても和服の知識があるはずもなく、お店の若奥さんの説明をうけただけのことだが、経糸《たて》と緯糸《よこ》で綴《つづ》られた縞《しま》と格子の淡い諧調の匂い立つような若草色そのものが、小宇宙を現成しているかのように目に映った。

人間国宝・文化功労者の志村作品を仕入れたのは、このお店の創業者・小山清次郎さん（故人）。その大奥様の話では、もう三十年ほど前のことだそうだ。私たちはその慧眼《けいがん》に、ひたすら感服してしまった。

この日、奈井江に帰る電車の車窓から眺める冬枯れの景色から、ふと気付いたことがあった。白と灰色と黒の「無彩色」の大地の底深く、孜孜《し》として営まれているのは、やがて訪れる春に備えての若草色や萌黄《もえぎ》色や百花繚乱《りょうらん》などの、さまざまな色合いの「有彩色」の世界創出の仕事だ。霜月そして冬に色が無いというのは、まちがいだ。「目に見えないものを見る」という「想像する視力」

を、私たちが欠いているにすぎないのだ、と。

表題「霜月の彩り」には、そういう自戒の意味合いを込めたつもりだ。


(2017/11/29)

ある贈り物

『いちいちうるせえ』でしたよ、先生」

診察を終えた後、「久しぶりの札幌へのお出かけ、どうでしたか」という私の質問に、吉山キヨ子さん(八十七歳、仮名)がこう答えた。きれいなシルバーグレーの頭の髪と色白の品の良い顔立ちにふさわしくない口ぶりだ。

キヨ子さんの札幌行きはほぼ三年ぶり。脳梗塞で寝たきりだった夫の一周忌をすませ、のんびりショッピングでもしようという気分になったのだそうだ。

「うるせえ」のいきさつは、こうだった。

キヨ子さんは、娘さんと一緒に岩見沢駅乗り換えのJRの鈍行列車で奈井江と札幌を日帰りした。車中で読もうとバッグに入れていたのは一冊の本『九十歳。なにがめでたい』(佐藤愛子著、小学館)。車窓を流れる冬景色と肩の凝らない読書を楽しもうと思ったそうだ。

このささやかな楽しみをつぶしたのが、地吹雪と車内放送だった。地吹雪は仕方ないとして、車内放送がひどかった。人間らしい親しみの口調を欠いた人工合成語みたいなテープ吹き込み言葉の反復と英語と中国語の繰り返しに、うんざりさせられた。そのとき目に入ったのが持参した本のもくじにあった「いちいちうるせえ」だった。

「しかもね」と彼女は、言葉をつけ加えた。

「帰りの鈍行の車内放送の無人駅案内にも英語と中国語が流されていたのですよ。奈井江駅もそうでした。余計なおせっかい。ますます『いちいちうるせえ』の気分になりましたね。

日本語がわからない外国人のお客さんは、そのお国の言葉で車掌さんや乗り合わせの日本人に質問するといい。片言ことばのやりとりでお互いに親しみがわいて、友好づくりになりますよね」

一言も物言えぬ夫の介護で、彼女の聴覚は繊細になったのだろう。聴覚につながる感性も、きめ細かになったのだろう。それにつれて社会を見る視野も広がりを持つようになった。彼女がこの後、交通弱者や地域格差などにと話題を広げたその穏やかな話しぶりを聞いて、そう思った。

お嬢様育ちのキヨ子さんのこうした他者や社会への感性の深まりは、亡夫から彼女への、償いと感謝の贈り物かもしれない、とも思った。

私の友人の医師が、卒寿を迎えて初めてひ孫誕生のよろこびを味わっている。地域医療六十年になる彼が、そのよろこびについて興味深い注釈をしてくれた。

「ひ孫は男の子、よくよく眺めると顔つきがボクに似ている。ひとみの輝きは、若いころの家内を思い出させる。ぼくたちの遺伝子つまりゲノムが、この子の中で生きていると思うと、希望が新たになった。

そこで、こう考えた。生まれて三カ月の赤ちゃんも、一方的に大人のお世話になっているのではない。お世話とは、ケアのことだ。ボクたち老夫妻に希望をもたらしたひ孫は、ちゃんと老人ケアをしてくれているのだ。

同じく医療も介護も、一方通行ではなく双方向性をひそめている。重度の障害を背負う人の沈黙や無表情からも『いのちの贈り物』をくみ取る感性が大切だ」と。

私も、良い贈り物をいただいた気分になった。

木魚鳴る寺の隣にこの朝のくりやに葱《ねぎ》をきざみつつおり

白寿の歌人、千徳《せんとく》トシさん（奈井江町在住）の作だ。北海道新聞朝刊生活面の女性投稿欄「いずみ」（二〇一七年十二月二十八日）から引用した。私は彼女のかかりつけ医として四十年ほどになる。白寿にしてなお豊かなこの感性は、当院スタッフと地域の方々への励みの贈り物となっている。

（2018/1/31）

たまごと夢

「海の日」の連休に「小さな旅」をしてみた。といっても、どこかのリゾートに出かけたわけではない。何冊かの絵本や童話を読みふけるうちに、気分がおのずと子どものころにもどり、きょうだいや友だちや母と父の面影が夢うつつのようによみがえってきた。

つまり絵本がタイムマシンとなって、はるかに遠い昔にさかのぼる時間の旅をさせてくれたのだ。鈍りがちな感性の錆《さび》もいくぶんかは取れた絵本の旅、たまにはしてみるものだ。

奈井江町図書館から借りた、絵本『たまごのはなし』(ダイアナ・アストン文、シルビア・ロング絵、ほるぷ出版)も、タイムマシン役の一冊だった。訳者の千葉茂樹さんの言葉づかいには、私の中に眠る幼心に、目を覚ましてもいいよと声かけしてくれる優しさがこめられていた。

この絵本の「たまごはいろとりどり」のページは、まるで宝石図鑑みたいだ。たとえば、セグロカモメやオオムジツグミモドキやシメのたまごは、名匠の焼いた磁器のような精妙な模様ときれいな色艶《いろつや》が肌合いをよそおっていた。淡い藍色に輝くブロンズトキのたまごは、若い女性のネックレスの飾りにしたいくらい。コオロギのたまごは、おもちゃのバナナそっくり。小さな赤いビー玉に見えたのは、キングサーモンのたまごだった。図鑑好きの小学生なら知っていることばかりだろうが、初めて見た私は、たまごのおしゃれぶりに目を見張った。

絵本は、ゆっくりページをめくり眺め読むのが一番いい。もう一冊は、私の蔵書の絵本『よるのおと』(たむらしげる作、偕成社)。夜と音についての音楽的な感性と哲学的な思索を豊かにしてくれる。この二冊、お子さんやお孫さんと一緒に読むのを薦めたい。

ところで同じ哺乳類なかまの人間もまた、かつては「たまご」だった。「受精卵」というたった一つのたまご（細胞）が、お母さんの子宮の中で分裂を繰り返して増え続け、さまざまなはたらきの細胞に分かれ、臓器をつくり、こころが芽生え、人間としての体をつくり上げていく。お母さんに支えられて、胎児もせっせと仕事をしているのだ。

この人間の胎児ちゃん、お母さんが受胎した三二日目ごろに、顔つきが古代魚そっくりになる。そして三八日目までの間に、両生類から原始爬虫《はちゅう》類、原始哺乳類の面影にと、時々刻々と顔つきを移し替えていく。

これはつまり、古代の脊椎動物が一億年もかけて進化した歴史を、わずか一週間でおさらいしたことになる。胎児ちゃんは、一生の間でいちばん激しい変化に耐えながら、お母さんの産道をくぐり抜け、赤ちゃんとしてこの世に誕生したことになるのだ。赤ちゃんとお母さんのご苦労と偉業に、畏敬の念を捧《ささ》げたくなる。

このところ、赤ちゃんや幼い子どもたちに、おとな社会がひどい仕打ちをしている。ちいさないのちまで奪っている。胎児のころにお母さんの子宮の中で働きながら紡いでいた夢と希望を打ち砕いている。

両親の虐待を受けながら「もうおねがい。ゆるしてください」とひらがなのノートを書き残して衰弱死した結愛《ゆあ》ちゃんという五歳の少女。学校のブロック塀に圧しつぶされて亡くなった小学生の少女。大学のアメフト部の事件にも同じような原因がひそんでいる。どれもが、おとな社会のうかつさと愚かさが生み出した事件や事故ばかりだ。

母性や保育、いのちと教育をもっと大切にしてあげたい。そのためには、世の中の平和も大切になる。これを実現するいちばんの責任者は大人たち。何よりもお金の使いかたを決める政治の在り方だろうと、絵本の旅を終えた私は考えた。

七月は文月、稲穂が膨らみ、新しいお米をその膨らみに宿す大切な時機。その折に西日本を襲った豪雨と災害と痛ましい死。こころからの祈りをささげたい。

（2018/7/25）

「ひたに生きたし」――百寿者のユーモア

大正の八年五月の生《あ》れにして白寿の一《ひと》とせ　しかとながかり　ひたに生きたし

作者は奈井江町在住の歌人、千徳トシさん。昨年暮れに転倒し骨折、一時はこころも千々に乱れる状態を過ごしたが、持ち前の負けん気を支えに回復。いまは長年住み慣れた居宅から町運営のサービス付き高齢者住宅「あんしん」に転居し、五月に百寿を元気に迎えた。九月のある日、訪問診療をした。

このサ高住は町立国保病院の三階をマンション風の個室に改修した。同病院の病床を町内の開業医が開放型共同利用として自由に使えるのと同様の仕組みを整え、全国的な評価が高い。

彼女の開口一番の言葉がおもしろかった。「お久しぶり。いつもは院長の若先生（私の息子のこと）

でしょう。大先生《おお》（私のこと）がお出でましと連絡をいただき、うれしくて夜は一睡もできず、のどはカラカラ。お会いしたとたんに涙ボロボロと思いきや一滴も流れてこない。私ヘンかしら」。真顔でこう言う百寿者のおしゃべりとユーモアの健在ぶりを確認できて私もまたうれしくなった。

トシさんのユーモアのお師匠さんは、百三歳の天寿をまっとうしたしゅうとめのナカさん。おしゃれで愉快な人だったらしい。ナカさんは百寿を超えたあるとき、こう言ったそうだ。「かあさん、オラ死《す》ぬるごと忘れてるやろか」と。

かあさんとはトシさんのこと。新婚のころはナカさんから田植えなどの農作業でずいぶんと厳しく鍛えられたが、ナカさんは晩年、実娘のようにトシさんに信頼を寄せたそうだ。仏壇には胃がんで早世した獣医師の夫としゅうとめ師匠の遺影がお花で飾られていた。

トシさんが、骨折療養中の自らの姿を眺めた歌がある。

百歳も間近となればおもらしも仕方ないかと仏間に手をあわす

九月は敬老の日と秋分の日が隣り合い、この世（此岸《しがん》）に長生きする者があの世（彼岸）で新たないのちを得ている人生の先輩と穏やかな交流をする時節と受け止めてもいい。この短歌は、彼岸の夫としゅうとめとのほのぼのとしたユーモラスな対話の一首である。

ところで、おもらしは老境の多くの人が遭遇する悩みの一つだ。恥ずかしいことではなく、人柄にも関係がない。八十四歳の友人医師は、自作のこういう駄じゃれ句で説明している。

秋深きとなりは小水《おみず》チョロチョロながき人

俳句とは言えそうもないが、芭蕉の「秋深き隣りは何をする人ぞ」をもじった作句だ。お小水の悩みを抱えるお年寄り患者さんの心情を笑いで和らげるのに役立っているそうだ。その彼自身も、ぼうこうがんの手術後遺症として同じ悩みを抱えている身の上なのだ。

さて、トシさんの訪問診療を終えて辞去するとき、彼女は同人誌「旭川のふだんぎ　七〇号」を贈ってくださった。「先生とお知り合いの看護師さんの『やさしいバス運転手さん』という文章が載っています。遠く離れていても優しい大好きなお友だちです」

看護師さんの文章のあらましはこういう内容だ。「雪のある日、旭川市内のバス車内で、運転手さんが『次は盲導犬が乗ります。ご協力ください』とアナウンスをした。乗ってきたのは白い盲導犬に導かれた若い男。下車のときも、運転手がバス停の名を告げると犬はむくっと起き上がり青年を促して降りていった。青年は『ありがとうございました』とていねいに礼を述べ、乗客から拍手が湧き上がった」

彼女は、私が研修医時代の看護師。清楚《せいそ》な印象の方だった。彼女が培った看護のこころは遠方の百寿者の「ひたに生きたし」の大きな支えとなっている。

（2019/9/25）

期友の生と死

六月一日に友人の内科医守君が膵《すい》がんで亡くなった。行年九十五歳。葬儀は新型コロナウイルス感染拡大防止のため近親の方のみで行い、新聞などで公表されたのはその四日後であった。彼とは、旧制中学五年間と旧制高校に相当する大学予科三年、そして医学部四年の計一二年にわたって学舎《まなびや》を共にした仲だけに、寂寥《せきりょう》の思いは、ひとしおである。

守君と最後に会ったのは、昨年十月の医学部同期会。その近況報告の席上で彼は「一年ほど前から膵がんを患っている。場所が膵臓の頭部のために手術は危険度が高くて不可能。高齢者のがんに多いと言われている進行の遅さに運命をゆだね、僥倖《ぎょうこう》の日々を生きている」と淡々と語った。

膵臓は胃の後ろにある長さ二十センチの小さな細長い臓器。右側のふくらんだ部分が頭部（左側は体部と尾部）、十二指腸に囲まれ胆管や肝臓などとも隣り合わせで、がんの早期発見がきわめて難しい。その事情を十分に承知の、多様な臨床経験を持つ老練医師の集まりだけに、誰もが穏やかに彼の報告に耳を傾けていた。

そして、話を終えた後の雰囲気が変わらずに和やかだったのは、語り手守君のこれほどの人生の苦難をとつとつと語る飾らない人柄、いわば人徳のせいもあったと、私は思った。それにしても、ここに至るまでにはずいぶんつらかっただろうと、胸がふさがれた。

会が終わった後、守君が私に話しかけてきた。「方波見君ね、まあそういう事情なんだよ」私は、こうこたえた。「大変だったね。苦労したね」

するとて、守君は「まあこれからが本当に大変だ。成り行きまかせだね」と、自分に言い聞かせるように言葉を付け加えた。

これが最後の会話となった。進行末期のがんを生きるつらさなどをみじんも感じさせない、このときの彼のおうような口調と笑顔は、はるか昔の中学時代のころのものと同じであった。

そしてこれはたぶん、彼の長きにわたる人生の生き方そのものでもあったのだ。熟練した内科医として生まれ故郷で開業し、地元の町の教育長に推され、教育・文化と医療・保健・介護の連携に力を尽くしたのも、こうした人柄のゆえだったと、改めて思った。

三十年ほど前のことだが、「ビハーラの会」に招かれ、札幌でがんのホスピスケアについて話をしたことがあった。ビハーラとは「精舎や寺院、安住・休養の場」を意味するサンスクリット語。仏教の浄土真宗の方々などが、がん末期の人びとのターミナルケアや、広く生老病死に伴う人生苦の問題に対する取り組みをビハーラ活動と呼んでいる。

この講演が終わった後で守君が、ニコニコとして私の前に現れ、「方波見君ね、とてもいい話だったよ。ありがとう」と言ってくれた。このとき彼が手にしていた数珠から、彼が親鸞の教えを尊崇する信仰の持ち主であることを初めて知った。守君とは、こういう謙遜の人物だったのだ。

守君の訃報は六月五日の早朝、やはり医学部同期のA君がファクスで知らせてくれた。結びに、こう記してあった。「今年に入り、黄疸《おうだん》と発熱が出没。入退院を繰り返し、ついには緩和療法に至った。兄と同じ期友を共に出来たことに感謝している」と。

じつはA君は守君の弟。医学部で同期となったのは、先の大戦下で五年制の旧制中学が四年制に変わったからだ。一歳年下のA君は四年で卒業。大学予科を兄の守君と一緒に受験して合格し、文字どおりに「期友」となったのだ。

わずか二文字の期友という言葉に私は、戦前と戦争、そして敗戦と平和という大きな歴史の変遷と苦難とを感じ取った。守君のおうような人柄と笑顔を育んだ下地には、こうした歴史の苦難があったのかも知れないと、思ったりした。

(2020/6/24)

一人静と悲しみの時代——コロナの夏に

「道新の『日曜文芸』にキミの句がトップで載っていた。俳句をやっているとは知らなかった。驚いたよ」。八月二日の朝早く、友人からの電話に驚いたのはむしろ私だった。半ば信じられない思いで朝刊を開いて見ると、たしかに載っていた。こういう句である。

一人静白く灯《とも》してテレワーク

うれしかったのは、私の拙い句を深く読み込んでくださった選者の俳人佐藤宣子さんの評であった。引用させていただく。「静御前の舞姿のように美しいところから、この名がついたという一人静の白い花にテレワークの目を休め、途端に夢想の境地に。義経との哀《かな》しいロマンスや歴史的背景まで思わせ、季題の力を深く理解している作者」

初投句の私には大きな励みの言葉ともなった。なお季題の一人静《ひとりしずか》とは低山地に生える多年草、楕《だ》円《えん》形に輪生する赤紫色の葉の間に小さく咲く白い花が美しい。

この句のテレワークのモデルは札幌に住む友人医師の娘さん。東京の大学で美学と哲学を専攻する学生だが、新型コロナ感染症のために大学の校舎もキャンパスもすべて封鎖され、やむなく札幌に帰省。そして始まったのがテレワークつまりオンライン授業だった。

彼女の話では、教授も学生も自宅でくつろいで進めることができるオンライン授業はそれなりに楽しく、質疑も自由で活発だという。「そしてね」と彼女は、付け加えた。「闇夜の中、部屋の明かりを消してオンライン教材のパソコン画面を開くと、そこだけがぼうっと白く灯って幻想的な雰囲気になる。つい教材から離れて、好きな詩集の一節を口ずさむ。するとおのずと、一人で静かにしていることの大切さを、つくづくと思うようになった」と。

その詩集とは米国の詩人ディキンソンの作品。次のような詩が好きだと言う。

水は、のどの乾きが教えてくれる。

陸地は――はるばる通ってきた海が。
歓喜は――苦痛が――
平和は――戦いの物語が――
愛は、形見の品が――
小鳥は、雪が。

『対訳ディキンソン詩集』（亀井俊介編、岩波文庫）

「この詩の悲しみ、いまのコロナ受難に通ずるものがありますよね」と彼女。札幌に戻ってきたとき、両親の言いつけを守り、十四日間の隔離生活を続けた。どこにも出かけず、誰にも会わず、ひたすら独居の自炊生活をした。そのときに、一人で静かにすごすことの大切さに気づいたという。そういう彼女があるとき、文献を借りたくて市立図書館に出かけたら「市民ではない」と貸し出しを断られた。むっとした気分にかられたが、お役所の建前からは当然だろうと、受け止めた。しかし、いまこうして札幌にいることは自分の選択ではなく、いわば国の政策に従ってのこと。一冊の図書を学生に自由に貸すことなどは、中央政府の責任で配慮しておくべきではないのかと、思ったそうだ。

その後、彼女は東京に戻り、テレワークと教室での授業と、卒論や大学院受験の準備などに忙しい。札幌での経験がとてもよかったと、言っているという。

地球上のすべての人間がマスク姿という異様な光景の背景には、新型コロナ感染症と人間そして現代社会や文明や文化や生態系などの在りよう、生と死の意味への新たな問いかけが隠されている。私たちはマスク姿で息を詰めながらも、とてつもない大きな悲しみの時代を経験しつつある。彼女も、その一人なのだ。

七五年前の八月にも私たちは大きな悲しみの時代を経験している。だからこの八月はせめても、ひとり静かに思いを深めておきたい。

（2020/8/26）

心音に宿る「小宇宙」

精神の深呼吸——音楽に浸る

八月下旬のある日の午後、当院の小さな待合室でささやかな音楽会が催された。演奏者は「歌の翼隊」という三人編成の音楽グループ。在宅で難病を患う方々を訪問して安らぎの演奏をささげている人たちだ。

札幌のNPO法人、和・ハーモニー音楽療法研究会の中山ヒサ子理事長（ピアニスト、元札幌大谷大学教授）が隊長、隊員は同研究会の中島真由美さん（ピアニスト）と鈴木隆佳さん。鈴木さんは札幌の男声四重唱「ナチュラル・フォー」の一員でもある。

聴く側は、招待の客人六人と当院職員の五人。客人は、生きる悲しみやつらさを経験されている方々たちばかりだ。その一人は、九年前にがんのため五十九歳で亡くなった当院の看護師長の松田増江さん、「歌の翼隊」の良き後援者でもあった。この日、彼女のために用意した椅子席に、にこやかにほほ笑む遺影を飾っておいた。

「歌の翼隊」が用意した当日のプログラムは、あらましこういう内容であった。「渚《なぎさ》のアデリーヌ」「すべての人の心に花を」「アメイジング・グレイス」「小さな空」「翼をください」「少年時代」「逢《あ》えてよかったね」「世界に一つだけの花」「今日の日はさようなら」（全員で合唱）、など。

中島さんの器楽の協奏と独奏、中山さんと鈴木さんの独唱と二重唱のどれもが、聴く者の心の奥底に祈りにも似た静謐《せいひつ》と、一条の光が差し込んでくるような喜びをもたらしたようであった。

また、「まつだメモリアル」と題した中山さんの独唱「アメイジング・グレイス」は、清澄な声と中山さん訳詩の日本語の深みとあいまって、松田看護師の優しい人柄と生涯を地域看護にささげた努力を知る者たちの涙を誘った。

演奏会が終わった後のどなたの表情も明るく、足取りが軽やかであった。ある方が、私にこう言った。「こころが穏やかになる音楽会。楽しくて、音符に翼が生えて待合室をかけめぐっているみたいでした」と。

私が思い出したのは、百四歳で亡くなった詩人、まど・みちおさんの「おんがく」と題した詩であった。

目もつぶって　花のかおりへのように
おんがくに　かお　よせていたい

口にふくんで　まっていたい
シャーベットのように広がってくるのを
そして　ほほずりしていたい
そのむねに　だかれて

まどさんは、とかく視覚優先の世相の成り行きを憂えていたのだろう。視覚は「人は見た目が八割」というような独断をうみやすい。そこで起きるのが、見た目の哀れなもの、弱きもの、病めるもの、小さなもの、などへの差別と偏見だ。その偏見に惑わされないために、目をつぶって、まどさんが詩で歌ったような姿勢で「おんがく」を聴いてみよう、ということになる。

すると、音の調べがからだのすみずみに響きわたり、六十兆個ほどの全身の細胞に滲《にじ》み込み、全身の感覚――五感のすべてが目覚め、心身の新たな覚醒へと結び付いてゆく。まどさんの詩には、こういう意味が込められているのだ。

わずか一時間あまりの小さな音楽の催しであったが、私たちは、まど・みちおさんの言う「おんがく」に潤されたのであった。

すべての演奏が終わった後、歌の翼隊の三人がこう言われた。「この待合室の天井は二階に吹き抜けになっているので、音の響きがとても良かった。音が天から舞い降りてくるようでした。大きな窓の下に飾られたブルーのお花の絵も、いいですね。教会みたいに精神が深呼吸していました」

と。

（2020/11/25）

心音に宿る「小宇宙」

ひさしぶりに音楽会の会場でピアノの演奏をゆっくりと味わうことができた。

場所は奈井江町の町文化ホール。ＰＭＦの略称で道民に親しまれている国際音楽教育祭のサブ会場となっている音楽ホールである。

この日の演奏者は仲道郁代さん、国際的な音楽賞を数多く受賞しているわが国を代表するピアニストで桐朋学園大学教授。ユーモアを交えた音楽談義や演奏曲目のわかりやすい解説、そして音楽を思索する哲学的深みを持ち合わせ、ファンが多く、私もその一人だ。

こうしたすごい音楽家の演奏を、ＪＲの駅が無人駅の小さな町、奈井江町で開かれると聞いて正直びっくりしたが、やはりうれしかった。というのは、当町の音楽ホールが評価されたと思ったからだ。

このホールは客席わずか二四六席ながら演奏会場の全面が木質パネルで内装されていて音響が上質、道内外の演奏家の評価が高い。コロナ禍の中で仲道さんの演奏をじかに聴けるのも、こうしたホールの質の高さのおかげと、ありがたく思ったしだいだ。

当日のプログラムの題名は「幻想曲の模様――心のかけらの万華鏡」。演奏曲目はシューマンの「クライスレリアーナ」など全五曲。演奏終了後の鳴りやまぬ拍手に応じたアンコール曲はショパンの「ノクターン」など二曲。仲道さんの穏やかな人柄と古典から現代にいたる該博な知識とが溶け合った解説に会場の聴衆は魅了されてしまった。

たとえば、こういう言葉が、私の印象に強く残った。「音楽は音の集まりですが、その音の一つ一つも音楽であり、音楽という小宇宙を宿しているのです」。この言葉から私は、日ごろ外来診療で聴診している心音に思いをはせてみた。

心音は、心臓の弁膜や心筋や血液の流れ、血管の弾力性、血圧や肺などの全身との微妙な関係性が瞬間ごとに融合して反映されている。これに加えて、心身との相関性や年齢やホルモンなどの内分泌と脳神経系の相互作用、外界の大気や自然や人間関係なども関わってくる。しかも一音ごとに微妙に変化しているのだ。それをどう聴き分けるかとなると、臨床医の経験と修練と勉強が関わってくる。

仲道さんのようなプロの演奏家が聴くと、もっと深みがあるかもしれない。味わいに富む解説と奏でるピアノの深い音色の響き、コンサートでは三九年ぶりに弾いたという「クライスレリアーナ」の四十分にわたる超絶技巧の演奏に魅了されながら、そう思った。

仲道さんは、ベートーベンのピアノソナタ全三二曲の完全演奏のプログラムに取り組むことでも注目を集めている。この取り組みは、ベートーベン没後二百周年と仲道さんの演奏活動四十周年が重なる二〇二七年に向けて企画されたという。

とすると六年後、そのころ私はすでにあの世に転居しているだろう。あの世は、死と永別の悲しみを経験した人間の魂の憩いの場所。そこで聴く、たとえばベートーベンのソナタの第三二番には格別の深い味わいがあるだろう。楽しみだ。

(2021/10/27)

車椅子と実存――カフカ『変身』

わずか百歩ほどの距離を歩くと右下肢に激痛が走り、どなたかが押してくださる車椅子に頼るようになり、二年近くになる。

整形外科医の診断は脊柱管狭窄《きょうさく》が原因であり、手術はしないほうがいいとのことであった。朝な夕なに襲いかかる痛みはつらいが、週に一日の外来診療は休みなく続けている。

六月の夜、夢心地の中で俳句を思いついた。

車椅子万緑の野をひた走り

脊柱管狭窄が原因の車椅子は仕方ないとして、せめて思いっきり自力で操縦してみたいという願望が、おのずと生み出した句と思っている。

俳句といえば、ずいぶん前に、こういう句を作ったことがあった。

緑陰にカフカ読む吾癌《われがん》病みて

ちょうどこのころ、前立腺のがんを患い、札幌の北海道大学病院で週三回の放射線治療を受けている最中であった。奈井江での午前の外来診療を終えてから車を駆って病院に行き、十五分ほどで終わる放射線照射を受けた後、ゆっくりと昔懐かしい大学キャンパスを散策、大きな木陰でしばしの憩いを楽しんだものだ。

そのときにふと浮かんできたのがこの句、それまで一句たりとも作ったことがなかった。どうしてだろうと、不思議に思っていた。

そうしたあるとき、この句をたまたま目にした友人女性が、こういう感想を述べてくれた。「緑陰でお読みになっていたのは、カフカの小説『変身』ですよね。ところでグレゴールのご機嫌はそのごいかがですか」と。

かつて大学でドイツ文学を専攻しただけあって、とてもおしゃれなお見舞いの言葉と受け止めた。注釈すると、こうなる。

カフカ（一八八三〜一九二四）は現在のチェコ出身のドイツ語作家。人生の不条理と実存を描いた代表作が『変身』（日本語訳は岩波文庫、新潮文庫など）。作中人物の青年グレゴールがある朝目を覚ますと、わが身が巨大な虫に変わってしまっていた。その彼をめぐる家族の驚きの人間模様を書いた作品が『変身』だ。

　私が俳句の中で、自分の正常な前立腺細胞から発症したがんをグレゴールに例えたのを、彼女は読み取ってくれたのだ。もし『変身』を読んでいなければ、彼女のような句の解釈は成り立たないことになり、俳句とはフランスの象徴詩より難しいと思った。そして、俳句や詩作などについて、こう考えてみた。

　俳句や詩歌を作るためには、先ずはおのれ自身の在《あ》りようを素直に眺める、自己省察の目が大切になる。その上で、わが身に具現している大宇宙つまり森羅万象の現象の本質を感じ取る感性が大切になる。つまり、いのちと人間存在についての探究の営みが詩作の土壌なのだと。

　言い換えると、何かに躓《つまず》く自分と、そうした自分にまっさらな心で向き合う自分と、この二つの素直な重なり合いからおのずと生まれてくるのが詩であり俳句や短歌であり、あるいは芸術そして批評精神となる。哲学者はこの状態を「実存」ということばで表現している。

　そこで改めて、私の車椅子と俳句の関係についてこう考えてみた。もし痛みがなければ車椅子は使わなかっただろう。車椅子を使わなければ、俳句も作らず、夢の中とは言え、夏の陽光を受けた濃淡さまざまな緑の野原や木漏れ日きらめく森を車椅子で疾走する気分を味わえなかっただろう。車椅子そして病気という実存にも意味がある。息する限り、希望を持とうと。

（2021/12/25）

お雛さまと貝合せ――一対の絆

三月のお節句は、老いるにつれて妹や姉そして母親などへの懐旧の情と重なる格別の思いがあるものだ。内裏さまや三人官女などを眺めていると目に浮かぶのは、幼いころの家族のなごやかなにぎわいの情景だ。雛飾りには、高齢者のこころに懐かしさをよみがえらせる回想療法としての意味もある。

「小さなお雛さま」と題した百ページ余りの自費出版のカラー写真集が、東京に住む友人夫妻から贈られてきた。ページを開き現れ出る五十組ほどのお雛さまは、どれもが高名な人形作家や江戸小物細工作家たちの丹精込めた作品ばかり。中には、旧宮家（北白川家）からの贈り物というお雛さまがあり、品格もなかなかだ。

興味をそそったのが、「貝合せ」という五十四の作品群だ。縦二センチメートルほどの一対二枚の小さなハマグリの貝の内側に、極彩色の細密画が描かれている。紫式部『源氏物語』の「桐壺《きりつぼ》」に始まり「夢浮舟《ゆめのうきふね》」で終わる五十四帖《じょう》の絵巻物語だ。

作者は有識彩色絵師《ゆうそくさいしきえし》の林美木子《みきこ》さん。作品に添えられた、神田外国語大名誉教授の池田弘一さんによる各帖の場面説明は、短いながらも要を得て、長大な源氏物語の流れを簡潔に語り伝えてくれている。写真集を眺めているうちに、紫式部の王朝時代に誘い込まれたような気分になっていった。

この貝合せについては、私の亡き母も少女時代に、家族やご近所と楽しんだという話を聞かされていた。明治二十七年（一八九四年）に旧水戸藩士の末裔《まつえい》として生まれ、少女時代を江戸の名残をとどめる東京で教育を受けた母の世代は、こういう楽しみ方でお節句を過ごしたのだと、その時代の生活文化のありようが新鮮に思われ、なにやらうらやましくなったものだ。

写真集の解説によると、一対二枚の貝どうしはお互いが深い生物学的な絆で結ばれており、他の貝とは対を組むことができないそうだ。だから結婚などの祝いごとの贈り物に重用されたという。

この見方を少し広げて考えると、見た目には同じに見える、あの小さな貝殻一枚一枚が独自の個性を宿し、生命的存在としての唯一性を保っているということになる。

そう思うと、華麗な王朝風の装いをまとう貝殻のどれもが、粛然とした個性の光を放って輝いているように見えてきた。その光とは、貝殻を構成する細胞の生命つまり遺伝子ＤＮＡの集まりであるゲノムの放つ光芒《こうぼう》でもある。貝合せの源氏絵巻が、私の思索をいつしか生命的存在の根源へと向かわせていた。

この写真集の編集者は、友人夫妻の妻、江戸時代からの長唄演奏の家系を引き継ぐ稀音家義之《きねやよしゆき》さん。夫は、稀音家義丸《きねやよしまる》さんで高名な邦楽の演奏家で研究者だ。私が夫妻と知り合ったのは、ローマやアッシジなどのイタリアの古都と古寺巡りの旅のおり。もう三十年ほど前のことである。貝合せにも似たこの出会いの絆を、今も大切にしている。

（2022/2/26）

一日仕切り——今を生きる

「一日仕切り」という言葉がある。外来に訪れた元中学校教師の女性に尋ねると「今日の宿題は、その日のうちに片付けておこう。持ち越すな、ということですね」と答えた。お寺の住職は「明日ありと思うな。今日という一日のいのちを大切に生きよ、ということですよ」とお説教してくれた。顔なじみの中学生は「勉強の今日のスケジュールは、その日にすませなさい。持ち越すと、明日の時間が少なくなりスケジュールが狂ってしまう。明日は明日の風が吹く、という言葉がありますよね。明日の風の勢いを削《そ》ぐことになりますよね」と、思わずうなずきたくなる言葉を聞かせてくれた。

「一日仕切り」にはさらに、こういう見方もある。今日の自分と明日の自分はつながっているようで、まるっきり違った姿となっているというのだ。

たとえば、人間の体を構成するタンパク質はほぼ三%が毎日入れ替わり、三カ月でほとんどが入れ替わる。細胞も、一年ほどで全細胞の九十数%が入れ替わってしまう。大きな見方をすると、タンパク質や細胞のレベルで、私たちのいのちという存在は、まったく別な姿に絶えず変貌しているということだ。

禅宗の宗派・曹洞宗の開祖、道元禅師（一二〇〇〜五三）は著作『正法眼蔵』で、こう述べている。

中野孝次著『生きる知恵（下）』（NHK出版）から引用しておく。

「昨日が過ぎ去って今日になり、今日が終わって明日になる、というものではない。今日は今日という一日であり、それは絶対的なものである。今日というよりは、いまここに在るという時を生きているというのが、人間の生の真実の姿なのだ。その時というのが、永遠のいのちという存在の根源につながっているのだ」

「一日仕切り」には、忘れ難い出会いがある。二十数年も前のことだが、大学病院でがんの放射線治療を受けたあと、病院前の古書店に立ち寄った。そのとき、ふと目についたのが「一日仕切り」というタイトルの句集であった。本の扉に小出《こいで》秋光《しゅうこう》という著者の達筆の署名が記してあり、たぶんどなたかに送呈されたものが回り回ってこの書店にたどり着いたのであろう。

当時の私は、九死に一生を得たという表現が大袈裟《おおげさ》ではない心臓病の手術を一年前に受けたあと、がんを患う身となり、今を生きる大切さを身に染みて感じていた。「一日仕切り」という言葉に、人生の出会いのような共感をおぼえ、本を購入することとした。

人生の縁というのは不思議なものだ。たまたま後日、著者の小出さんと電話でお話しする機会に恵まれ、「一日仕切り」という題名が、戦時中の著者の陸軍航空隊の特攻隊経験によるものと分かった。俳人のお話によると、兄と弟が特攻隊出撃で戦死、ご自身もまた特攻隊員として出撃経験をされていたという。

戦後は農業に従事のかたわら、やがて「好日」という俳句会の主宰をされる俳人となった。素朴で篤実なお人柄が受話器を通じて伝わり、「一日仕切り」という言葉に秘められた戦争と平和といのちの尊厳についての痛切な体験を教えていただいた。私と同じ一九二六年生まれだが、二〇〇七年一月に逝去されている。

あのとき、古書店で求めた句集は私への贈りものとなり、今も大切に書架に収めてある。「一日仕切り」は、老境を生きる私の人生思索の貴重な言葉となっている。

(2022/11/26)

棒の如くに――時の流れとは

去年今年貫く棒の如きもの　　高浜虚子

「こぞことしつらぬくぼうのごときもの」と、ひと息で読むのがふさわしい、この俳句が好きだ。読むにつれ句ぜんたいがかもし出すおおような雰囲気と平明でありながら深い洞察の胆力みたいなものが伝わってくるからだ。

そしてその余韻を受けながら、自分の人生や時間についてのさまざまなイメージがおのずと湧いてくるのだ。わずか一七文字のこの俳句が、壮大な哲学的時間論の扉を開いているようでもある。

この俳句を、私はこう受け止めている。去年や今年、昨日と今日などという暦の時間を私たちは生きているが、考えると、そこを貫いて流れているのは暦を超えた区切りのない大きな時間である。

この時間とは、宇宙誕生以来のいのちの流れの時間でもある。

私たちは、このいのちの流れを共通に持ち合わせながらも、それぞれがこの世でただ一つの自分のいのちという、唯一性も持っている。このいのちの一貫した流れが、虚子の言う時間つまり棒である。

私たちの人生の時間は、大宇宙の歴史の時間の流れを受け継いでいるものであり、この長大な流れから大きな棒を連想したところに、虚子の俳句力の凄《すご》さがあるのだ。

私は内科医として多くの人々の臨床に関わったが、あるとき、まさに棒の如くに、のびのびとした お年寄りを診ることとなった。

そのころ彼女は百歳。介護が必要な身で、たまに取り乱すこともあるが、ユーモアも話も十分に通ずる。ケア付き高齢者施設の部屋を訪ねると、私をまぶしそうな目つきで見上げ、「センセイ、お若いですね」と相好を崩す。ヘルパーさんが、クスクス笑う。

男の人が好き、とりわけ先生がお気に入り、訪問すると、目つきも表情も変わる。「百歳になってもお色気ってあるのですね。だから百年も生きられたのかしら」とヘルパーさんは言う。

彼女は、私にもまぶしく見える。小太りなからだに、百年という時間を詰め込んでいるからだ。百年とはつまり一世紀、明治から大正、そして昭和、平成へと移り変わって来た激動の歴史と時間そのものが、パジャマ姿に身を変えて、目の前に立ち現れているのだ。

この時間、もっと大きく眺めると太古の海の生命誕生にまでつながる。窓から差し込む春の逆光を背にした老女がまるで「存在と時間」を語る哲学者、いや分厚い哲学書そのものみたいに見えてくる。

百歳の姥《うば》に流れているのは、時計で計る時間ではない。市場原理や能率中心の数字で画一化されるような代物でもない。世の荒波、生きる哀《かな》しみや喜び、生活や労働のたのしみとつらさなどがぎっしりと凝縮された、人間的な匂いがプンプンする時間だ。結婚歴三回を自称する彼女には愛と涙、出会いと別れなど思い出がびっしりとつまった時間でもあるのだ。

高浜虚子の俳句「去年今年貫く棒の如きもの」の棒とはたぶん、こうした時間を指しているのだ。この女性、心変わりが早い。当院院長である息子が訪問診療をすると、彼女のいい男はたちまちにして息子に移り、私が訪問すると「息子先生はどうしました」と不満そうな顔つきをした。ヘルパーさんも同行の看護師も、私も、おまけに彼女も大笑いをした。虚子の棒は、たくましく、おもしろいが、どなたにもある棒だ。

(2022/12/24)

指に咲いた花――爪の再生物語

「指に花が咲いた」という面白い体験談を、外来に見えた隣町に住む八十八歳の男性が持ち込んで来た。そのとてつもなさを心配した息子さん(六十二歳)と娘さん(五十八歳)が同行してきた。

男性は元理科教師で、ご一家とは男性が奈井江町内の学校に勤務していたころから五十年ほどのお付き合いがある。彼の妻は五年ほど前に膵臓《すいぞう》のがんで亡くなっている。「指に咲いた花」の話とは、こういうことだった。

三月に入ったある日の夕刻、彼がふと左手の指を見ると四番目の薬指の爪に白く乾いた縦のしわがいく筋も入り込み、爪の一部がのこぎり状に割れかけているのに気づいた。痛みはないが、その割れ目の先端が何かに引っかかると爪全体が剝がれそうなので、その夜は手袋をはめて休むことにした。老化は指先に及び、いのちの終焉《しゅうえん》は指先よりおもむろに始まるという言葉が、ふと彼の脳裏をかすめた。

その翌日の夕刻、破損した爪の下に薄いピンク色の層が現れ、よく見ると新しい爪が芽生えていたのだ。爪の細胞たちが演ずる可憐《かれん》ないのちの再生物語が始まろうとしているのだと、元理科教師らしく受け止めた。

眺めていると、薄く淡いピンク色の爪がいつしか、小さな赤い色の花に変幻して見えてきた。まるでそれは、指先に花が咲いているみたいだった。間もなく消えたが、鮮烈な印象として残った。

これが彼の「指物語」のいきさつだ。折から春先、新しく芽生えようとしている万象への何かしらいとおしい幸せな気分に、彼は包まれたそうだ。

彼は、こう話を続けた。

「あまりにも面白い出来事だったので、元教師仲間に話してしまった。『指に咲いた花』なんて奇抜ですよね。八十八歳の高齢の身。誰もが認知症を心配しますね。独り暮らしの私の身を案じて仲間が息子や娘に電話をしてくれたのです。そして『久しぶりに方波見先生にお会いして、お話しするのも、いいだろう』ということになったのです」

男性の内科的診察と念のための認知症記憶テストなどを終えた後、ご家族やご当人、そして私を交えて話題がさまざまに広がった。その話の一端を紹介しておこう。

「指と脳はお互い、直接のつながりを持っている。感性を司《つかさど》る脳の働きに薬指が大きな役割を担っているとも言われている。そしてそこに目の働き・視覚も加わってきて、大きなイメージが構成されてくる。だから、指に咲いた花は、ただの幻ではなく、れっきとした脳生理学の現象ですね」（私）

「とすると、認知症以前の話になりますね。いま、春ですよね。雪解けの庭先や道端に草や花々が小さく芽生えようとしている時節ですね。この草花も、指先の新しいピンクの爪も、等しく同じ新生のいのちであり、三十八億年の歴史を共有するいのちの仲間でしょう。幻のピンクのお花の出現は、こうした仲間から、八十八歳という高齢のいのちを得ている人間への捧《ささ》げものですかね」（息子さん）

「父は理科の教師でしたが、俳句や詩と文学そして絵画へと趣味が豊かです。その思いみたいなものが、新しく芽生えた爪の可憐なピンク色に結びついて、指先にお花を咲かしたのでしょうね。お鉢に植え替えて、もういちど咲かせることができないのが惜しいです。爪の老化と死、そして再生などという、いわば爪の生老病死の展開を、幻のお花をきっかけに考え直す、よい機会になりそうですね」（娘さん）

ご家族の優しさで、温かな人間味にあふれた言葉を交わした診療になったのが、うれしかった。それにしても指先に花が咲いたとは、童話にしたいくらいに楽しいテーマでもあった。（2023/3/24）

ツタの交響詩

五月のはじめころ、当院駐車場とお隣の町営小公園を仕切るブロック塀のツタは、まだ灰黒色の太さまざまの枝を這《は》いめぐらし、そのところどころに小さな粒のような赤みを帯びた茶色の蕾《つぼみ》が顔を覗《のぞ》かせていただけだった。粒とは言っても、それなりに大小さまざまな顔つきが、『枕草子』の言葉を借りると「いと、おかし」の情趣をたたえていた。

それから四日ほどたつと、蕾のところどころから、同じような色合いの艶のある小さな葉が現れてきた。手で触れると柔らかな肌触りがいかにも生き生きとしていて、厳寒と降り積もる雪の冬に耐えてきたツタの生命力の強靱《きょうじん》さが伝わってきた。

そして高さ百八十センチほど、長さ十五メートルほどのブロック塀を見渡すと、たった一葉だけ、かの生命力の先駆けのように若々しい艶のある淡い青緑の葉を咲かせていた。

さらに四日後の金曜の外来日の折、職員たちが「ブロック塀の葉がすごくきれいな緑色になっていますよ」と言っていた。診療の合間に眺めると、あの一葉のような彩りの葉が灰色の塀に大きく広がっていた。

だがよく見ると、あの小さな蕾や幼い茶褐色の葉がところどころに残っており、そのすべてが同じような生命力を内に秘めながら、それぞれの出番を静かに待っているかのようだった。

その蕾も幼い葉も青年期の葉も、それぞれが形も大きさも彩りも、触った感じが、みんな違っているのもまた驚きだった。だが、驚くという言い方はいかにも浅はかだ。この地上の生きとし生けるものすべてが、詩人の金子みすゞ（一九〇三〜三〇）の作品「私と小鳥と鈴と」のむすびの「みんなちがって、みんないい」のとおりなのだ。

やがて六月に入ると、成長した蕾たちも加わって、ブロック塀一面に緑の深みを増した葉の群れが広がっていく。そして夏から秋へと深まるにつけて葉たちはそれぞれがニュアンスの異なる紅の色を深めていく。晩秋に葉は風に舞い上がり着地を見定めながら落ち葉や枯れ葉となっていく。この木の葉たちは、さらに微塵《みじん》に解けて地の糧となっていく。年々歳々季節ごとに変換していくツタの生命力はあたかも大きな叙事詩や一大交響詩を奏でているようだと、私は思いをめぐらしていった。

そして大切なことは、この交響詩の最大の編集者が、目には見えない地中深くに網をめぐらす根の群れだと気がついた。

さらにまた、こう考えた。片時も休まずに活動する根の働きに想《おも》いを致す感性と、根と枝と蕾や葉の生物科学的な知識の探究に加えて、ツタを含む植物たちと、通りがかりの人間や飛び回る鳥などの群れ、散歩に同伴する犬などとの呼吸による二酸化炭素と酸素のガス交換もまた、この交響詩の編集につながっているのだと。

若々しい緑のツタの一葉に触りながら、ふと思い出したのは、イギリスの詩人ウィリアム・ブレイク（一七五七〜一八二七）の長詩「無垢《むく》の予兆」の最初の一節だ。拙訳で引用しておこう。

一粒の砂といえども広大な世界を
一輪の野の花もまた天空の深淵《しんえん》を
宿している
しっかりと握りしめておこう
君の掌《てのひら》に在る無限と
一瞬の時にひそむ永遠を

俳句の鑑賞は、句作者の意図とは別に読み手の解釈にゆだねられることが多い。その例にならうと、ブレイクの詩は無限に小さな粒子と無限大の宇宙との有機的な結びつきを詠《うた》っていると受け止めてもいいだろう。

するとツタの群れたちの交響詩編集の意図は、感性と理性との融合、詩学と科学との連携を奏でているということにもなる。その編集意図から生まれてくる批判的精神は、乱れがちな今の世相や政治の低迷や戦乱の危うさを抱える世界情勢などには大切ではないのか。

個々の医療者や地域の医療の連携のあり方もまた、ツタの奏でる交響詩に耳を傾けることが多いだろう。

（2023/5/27）

第3章　医療は科学

天地有情

イチョウ並木――悠遠の歩み

晩秋十月のおわり、北海道大学のイチョウ並木道を歩く。北十三条門からほぼ三百八十メートル、工学部前にまっすぐにつづく道の両側を樹齢六十余年の大樹が枝を差し伸べ、クリームイエローのアーチをつくる。もう午後四時ちかい。大きく西に傾いた日の光が葉脈を金色に透かしてきらめく。並木の外側にはヨーロッパクロマツやヤマモミジの樹々がつらなる。北側には大学病院と歯学部、南側は医学部保健看護学科、薬学部、電子科学研究所と建物が並ぶ。札幌の都心の静謐《せいひつ》な空間。バッハ無伴奏チェロ組曲が聴こえてきそうだ。

イチョウは、生きている化石だそうだ。いまは一科一属一種しかないが、一億五千万年前には十七もの属があり、中国大陸に広く繁茂していたという。ほとんどが氷河期に絶滅して生き延びたのはただの一種だけ。いま目の前で夕日に輝く並木がその末裔《まつえい》、一樹一葉のどれにも悠遠な時の流れが宿る。ヒトの出現は七百万年ほど前、現世人類がアフリカに姿を現したのは十五万年前。地球の支配者のようにふるまう人間より、はるか大先輩になる。

生物進化の歴史をたどると人間もイチョウも、もとはといえば、アメーバみたいなたった一個の細胞から枝分かれしている。地球上のすべての植物も動物もおなじである。化石もかつては生きものであった。山と川と大地も進化の歩みを共にしてきた仲間といってよい。私たち人間は、こうした大きな生命連鎖の中で生かされているのだ。

晩秋のイチョウの葉の濃い黄色はカロチノイドの化学作用による。その葉は枝から、枝は幹から伸びる。幹は地中深くはりめぐる無数の根から生ずる。根はさらに風土と四十六億年の地球進化へとつながる。風にそよぎ、夕日に光る葉一枚一枚がいとなむ化学合成の背後には、遠く太古にさかのぼる宇宙時間の流れがある。そのゴツゴツとした樹肌、地面を不器用に曲がりくねる根元は、苦難をしのぎ生きようとする、いのちの意志そのものである。

葉を詩人にたとえれば、梢《こずえ》と枝はフルート奏者、幹は修行僧か哲学者、根は労働者。それぞれ違った個性が一樹のイチョウの存在をつくりあげている。そして、どの一樹も一葉も、手触りや色合い、形状などがそれぞれに微妙に異なる。どれひとつとしておなじではない。生きているとはこういうことなのであろう。光を浴びて立ち並ぶ大樹の群れがまるで、秋空と呼応して詩と魂といのちの交響曲を奏でているかのようだ。

六十年前、私がこの大学の学生だったころ、イチョウはまだ若木で並木と呼ぶほどのものではなかったが、いまは大樹の列をなしている。あの台風十八号でも倒木しなかったこのイチョウ並木、氷河期を生き抜いたふてぶてしい野性をどこかにひそませているのであろう。並木として束ねて、ただただ晩秋の美しさを愛でるだけでは人間の不遜《ふそん》につながる。

とかく個性と共生をおろそかにしている世相に重ね合わせて、そんなことも考えさせられた。

(2006/11/29)

若草　もえ出て

おだやかな春の日差しの午後、患者の松山さん(仮名)が診察室に入ってきた。南空知の保健センターに勤める保健師。長年のお付き合いがある。

うす緑の布張りの背もたれ椅子にすわり、ベージュ色の帽子を脱ぐ。

「おや　ずいぶん生えてきましたね」

「先生　もう春ですもの」

そう、木の芽がふき、若草がもえ出る春が彼女にもめぐって来たのだ。とりわけ髪の毛に。

進行がんを患う松山さんは、抗がん剤のため頭髪もまゆ毛もすっかり抜け落ちた。治療を始めたのは去年の秋。寒くて冷たい冬がおわるころ、縮れたうぶ毛が生えはじめた。四月に入ってようやく黒い髪がグレーや白をまじえて短く生えてきた。まゆ毛もうっすらと生えてきた。

春になると樹木は、根から吸収した雪解けの大地の水をすさまじいエネルギーで高いこずえにまでくみ上げ、枝葉にさまざまな彩りをそえる。松山さんの髪の毛もまた、毛根からわき出るすごい生命力の現れだ。抗がん剤の副作用に耐えた彼女はこうしていま、二つの芽生えの春を迎えつつある。

松山さんのがんは十二年前の再発であった。腹水がたまる進行がんだったが、がん臓器の全摘出手術と徹底したリンパ節除去、術後の抗がん剤治療、その効果を手術医が目で確認する再度の開腹手術。さらに五年ほどは定期検診も受けていた。そのあとうっかりしていたすきをつかれた。がん細胞はしたたかだった。ひっそりと身を忍ばせ、免疫監視の網目をくぐっては細胞分裂をくり返し、思いもかけない場所から腫《しゅ》りゅうとなって姿を現した。腹水もじわりとため込んでいた。しかもほとんど無症状であった。

「死は、前よりしも来らず、かねて後に迫れり。覚えずして来る」

「死」を「がん」に置き換えると、この病気の無表情な冷酷さが浮き彫りになる。

松山さんは、うかつだった自分を省み、『徒然草』のこの一節をつくづくと思い出した。涙があふれた。

死の恐怖への実感は薄かったが、五十そこそこで仕事も人生も断ち切られる口惜しさに打ちひしがれた。孤独と不安が襲いかかってきた。自分の人間的もろさと弱さを思い知らされた。

そして私を訪ねて来た。松山さんは、二十数年前に私が開いていたアメリカのがん看護雑誌『キャンサーナーシング』（Cancer Nursing）抄読会の仲間であった。

とりあえずは、自分のがんについての情報集めを勧めた。日本婦人科腫瘍《しゅよう》学会の治療ガイドライン最新版や化学療法と病気の予後についての専門論文を読むお手伝いをした。

アメリカの国立がん研究所でリサーチフェローをしていた私の息子は外国文献を集めてくれた。患者にとって病気を正しく理解することは、病気と向かい合う大きな力となる。医療チームの努力への理解にもつながる。

それには医者選びが大切だ。がん医療には、地域や病院、医師・医療スタッフによる格差が大きい。医師選びの協力と紹介状を書いておいた。要するに、がんがしたたかなら、それを上回るしたたかさを自分の身に付けようという助言である。

Nさんのがんは小さくなり、悪性度を示す検査数値はすべて普通にもどった。いま、がんとの共生を発展させるために外来化学療法をつづけている。

「病人は健康な人よりも己の魂により近く迫るものだ」

フランスの文学者プルーストの言葉である。

春の日の外来で松山さんは、そういう印象のおだやかなほほ笑みをたたえていた。　（2007/4/25）

生命の連鎖――呼吸に思う

五月のある日、滝川市郊外の丸加高原に出かける。私の大好きな散策コースである。標高二百八十メートルほどの展望台から見下ろすと、五百ヘクタールはあるという牧草地がゆるやかなこう配をつくりながら大きく広がり、羊や馬の群れが若草を食《は》む。おだやかな起伏の丘陵には新緑の樹々が枝を伸ばし、その先の青空に雲がぽかりと浮かぶ。まるで童話の世界だ。天空の彼方《かなた》の眼《め》に見えないものへの空想がふくらむ。

不来方《こずかた》のお城の草に寝ころびて空に吸はれし十五の心

少年石川啄木が眺めたのも、こんな空だったのだろうか。

高原の向こうに空知平野の田園が広大なパノラマのように展開する。石狩川や水を張った田んぼが光り、ピンネシリの樺戸山系が薄く青色に霞《かす》み、風がそよぎ、雲がかたちを変えながらゆっくりと動き、光も影も新緑の色相も微妙に刻々と移り変わる。

深く大きく呼吸をする。私が、そして羊と馬たちが吸い込むのは若草や新樹が発散する酸素だ。私たちが吐き出す二酸化炭素（炭酸ガス）は、緑の樹々や植物たちの光合成エネルギーとなる。その源となる光は光速に乗り太陽からわずか八分ほどで地上に遍《あまね》くとどく。すべての生きものが、風も石も土さえもが、めぐるいのちの連鎖の中で生きている。呼吸に秘められる深い摂理を思う。

呼吸をすると、両肺にある五億個ほどの肺胞がいっせいにガス交換活動を行い、身体の全細胞約六十兆個のすみずみに新鮮な酸素を送り込む。細胞にはそれぞれ、呼吸やエネルギー生産を受け持つミトコンドリアという酸素の専門家が控えている。呼吸のたびに、こうした仕掛けのなかでいのちはよみがえりをくり返す。まさに「一回新たなり」（大燈国師）なのだ。

酸素にしても、光合成の歴史をたどれば、地球の誕生にまでいきつく。日常の俗事に追われて私たちは愚かにも、このありがたさと深遠な意味を考えようともしない。

ふつうに息をすることのありがたさを教えてくれる人たちがいる。慢性閉塞《へいそく》性肺疾患（COPD）や進行末期肺がんの方々だ。二月に肺がんで亡くなった幼なじみの患者Kさんがそうであった。

発病が二年前、抗がん剤、化学療法のどれもが効かなくなり、入退院をくり返しては対症療法を受けていた。肺がんの医学的治療は近くの市立病院呼吸器内科医、私は長年のかかりつけ医として傾聴と悩みや医療の相談に応ずる「緩和ケア」と、おたがい細かな医療連携を取り合っていた。

そのKさんは最後にいたるまで呼吸困難に苛《さいな》まされ、「息を思うように出したい、吸い込みたい」ことが哀切な願いであった。「空気や酸素って大切なんですね」。Kさんの口癖であった。なにせ一分歩くだけで血中酸素飽和度が八〇％に下がってしまうのである。

亡くなり弔問に訪れたとき私あての遺書を渡された。死の前に口述した言葉を娘さんが筆記したという。感謝の言葉が書かれていたが、喘《あえ》ぎあえぎ苦しい息のなかで話されたという。死にゆく人はいつも、いのちを生きる大切さを教えてくれる人生の導師である。

この高原は、がんや難病に苦しむ子どもたちのための「そらぷちキッズキャンプ」地ともなっている。子どもは大人よりはるかに強い免疫と回復の力を備え、詩人のように空想の力も豊かだ。この高原の自然は、子どもたちのいのちの未来に大きな希望をもたらすであろう。そう祈りたい。

(2007/5/30)

緑の不思議——生命の展開読み取って

夏至の日、札幌で開かれた日本老年医学会総会の特別講演をおえてから、会場近くの知事公館庭園を歩く。小鳥のさえずりを耳にしながら樹間に入ると、うっそうとした緑が細胞のすみずみに染み込んでくる。緑陰に憩い、ふと思う。いったい、緑ってなんだろう。

今から四億年から二億五千年前、原始の森の緑が地球上をおおっていた。この森の活発な光合成がやがて多様な生命の展開につながり、動物そしてヒトの出現をうながした。緑陰のやすらぎは、人間の細胞に深く刻み込まれている太古の古里の記憶が紡ぎ出すものだ。緑はいのちの誕生につながっている不思議な色だ。

緑を網膜がとらえるのは、光合成に緑色光がほとんど使われないからという。光合成には、ヒトの目に見える光つまり可視光線の波長三百八十から七百七十ナノメートル（ナノは十億分の一）が使用される。それには青紫や赤の光がいちばん向いている。緑や黄の光は利用されずに反射や透過にまわされる。植物の葉が緑に見えるのはそのおかげだ。緑はやはり不思議な色だ。背後にとてつもない宇宙の歴史がつながる。

植物染織家の志村ふくみさんも、緑は不思議な色だと言う。『一色一生』（文春文庫など）や『色を奏でる』（ちくま文庫）などのエッセーを要約させていただこう。

〈草木の染液から直接緑色を染めることはできない。地上に繁茂する緑したたる植物群の中にあって、緑が染められないことは不思議である。そのかわり、藍《あい》がめに、苅りやす・くちなし・きはだなどの植物で染めた黄色の糸をつけると、緑が生まれる。染まるのではなく生まれるのである〉

〈葉っぱを絞って緑の液が出たとしても、刻々と緑を失い灰色に変わる。緑は移ろいゆく生命の象徴でもある〉

緑には、生と老いと死の、人生のはかない定めの多様なメッセージが秘められている。メッセージを読み取れないのは、現代人の感性が鈍化しているからだろう。

エボルーション（evolution）という英語、進化と訳したのはまちがいではないか。英和辞典には「展開」「発展」などという訳語もある。原始生命の誕生から現在にいたる歴史をふり返ると「展開」のほうが適訳であろう。「進化」には「万物の霊長」といった人間の増長がただよう。

地球の生物はもともと一つの細胞から始まり、やがて多様な生物へと広がって行った。小鳥もお花もチョウもみんなちがってみんないい。そして、みんな仲間だ。「進化の頂点」に立つと勘違いした人間の理性の傲慢《ごうまん》が、おたがい手塩にかけて育て上げて来た多様性を踏みにじろうとしている。「進化」の訳語、あまり使いたくない。

老年医学会の企画は、講演もシンポジウムも研究発表も豊かな多様性に満ちていた。老いの多様性と直面する問題の複雑さをていねいに映し出していた。だがある高名な老年医学者が嘆いていた。来春創設される「後期高齢者保険制度」。老年医学会などへの相談は皆無、学問の成果を反映しない制度は人類文化にふさわしくないと。

経済が医療と福祉を抑え込み、「市場原理主義」というブルドーザーが老いの多面性と地域の多様性に十把一からげの地ならしをかけようとしている。長寿国日本が危ない。

夏至の森の緑が、こんなことまで考えさせてくれた。

(2007/6/27)

天地有情——理に走る現代医療

人には顔があり、顔は表情を持つ。おなじ人の顔でも、表情はその日その時で刻々と変わる。変わるのは、生活や心に、かなしみや苦しみ、よろこびや怒りがあるからだ。そのすべての感情がからみ合っておのずと表に現れるのが、人間の顔、そして表情というものだ。さらには人間の個性というものだ。

だから人間を十把ひとからげの束あつかいにしてくくり付けてはいけない。たとえば老人、後期高齢者、認知症、精神を患う者、病人、がん、妻の座、子ども、落ちこぼれ、失業者、その他の多くの等々。世の中は乱暴に区分けした符丁にあふれている。

病気も、人間の病気である限り、それぞれに表情がある。たとえば高血圧。計るたびにちがう数値が出る。どうしてだろうと不安な表情で家庭血圧手帳を患者さんが私に見せる。

「血圧は、血管と心臓と神経とホルモン、そのときどきの気分や体調、人間関係、お天気などのダイナミズムの表現。あなたが生きている証し。だから、変化の一つ一つをいのちの表情と思って、大切に記録をつづけましょう。心配はいわば、自分の身体と命への心配り、大事なことですね。私は主治医として、心配の半分は受け持ちましょう。半分は、しかし、ご自分の生活の中で調整しましょう」

ゆっくりと時間をかけ、日数を重ねてこうお話しすると、禅問答のような説明にやがて納得する人が多い。血圧もいつしか安定へとむかう。

やはり「高血圧」という記号で患者さんをひとくくりにしてはいけない。百人の高血圧者があれば、それぞれちがった表情の百の高血圧病があると考えたほうが治療は適切にすすむ。

話は変わるが、高血圧のSさんの悩みは、手の指の関節痛。曇りや雨の朝は、天気予報みたいに痛みがてきめんに強くなる。五十代の彼女は、曇り空に痛みが重なると、よけいユーウツになり家事もとどこおると嘆く。

リウマチ性疾患と気象との関係については見解が分かれる。それはともかく、お天気と痛みの関連を「思い込み」と決め付けない、本人の痛いという感情をまずは尊重する、これが医療者には大切になる。

痛みが本人に与えている人間的インパクトの受容と理解、ほんとうの医療はこの姿勢から始まる。進行・末期がんの疼痛《とうつう》緩和ケアにも通ずる心構えである。Sさんは外来で話をすると、翌日の痛みがうすれるそうだ。

「天地有情」という言葉がある。哲学者の大森荘蔵さんのエッセーに出ていた。要約しておこう。〈雲が低くたれこめた暗うつな梅雨の世界は、その一点景としての人間の気分まで暗くする。晴れ渡った秋の世界は、その前景としての私という人間もまた晴れ晴れとした気分になる。世界は感情的なのであり、天地有情なのである。その天地に人間の感情は地続きとなっている〉

医療はとかく理に傾く。理に走ると感情がおろそかになり、人間もおろそかにされる。病気と病人、天地につながる人間の情緒。どれもが現代医療の油断を突いている。お医者さんも気苦労が多い。

(2007/9/26)

もう一人の私――私の大病

麻酔から目は覚めたが、頭はまだぼんやりとしていて、自分の身の上に起きていたことをすぐには理解できなかった。

おぼろな視界に、どこかで見たような顔がふわーっと入って来た。ほほ笑んでいる。おやっ誰だろう、と思った。妻だった。

二〇〇一年四月六日の夕方六時すぎ、集中治療室（ＩＣＵ）で私はこうして、ふたたび生を得た。命の支え役・心臓の活動に必要な酸素や栄養を運ぶ冠動脈三本すべてが詰まり、九時間ほどにおよぶ手術をおえ、ＩＣＵに移されていたのだ。

ＩＣＵは、救命の先端技術と高度のトレーニングを身に付けた医師や看護師の人間的努力を組み合わせた、蘇生《そせい》つまり、よみがえりの場所。四月六日はだから、もう一人の私の誕生日になる。

ＩＣＵには、音があふれていた。患者に付けられている、いろいろなモニターが出す音だ。点滴終了を知らせるブザー音、心電図や心臓の拍動、血圧、呼吸、血液の酸素濃度などにわずかでも異常があると、計測機器の警報音がたちまち鳴り出す。

身動きひとつできずにベッドに横たわり、ただただ天井を見つめながら、ＩＣＵの空間をたえずゆきかう音にイメージをふくらましてみた。

どの音も、なんの変哲もない器械音にはちがいない。だがその発信源は、ＩＣＵ入室を余儀なくされた重症患者だ。音それぞれに、苦しみや痛み、生きたいという意志と願いをいだく、生身の人間一人一人の姿が宿る。現に自分だって、脈や呼吸が乱れては、音を出す仲間入りをしているではないか。

ＩＣＵには、めったなことでは入れない。ひどくつらい体験ではあるが、運命が与えてくれた貴重な機会を生かそう。そう思い、人間という音源が紡ぎ出す、さまざまな音に耳を澄ました。すると、計測機器の音が、微妙な個性的音色に聴こえ、ゆりかごに揺られている気分になった。

深い眠りから目覚めたとき、もう一人の私は、胸と左腕に長い傷痕があり、ひどくつらそうな顔つきで姿を現した。胸水がたまり、心臓の機能もかなり落ちていた。長時間の麻酔と手術そしてＩＣＵという、難産の末の誕生なのだから無理もない。

生まれながらに苦労していたから、もう一人の私の感性は柔らかくて繊細だ。重く冷たい雪を下で支える土の忍耐強さとつらさ、つぼみの膨らみや散る桜、若葉の葉先に触れる風や光、小さな悲しみや願い、あるいは怒りなどを、音に変えて聴かせてくれる。

もともとの私ともう一人の私。手術とＩＣＵが生み出した仲間。病も味な演出をしてくれたものだ。

（2009/4/30）

音階と言葉

ドレミファソラシド。

ドレミファソラシド。

ピアニストが弾く音階が札幌市民ホールの大ホールに静かにゆきわたったあと、谷村新司が正面舞台から柔らかな口調で語りはじめた。

「人間の身体には音階がそなわり、それぞれに意味がある。そのお話しをしましょう。どうぞメモしてください」

夏のある夕刻、仲良しの女友だち三人と連れ立って「谷村新司トーク&ライブ」に出かけてみた。「昴《すばる》」このかた、私の大好きなアーティストだが、公演ははじめて。座席が彼と真向かいの最前列中央、目が合うごとに柔和な眼差《まなざ》しが向けられた。

かつて上海音楽学院教授、いまは東京音大客員教授を務めているせいか、トークの内容に哲学的な深みと作詞家らしい自在な詩的飛躍とがないまぜになり、ふしぎな魅力があった。当夜の走り書きメモに私の味付けも加えて、再構成してみた。

音階のドは股のところ（彼は広げた手でそこをおおった）、レはおへその下の丹田《たんでん》、ミは子宮、ファはみぞおち、ソは心臓、ラは声帯、シは松果体（脳の一部）、そして一オクターブ上のドは宗教画の天使の頭上ほぼ一三センチに浮かぶ光の輪。

また、レは火、ミは水のせせらぎの音、ファは風の音、ソはイタリア語のｓｏｌｅ、つまり太陽、ラは夜空に星きらめく宇宙、シは死、一オクターブ上の締めくくりのドは大地の土、私たちは死んだらすべて土に還《かえ》る。

音階にはこのように、生まれた者には死がかならず訪れるという無常観、死を見つめることで生の意味が深まる死生観、そして大宇宙とつながるいのちのメッセージが込められている。

ドレミファの音階はイタリア語、そのｄｏが日本語・漢字の土につながるとはヘンな話だが、大昔もともと言葉は一つだった。人類の大移動で世界の各地に分散した人びとが、いつしかそれぞれ違う言葉・方言をつかうようになった。

音の表現も同じ歩みをたどった。ｄｏが土なのは、もともとの意味が日本語ドに面影を残したからだ。ドから土と死を連想できるのは日本人だけ。漢字の音読みと訓読み、平仮名と片仮名、外国語のカタカナ表記など、これほど多様な表記法をもつ言葉は日本語だけだ。

日本語の豊かな連想力を深めて、詩学と科学それに哲学と宗教と実践をコラボレートしたユニークな希望のいのちのメッセージを世界に送ろう。その届け先は、まずは東日本大震災と福島原発事故の不条理な惨禍に苦しむ被災者と被災地だ。東北は方言の宝庫、方言には地域の生活と歴史と文化そして言霊《ことだま》が宿る。その個性的な響きが、日本語の多様さに精彩をあたえてくれたのだから。

「トーク＆ライブ」には札幌市立平岡中央小学校生徒の合唱グループが参加していた。小さな身体をリズミカルに揺すり、口を大きく開き、声を精いっぱいに張り上げた美しいハーモニーに、私は感動した。未来に限りない可能性を持つ子どもたちにこそ、音階と言葉つまり文化のバトンタッチをしておかなければならないのだ。

公演を聴き終え外に出ると、星のきらめきを忘れた都会の夜空から、無数の音符が美しく階を成して舞い降りてくる気分になった。音楽には不思議な力がある。

(2011/7/27)

音への手紙

五十八の瞳の彼方に

「それでは四人一組になって実験を始めますよ」

六年生担任の坂野泰雅先生が、いくつかの小さい透明なビニール袋を手にかざし、バリトン調の声で児童たちに話しかけた。袋にはそれぞれ千粒ほどのもち米が小分けしてある。学校水田で農家の手ほどきを受けて児童や教師が育てた今年の収穫米だ。

実験とは、袋の重量からお米一粒の重さを割り出し、さらに一粒ごとの長さと幅や厚さを測ること。さっそく取り組む児童たち。にぎやかに声が弾む教室に、晩秋の清澄な日差しが柔らかな光をそそぐ。

この日、奈井江町立江南小学校の五年生（十三人）と六年生（十六人）の合同授業を受け持った。山下裕史校長の地域教育への熱い思いにうながされてのことだが、私が考えたテーマは「一粒のお

米　一雫《しずく》の涙　一つのいのち～大きな絆と明日への希望」。「小さきもの」に焦点を合わせた。

また、児童の授業参加、つまり一緒に考えてもらうための「お遊び実験」、一粒のお米の大きさの測定と一分間のまばたきの回数を児童どうしで測ることも計画した。

打ち合わせのとき、実験のことは伏せるようお願いした。子どもは意外性の新鮮さを喜ぶ。小さなアドベンチャーめいた遊びがかもしだす活気を授業に反映したかった。そして実際、大いに気に入ってくれた。

児童たちが測った米粒の長さほぼ五ミリ。電子顕微鏡写真を見せながら、こう話した。

「たった五ミリのお米一粒が約十八万個もの細胞でつくられている。細胞一つ一つには、その米粒のパパやママから受け継いだいのちのメッセージ（遺伝情報）が込められている。メッセージは、いのちのリレーみたいに次の世代の米粒へとバトンタッチされていく。十八万個の細胞を持つイネ科米粒も六十兆個の細胞から成るヒト科人間も、地球上の生きもの仲間。一粒の米にも、宇宙誕生と生命進化の歴史が宿り、仲間どうしのいのちの絆で大きな世界とつながる。小さいって、すごい」

一分間のまばたき回数実験では、児童たちは大はしゃぎ。八回から二十数回まで、それぞれの実験成果が報告されるたびに、どよめきや笑いが起きた。

「目の表面を潤すのは、わずか七マイクロリットルの涙。涙には目に栄養を送る役割があり、涙の運び役がまばたき。回数が少ないと、目が乾くドライアイになりやすい」

「身近な人や見知らぬ遠くの人（東日本大震災被災の方々など）の不幸と悲しみに涙すること、他の生きものの死にも哀切の涙を流すことができるのは人間だけ。人間がリッパだからではない。そういう思いやりの涙を他の生きものから人間に預けられているのだ。小さな涙の一雫にも、地球上で共に生きて来たいのちの仲間との絆の深い意味が込められている」

児童たちは熱心に聞き入ってくれた。

授業がおわると、全員二十九人の元気いっぱいな合唱「今日から明日へ」がプレゼントされた。指揮する五年生担任・原田亜紀子先生の、タクト代わりの指と手や腕そして全身のたおやかな動き。それを見つめて唄う児童たちのキラキラ輝く双眸《そうぼう》。その五十八の瞳の彼方《かなた》には、収穫の大役を果たし安息する田んぼと大自然が広がる。子どもたちの合唱にあわせ、明日への希望を主題とした交響曲を奏でる光景のように私には映った。

（2011/11/30）

心配りと言葉と

外来診察室の机の上の携帯電話が冬の明るい日差しのなかでピコピコと光り、キコからのメッセージを届けてくれた。彼女の一家とは長年のお付き合いがあり、ことあるごとに相談にのる間柄である。

「マコおばちゃまが、しゃべりました。ひろもキコもありがとうと、かぼそい声で言いました。ひろおじさんもキコも、うれし泣きしました」

マコは四十五歳。脳の動脈瘤《りゅう》破裂でくも膜下出血を起こし、開頭手術は成功したものの、気管切開のために声を出せない。その彼女が、ようやく発した第一声を、夫の広さんとじかに耳にした感動を、めいのキコがケータイで伝えてくれたのだ。キコは、大学文学部認知科学専攻を中退して看護大学に再入学した学生。なかよしマコへの思い入れの深さはひとしおらしい。

この劇的シーンにたまたま立ち会ったキコを感心させたのは、担当の若いK看護師の心配りと言葉づかいであった。

Kさんは、患者マコの手を握り、耳元に口を寄せ、はっきりとした発音で言葉をゆっくりと区切り、静かに声をかけた。

「マコさん、お口からゆっくりと息を吐いてみましょう。そして息を吸い込むのもお口や鼻でしてみましょう。気管切開のところは、お話しできるように工夫してありますから大丈夫。むせても、私が側《そば》にいます。心配ないですよ」

マコが口呼吸をするのを確かめてから、こんどは明るく弾みのある声で話しかけた。人柄からおのずと出てくる言葉づかいで、職業的な指導の口調はまったくなかった。

「そおそお、その要領。お上手ですよ。それじゃ、なんでもよろしいですから、お話ししましょうか。ムリなさらず、ゆっくりとね」

こうして話した最初の言葉が「ありがとう」だった。汗かきのマコは、顔に汗しながらも、大きな澄んだ瞳でまばたきもせずにキコを見つめ、やおら口を開いたという。その瞬間、涙をたたえた看護師Kさんの表情をすばやく見て取り、キコは心を動かされた。こういう看護師になりたいと思った。

マコの入院は、なにかにつけキコの勉強になった。心理学や認知科学を学んだせいもあり、マコのささいな表情の変化やしぐさなど、文字どおりの〈声無き声〉(非言語的表現)から、病者の悩みを読み取る学習もすることができた。

こんなことがあった。マコが三十九度の発熱をしたとき、熱さましの座薬を無造作に使ったのが男性の看護師。彼女は顔を赤らめたが、彼はまったく意に介するふうもなかった。日常の看護業務としては、ささいで当たり前のことなのだろう。

だがその光景が、若いキコには異様に映った。もともと恥ずかしがりのマコの気持ちを推し量ると、痛々しい気分にかられた。自分なら、ゼッタイにイヤだなと思った。看護スタッフどうしで、一人一人の患者の個別性を大切にした打ち合わせはしていないのだろうかと、いぶかった。

人は、他の人との関わりの中で生きている。この関係性の充足が、脳の働きを活性化する。キコが、認知科学の最初の講義で覚えた知識だ。つまりは、心配りと言葉づかいが大切、ということだ。

やはりKさんのような看護師を目指そう。キコは、あらためて自分にそう言い聞かせたそうだ。臨床医にも大切な心構えと、私は思っている。

(2012/1/25)

形状記憶──きっと甦る

札幌・白石区のとある脳外科病院にMさんを見舞うと、眩《まぶ》しいほどの日差しをいっぱいに入れたデイルームで、母親と一緒にプリンを食べていた。

小さなスプーンに焦げ茶色のカラメル混じりの黄色いプリンをすくい上げては、ゆっくりと口に運ぶ。隣り合わせにすわり、何やら言葉を交わす二人の表情がとても穏やかだ。気管切開の装具も外され、傷痕に白い包帯が巻かれていた。

彼女は去年の初冬、脳の動脈にできた小さなコブである脳動脈瘤《りゅう》が破れて重症のくも膜下出血を起こし、救急病院の脳神経外科で手術を受けた。気管切開はそのときのものだ。

手術は成功したが、出血が脳の左半分に広がり、右半身まひと言葉や記憶に重い障害を残す可能性があった。しかも、動脈瘤がもうひとつ、まだ残っている。破れると、再び生命が脅かされる。

彼女は若い。さまざま夢や希望をたくさん持つ。悩むご家族の意を受け、私が信頼する神経内科医や脳外科医の助言もあり、血管内治療に指折りの実績を持つ白石区の病院に転院することになった。

血管内治療とは、コイル塞栓《そくせん》術ともいう脳動脈瘤の最先端医療のことである。頭も開かず、脳にも触らずに治療できる利点がある。もちろん、リスクもある。慎重な検討の結果、コイル塞栓適応の判断が出た。

そして私は、かかりつけ医として最新治療の実際を見学する機会を得た。見学は、治療室と大きなガラス壁面で隣接する操作室。二十台ほどのモニター画面に治療経過が刻々と映し出される。そのあらましは、こうだった。

まず、太もも付け根の動脈に差し込まれた細い管であるカテーテルが激しい血液の流れに逆らい血管内をさかのぼる。やがて首筋にたどりつくと、カテーテルから、極細の管であるマイクロカテーテルが繰り出され、脳内に入り込む。

複雑に絡み合う脳内動脈の網目を、マイクロカテーテルは巧みにくぐり抜け、突き進む。微細な管が、うねうねと形をくねらせ目指す場所に向かう姿は、鋭い眼光で獲物を狙う生きものみたいだ。

獲物とは、脳内奥深くの細い動脈の枝に巣くう四ミリほどの風船みたいに膨らむ血管のコブ。風船は空気を吹き込み過ぎると破れる。壁の薄い動脈瘤もまた、おびただしい血流の激しい圧力にたえずさらされ、いつ破れてもおかしくない。

獲物の中に入り込んだマイクロカテーテルは、柔らかい超微細な金属製コイル糸を出して、動脈瘤の内壁に密着するフレームをつくった。

ついで、マイクロカテーテルから送り込まれる何本もの糸が、ぐるぐる巻きのお手玉をつくり、コブの中を埋め尽くした。コブには血液は入らなくなり破裂は抑えられる。治療はこれで終わり。時間にしてほぼ一時間。集中治療室（ＩＣＵ）入りをしたＭさんを見舞うと、元気そうに手を振った。

コイル糸には、三次元の形を認識する形状記憶の金属分子が埋め込まれている。動脈瘤内壁のフレームづくりは、この記憶装置のせいらしい。これが最先端医療なのだと、実に新鮮な感動を覚えた。

Mさんは、救急病院で手術したことも、四十日も入院していたことも記憶がない。昨日のことも忘れがちだ。

だが今は、優しくそっと見守りたい。間もなく、脳機能を中心としたリハビリ専門病院での訓練が始まる。失われた時間と記憶もやがては、春の息吹にいのちを得て、新たな形状をなして、おもむろによみがえるからだ。

（2012/2/29）

音への手紙——心の揺れと癒やす力と

夜十時すぎ、書斎の窓を開けるとレースのカーテンが涼風をはらんでゆらめき、深呼吸をした。お隣の小公園のヒバの木々の濃い緑の葉がそよいでは何かをささやき合っていた。雲間からまーるいお月さんが淡い光のしずくとなって葉に舞い降り、ささやきに加わっていた。夜は暗くて静かなほうがいい。聴覚を繊細にして童話の世界へといざなう。音くん、夜はきみの自由な領分だ。

いま、きみに手紙を書くのは、ある人の話が、音に関わっていたからだ。ただし童話ではなく、ちょっとばかり考えさせられる内容だ。

その人は元中学体育教師。頸動脈《けいどうみゃく》超音波検査の結果を説明した後、こんな打ち明け話をしてくれた。

この日の朝、奥さんに苦情を言われたそうだ。

「夜、CDを聴きながら寝た。川に溺れる夢を見た。私、泳げないでしょう。いくら叫んでも、だれも助けてくれない。朝まで、まんじりともしなかった」

奥さんは、涙ぐんでいるようにも見えたそうだ。

「参りましたよ、CDをプレゼントしたのは私ですし、喜んでいましたからね」

と、彼はこぼした。

彼女は右下肢と足を骨折していた。棚の上の物を取ろうとしたときに足元の丸椅子が傾き、垂直に滑り落ちた下がコンクリート床だった。救急車で運ばれ、〈粉砕骨折〉という診断で手術。そしてリハビリとギプスから車椅子、次は松葉づえの不自由な入院生活。退院後は改修した自宅の手すりを頼りにリハビリに励んでいた。

感激屋の元体育教師は、そのけなげな姿に感動して思い付いたのがCDのプレゼント。清流のせせらぎや渓谷の滝の流れ、朝もやの森の小鳥のさえずりなど、自然音をデジタル録音したものに、ゆったりとした音楽をブレンドした内容である。彼女は元幼稚園の先生。音楽好きだったのに親切が裏目に出て彼は困り果てた。仲むつまじい二人の間に起きた緊急事態に、きみの仲間の音が関わっている。どうすべきか、私の考えを知らせておこう。

まずは彼女の心境を分かってあげることだ。買い物や家事を以前のようにできない自分を責め、焦っている。かたや夫は優しいが、自分の足で自由に歩いている。うらやましく、ときとしてねたましくなる。そう思う自分がまた情けなく哀れになる。こうした心境の揺れのコントロールは、誰にだって難しいのだ。

〈粉砕骨折〉という診断名も、彼女を傷つけている。広辞苑に〈粉砕〉とは「粉みじんに細かく砕くこと。相手を徹底的に打ち破ること」と書いてある。彼女は、自分の人生と存在そのものまでもが打ち砕かれたような暗然とした気分になっているはずだ。大げさ過ぎると言うのは、当事者でないからだ。

悩める元教師に、私のこうした考えを伝え、助言も付け加えておいた。

「水の音を聴いて溺れる夢を見るとは、奥さんの聴覚的感性は繊細ですばらしいですね。大切にしてあげましょう。音や音楽には、心と身体の苦しみを癒やす大きな力があります。CDには『1／f』というゆらぎの自然音や音楽が入っている。奥さんは、あなたの優しさを間もなく分かるようになる。ただ、こんどCDを選ぶときは、彼女の意見を聞いてからのほうがいいでしょうね」

彼はしきりにうなずいていた。音くんは、どう考えるかな。

(2013/6/26)

脳の中の鏡——他者の気持ちを映し出す

お医者様　パソコン見ずに　オレを診て

前にも紹介したが、公益社団法人全国有料老人ホーム協会が募った「シルバー川柳」の入選作だ。作者は七十四歳の男性。講演で、この川柳を引用すると会場に笑いが湧き起こるのは、同じような不快な経験や不満を持つ人が多いからだろう。

お医者、とりわけ大病院のお医者様にも、次のような言い分や反論があるだろう。

「日々の診療で、大勢の患者さんに忙殺されることが多いうえ、電子カルテやパソコンが、ほとんどの医療現場に導入されている。だが、医師のすべてが、パソコンの文字盤（キーボード）の打ち込みが上手とは限らない。だから目はとかく、文字盤に向いてしまう。しかし、患者さんの症状などの訴えは、医者としての耳で、ちゃんと聴いているのだ」と。「ついでに言わせてもらうと、川柳の『パソコン』を『キーボード』に言い換えたほうが、現場のつらさをユーモラスに伝えてくれそうだ」とも。

こうした言い分は、かなり身勝手にすぎる。川柳で詠われている「オレ」は、ただの顔だけではないからだ。その「オレ」はたぶん、こう言い返すだろう。

「顔とは表情のことだ。目の動きや瞳の光、眉間のしわの寄せ方、頬や口元の変化などの微妙な変わり様や声の出し方、診察室に入る歩き方などをふくめたすべてが表情であり、それがオレなのだ」「だから、先生よ。あなたの目の前に座っている、そういうオレに、人間として向かい合っていただきたいのだ」と。川柳に笑う人たちも同様な心境をお持ちなのだろう。

「心の理論」という心理学の用語がある。

私たちは、向かい合ったとき、相手の表情や年齢、男女などの違い、その人の置かれた状況や気分のありようなどを推察して、言葉の使い方や対応の仕方を柔軟に変化させる。こうした心の働きを「心の理論」という。つまり、相手（他者）の立場で物事を考える能力ということなのだ。

チンパンジーやサル、ペットの犬や猫にも、似たような現象はあるそうだが、ひときわ目立って「心の理論」を成熟させているのは、人間だけらしい。そして最近の脳神経科学の研究では、人間の脳に「心の理論」を裏付ける、網目のように張りめぐる「ミラーニューロン」という神経細胞のネットワークの存在が証明されつつあるようだ。

ミラーとは「鏡」の意味。私たち人間の脳の中には、他者の気持ちを映し出す鏡があるのだ。

その人間は、地球上の生きものの中では、いちばん後に誕生した生物だ。チンパンジーと枝分かれして、ヒトとして生き始めたのがおよそ六百万年前。先輩格のチンパンジーと比べると、人間の脳は三倍以上の容積を持っている。言い換えると、私たちの脳は、六百万年もの長い歳月を重ねて、他者の苦しみや悩みを映し出す「鏡」を磨き上げてきたことになる。

ちかごろの荒れがちな世相、そして「格差社会」の現状などを思うと、ミラーニューロンの網目が乱れ、鏡は錆《さ》びて、曇ってしまったようにも思う。曇った鏡は、役に立たない。大先輩に当たる地球上のすべてのいのちあるものが、人間に預けた「心の理論」という鏡も、役に立たなければ、いつかは他の生きものに移し渡すかもしれない。

せめて医療や、介護と福祉、教育の場では、「脳の中の鏡」を磨く知恵を働かせておきたいものだ。

(2016/10/26)

まばたきと背中――「口文字」通訳のこと

その人が姿を現したとき、研究発表の会場だった札幌コンベンションセンター小ホールに、息を詰めたような緊張感がただよった。

口に細いチューブが挿し込まれ、人工呼吸の機器や装置が付いた特製の大きな車椅子に乗せられたまま、男六人がかりで中央の演壇にあげられたからだ。

その人とは、深瀬和文さん(五十三歳、札幌市)。難病の筋萎縮性側索硬化症(ALS)を患っている。

ALSは、筋肉の運動をコントロールする大脳の運動中枢と、そこから全身に張りめぐらされた運動神経の全てが障害されていく。

進行するにつれ、手足の筋肉がやせ衰えて歩行も難しくなる。呼吸や声や飲み込むための筋肉も侵され、言葉も出なくなる。感覚や知性と認知機能は保たれているだけに、ご当人の悲しみやつらさは、想像を絶する切なさがあるはずだ。

こんどは、若い男の人が深瀬さんに向かい合って座り、顔を見つめはじめた。そして次のような光景が繰り広げられた。二カ月前のことなのでやや記憶が曖昧だが紹介しよう。

最初に若者が「あ、い、う、え、お」と言った。すると深瀬さんが「う」で、まばたいた。次に若者が五十音表の「ウの段」を横読みにしていった。「う、く、す、つ、ぬ、ふ……」というふうに。そして「ふ」のところでまた、深瀬さんがまばたいた。これで最初の一文字「ふ」が確定した。

次に、また若者が「あ、い、う、え、お」と声を出し、深瀬さんが「あ」で、まばたく。こんどは若者が「アの段」を「あ、か、さ……」と横読みした。「か」のところで深瀬さんがまばたき、「か」が決まった。さらに同じ方法を使って、「せ」が出来上がった。

こうして、言葉を発することが出来ない深瀬さんが、みごとに「ふ・か・せ」と、自己紹介したのだ。ALSの方のための、こうした言語表現法を「口文字」というそうだ。

若者は、「口文字」の、通訳者だったのだ。間髪を入れない、みごとな同時通訳ぶりに、私は感嘆した。参加者には背を向け、ひたすら深瀬さんと向き合う、その後ろ姿にも感銘した。

この日の深瀬さんのスピーチを、要約しておこう。

「私は、ALSにめげてはいません。コミュニケーションに苦しむ同病の仲間のために、『口文字』

の普及に努めています。音楽が好きで、かつてはフレンチホルンを吹き、『マイ・ウェイ』を口ずさんだりしていました」

「マイ・ウェイ（My Way）」はフランク・シナトラやエルビス・プレスリーなどが歌った名曲。日本では布施明が歌う「今　船出が近づく　この時に……」の歌詞にさまざまな思いをいだく人も多いはずだ。

この日、十月九日は、日本死の臨床研究会の第四十回年次大会の二日目だった。全国から四千人近くの会員が集まり、コンベンションセンターの各会場で研究発表をしていた。私は、中山ヒサ子さん（NPO法人「和・ハーモニー音楽療法研究会」理事長）の研究発表「音楽の中に共に居ること――ALS患者の傍らで」を、聴きに行ったのだ。

中山さんは、十年ほど前から「歌の翼隊」という訪問音楽療法グループをつくり、ALS患者の自宅で演奏活動をしている。ALSの患者会代表として登壇した深瀬さんも、その音楽を楽しむ一人だそうだ。

そのまばたきと通訳者の背中の組み合わせ。私の目には、美しい一幅の絵画のように映った。

（2016/11/30）

ゲノムとお坊さん

全遺伝情報を指すゲノムを切り口とした講演「生老病死と先端医療――ゲノム医療を考える」を十七日、聴いてみた。

講師は、後志《しりべし》管内蘭越《らんこし》町にある浄土真宗本願寺派大成寺《だいじょうじ》の早島理《はやしまおさむ》住職。国立の滋賀医科大学名誉教授で、今年三月まで京都にある仏教系の龍谷大学の教授を兼ねていた方だった。この両大学は、医療者と宗教者の協働による合同授業を開いているという。古都京都と開拓百五十年の北海道との医療文化の違いを考えさせられた。

会場はJR札幌駅北口近くのエルプラザの研修室。参会者はわずか七人。私の他は、どなたもお坊さんと知り合いのような印象であった。主催は、仏具などを扱う北聖社（札幌）の代表、大竹真《しん》史《じ》さん。採算の合わないこの「仏教講座」を、ボランティアで続けているそうだ。

ここでまず、ゲノムのおさらいをしておきたい。ゲノムとは、人間でいうと、身体を形づくる六十兆個ほどの細胞一つ一つに入っている遺伝子DNAの総称。そのどれもが両親につながる先祖代々の遺伝情報のすべてを受け継いだ一個の受精卵から生まれてきている。

他の動物や植物も、それぞれが独自のゲノムによって先祖からの生命の情報をつないできている。それでいてゲノムの元になっているDNAという物質は、人間も犬も猫もお米も魚も草花も、化学構造がまったく同じで、共通性がある。

そしてゲノムをさかのぼると、三十八億年も前の生命、たった一個の単細胞の生物誕生の歴史にたどりつく。つまりゲノムは、地球上の生きとし生けるものすべての連続性と独自性（唯一性）と、生命のおおもと（根源性）が同じであることを物語るもの、ということになる。

さらにさかのぼると、その根源は宇宙誕生のビッグバンへとつながる。ゲノムの視点から眺めると、地球上の生きものすべての体の中に、この長大な時間が同じように流れていることになるのだ。

さて早島住職の九十分にわたるお話の印象に残った一点を要約すると、こうなる。

ゲノムなどの先端医療でいう「生命」は、生命の構造や機能を意味するものです。その進歩は、病気の治療や産業技術などに大きな貢献をします。だが経済やビジネスと直結しやすいだけに、役に立つものだけを優先する「選別」が行われてしまいます。

仏教でいう生老病死の「いのち」は、今ここに生きている意味を大切にしています。例えば、障害や難しい病気をお持ちの方がいたとすると、そういう困難を引き受けてくださったからこそ、誰かが健康に生きることができるというのが、仏教の教えです。

ゲノム科学から学ぶことは、すべての人類が一つの大きな遺伝子ＤＮＡプールを共有していることです。しかし、そのプールを自分で勝手に選ぶことはできないのです。たまたま誰かが難しい病気の遺伝子を受け取ったとしたら、社会共同体で引き受ける人間としての責任がある。

ゲノムは、かけがえのない「私」という存在を保証するものであり、その「私」とは、自分でありあなたであり、社会を生きているすべての人が、ゲノム的意味での「私」なのです。

講演の後、司会からコメントを求められたので、こう述べておいた。

「かつて私も、医療系や人間科学系の大学で限りなく『ゲノム』の視点から『生命倫理』などの講義を受け持ったことがある。住職のお考えと多くの共通点があり、宗教者と医療者の対話の、新たな地平の開拓の導きをいただきたい」と。

ゲノムを語るお坊さんから、大きな学びを受けた一日であった。


（2018/10/31）

小さな旅——ミトコンドリアとの共生

「小さな旅をした」とは言っても、所用のためにＪＲの鈍行列車で奈井江から旭川に出かけただけのことである。しかも途中の滝川駅での停車時間十三分を差し引くと、乗車の移動はわずか五十七分ほどにすぎない。それでも、私には「小さな旅」であった。

まず、通いなれた札幌行きとは違って、トンネルがあった。車掌さんに尋ねると数は五つという。快晴に恵まれたので、真っ暗なトンネルをくぐり抜けるたびに陽光にきらめく純白の雪原がひろがり、視界のこの明暗のこうした反復が新鮮であった。トンネルがあるということは、山と渓谷そして平らな大地などがあることにもなる。車窓からの眺めのこうした変化もまた、いっそうの旅情を感じさせてくれた。

終着の旭川駅で「小さな旅」はおわったが、広くて大きな駅舎の木目のかすかな香りと人影の少なさなどがまた、夕刻だっただけに旅愁めいたものを誘ってくれた。

「小さな旅」の明くる日、旭川市内のホテルで、道新旭川政経文化懇話会の二月例会で「いのち・医療・平和」と題した講演をさせていただいた。たいそうな題名だが、キーワードの一つを、細胞の中にあり肉眼では確かめようがないほど小さな器官「ミトコンドリア」にしておいた。いったいこれがどうして主題の「平和」などに結び付くのか。あらましは、こうなる。

人間を含めた多細胞生物を形づくるすべての細胞の中に、いくつもの小さな器官が存在している。そのうちの一つに、もともとは独立した別な細胞であったが、二十五億年ほど前に私たちの先祖の細胞に入り込み、同居生活をするようになったものがある。これが、ミトコンドリアである。

ミトコンドリアはただの寄生細胞ではなく、細胞の呼吸調節やエネルギーをつくりだすなど、発電所のような役割を受け持つ。最近の研究では、老化とパーキンソン病のような神経の変性、がんなどにも深く関わっていることが分かってきている。

ミトコンドリアと多細胞生物の細胞はこうして、二十五億年もの長い時間をかけて、共に支え合って生きる共生関係の間柄となった。共生は、お互いの由来（歴史）と独自性を認め合い、役割の違い（個性と多様性）を受け入れる「寛容」につながっていく。このどれもが、「平和」を生み出す大切な要素でもある。

だから「平和」を大切にすることは、ミトコンドリアと生きとし生けるものの細胞の共生関係からの「いのちのメッセージ」であり、生命誕生三十八億年と大宇宙百三十八億年の進化の歴史に敬意をささげることにもなるのだと、私は思っている。いのちに深く関わる医療者としても、しごく当たり前の考え方でもあろう。

「小さな旅」の余談になるが、森鷗外もかつて(一九一四年[大正三年]五月)旭川への旅をしていたそうだ。文豪森鷗外ではなく、旧陸軍省医務局長の軍医、森林太郎として当時の旭川の師団の施設や病院などを視察、わずか二泊三日の滞在だったそうだ。教えてくれた私の友人によると、その記念碑が旭川医療センターに残っているそうだ。

作家兼業の超多忙の鷗外もまた「小さな旅」を旭川で過ごしたことになる。交通が不便な大正初期のこと、さぞかし慌ただしく疲れた「長途の旅」だったことだろう。それにくらべると私の「小さな旅」は、旭川に着くまでわずか五十七分。鷗外も羨《うらや》むような話ではある。

(2019/2/27)

電車のゆらぎの中で

最寄りのJR奈井江駅から岩見沢駅で乗り換えて札幌を往復するときの鈍行電車は、岩見沢駅構内にさしかかるといつも車体を大きくゆるがす。

そのゆらぎに身をゆだねながら「ゆらぎとはいったい何だろう」と考えてみた。というのも、ゆらぎは、患者さんと向き合っている日常の診察室で、しばしば出会う出来事だからだ。

例えば、脈の乱れである。脈が乱れる不整脈では、心電図の波形が細かくゆらぐことがある。その説明を聴《き》く患者さんの表情にはときとして、不安の感情がゆれ動くことがある。このように、身体や心のゆらめきと向き合うのが、医療の現場なのだ。

五月のある日、奈井江駅から電車に乗り、岩見沢駅乗り換えで札幌に出かけてみた。空は青く澄みわたり、沿線にひろがる田植えをおえたばかりの水田には浅緑の稲の苗が光にゆらめき、田植え前の水田では水面がさざ波にゆらめいていた。

去年暮れから親しい友の急な心臓の病気のお世話に明け暮れし、年明け早々からは地域医療の良き相談相手であった後輩医師があいついで彼岸へと旅立ち、私自身の心もまたゆらぐ日々であっただけに、春の日の穏やかな沿線のゆらめく光景は大きな慰めとなった。

この鈍行電車が岩見沢駅構内近くにさしかかると急にのろのろ運転となり、車両の音がゴトゴトと大きく響き、車体の横揺れがひどくなった。やがておさまり、列車は静かに駅のプラットホームに到着した。

帰りの岩見沢駅で乗り換えた鈍行電車も、また同じであった。のろのろしながら駅構内を抜け出そうとするときに車体が大きくゆれてガタゴトと音を出した。だが駅構外に出てしまうとゆれもやみ、スピードをぐんぐんと増した。

この車体のゆれは、例えば、車輪とレールのかみ合わせの微妙な違いとか、左右のレールや枕木の幅や高さのわずかなずれと古さ、あるいは地盤のデコボコなどがすべて重なり合ってのことであろう。このトラブルの解決は、工学や物理学の知識を借りれば、いくらでも可能だ。

ついでに、車体や車輪、そしてレールも枕木も地盤も、バラバラに細かく解体してみよう。すると、レールならば、もともとの構成成分の鉄の元素となる。さらに解体すると、見たこともない素粒子の扉が現れ、それを開くと「ゆれ」「ゆらぎ」が当たり前の新しい「量子の世界」に入り込んでゆく。

難しい話になったが、素粒子とは、これ以上は小さく分けられない究極の物質であり、人体や地球上の生きとし生けるものから岩石や土壌など自然界のすべての物質などの存在の根源である。

その別な呼び名が量子。その研究領域が量子論という新しい物理学である。パソコンもスマホも、量子論の研究が生み出したものだ。

量子論の立場から眺めると、この世のすべての存在《もの》は、たえず「ゆらいでいる」と言うことになる。それは、この世界を形づくる量子そのものが、形のある粒子になったり、形のないただの光の波の動きになったりと、状況に応じて自在に変化してゆれ動いているからだそうだ。

何だかはかない世界だなと思うが、最先端の自然科学の量子論などから存在の根源を探っていくと、そこには哲学的思索や詩的な想像力をうながすような豊かな「ゆらぎ」の世界と向き合うこととなるのだ。

日常診療の現場での「ゆらぎ」の意味を、こうした広い視野から深めたいと、あらためて思った。

こう考えたところで気がつくと、鈍行電車は奈井江駅をあやうく発車しそうになっていた。


（2019/5/29）

テレマーク――終末期リハビリ

スキーのジャンプ大会をテレビ中継などで観戦すると、跳躍台から大空に大きくきれいな弧を描いて飛翔《ひしょう》する姿も美しいが、着地するときに両腕を左右に広げ、上半身を起こして片方の膝を深く曲げ、両足を前後にひろげる姿にも魅《み》せられる。テレマークとは、この着地姿勢を意味するスポーツ用語であり、ノルウェー南部の山岳地域テレマークにちなんだ言葉だそうだ。

テレマークの姿勢が鮮やかに決まれば、飛ぶ距離が少し劣っても競技評価の合計点に加算されるそうだが、もっともなことだ。たとえば札幌・大倉山ジャンプ競技場の助走路の長さが九十四メートル、その最大斜度は三十五度。これほどの急斜面を高さ（標高差）約百三十四メートルから一気に地面に舞い降りるときのすさまじい物理力学的なエネルギーの衝撃を吸収して、芸術的とも言える優雅な姿に変換する離れ業がテレマークなのだから、上乗せ評価は当たり前だろう。

これにはしかし、一朝一夕には成し得ない、よほどの修練の積み重ねが求められるだろう。何だか人生の締めくくり方にも当てはまる意味合いがありそうだ。

一日、市民公開講座「人生最後の着地姿勢（テレマーク）を支える」（全国介護・終末期リハ・ケア研究会主催）でお話をする機会をいただいた。講演と対談の組み合わせで、対談のお相手は医師の大田仁史さん（八十一歳、茨城県立健康プラザ管理者）。「終末期リハビリテーション」の開発と方法論を提言されている先駆者でもある。

人生終末の時期にいまさらなんで「リハビリ」と思う向きも多いだろう。リハビリの語源は、ラテン語の「ハビリス」だという。大田さんの提言は、じつにユニークだ。

「ハビリスとは、身体として人間らしくあるという意味だ。加齢や障害のため自立ができず、自力で身の保全をなしえない人びとには、たとえ子どもであれ、最期まで人間らしくあるように医療、看護、介護が連携した終末期のケアとリハビリを結びつける工夫が大切だ。

人間最期の姿、つまりご遺体に、床ずれがあったり、口が開けっ放しだったり、関節が折れ曲がったりでは、尊厳の名にふさわしくない。ご遺体は『ご』という敬称がつく社会的存在で、ただの死体ではない。

ではどうすればいいのかという、ご遺体からの発想と工夫が『終末期リハビリテーション』を内実のあるものへと導く」と言う。

自らのテレマークを見据えた生と死の在りようと、それを支える社会的な仕組みのつくり方でもある「終末期リハ・ケア」は、人生百年時代の大切な実践課題としたいものだ。

(2019/6/26)

ふるさとの一粒のコメ

小さなお花——認知症でも

二月のある日、町外の老人施設勤務の介護福祉士、安井二郎君（二十四歳、仮名）が訪ねてきて、こういう話をしてくれた。

「先生のご紹介で入所の片沢セリさん（七十八歳、仮名）と、このあいだ廊下を一緒に散歩していたら、ふと立ち止まって廊下の片隅に歩みより、しゃがんで手で何かに触りながら小声でつぶやいたのです」

「どうしたのかなとそばによると、紫色の小さなお花でした。誰かが置き忘れたか、捨てたのか、そんな感じの少ししおれたお花でした。でも、お花とおしゃべりをする片沢さんの顔つきがとても晴れやかで、その後の散歩の足取りが軽やかになっていました」

「ぼくは、考えさせられました。認知症を患っていても、廊下の片隅という、いわば路傍の小さなお花に気付く感性は、この人のほうが、ぼくよりずうっと繊細だ。すごいなと、思いました」
認知症という病名、つまりレッテルにとらわれずに、路傍の小さなお花をいとおしむ女性の姿そのものに感じ入る若い介護士のすなおさもまた、なかなかのものだと、私は思った。そして唐突だが、二十代おわりの若き医師だったころの私の、こういう経験を思い出した。小さなものへのまなざしを大切にするというこの経験はいまでも、私の想像力や物事の受けとめ方などのよりどころとなっている。

そのころ私は、がん免疫研究のかたわら、病理診断の仕事も受け持たされていた。大学病院などで手術をうけた患者さんから取り出したさまざまな臓器の病気の部分を、プレパラートという薄いガラス板に貼り付けて病理組織標本というものをつくり、これを顕微鏡で見て病理学的な診断をする仕事だ。責任は重いが、やりがいもあった。

ある日の夕刻、たまたま顕微鏡でのぞいたのは、卵巣がんの転移で手術を受けた人の標本だった。臨床記録には「年齢二十五歳」「結婚三年目」「お子さんが一人」と記入されていた。若い女性に襲いかかった運命に思いをはせながら、顕微鏡下のプレパラートを観察していると、標本の向こう側に彼女の姿が立ち現れ、私にこう話しかけているような思いにさせられた。

「あなたがいま見ているのは、卵巣から肝臓に転移した、世の人が恐れるがん細胞の切片。でも、がん細胞になる前は、健康な卵巣細胞の一員として、いのちと女性の務めを目覚めさせ、愛と希望を紡ぎ出し、次の世代へのバトンタッチを担い、女性という人間の矜持《きょうじ》の源泉でした。いま顕微鏡をのぞいている方よ。私は、ただの切片でも標本でもなく、いのちの断片です。断片のかなたにつながる、かつての一個の人間としての私の姿と、がんの断片とされた私の流離の悲しみに想像をめぐらしてください」

この断片を、「小さなもの」「弱いもの」「悲しむもの」「病めるもの」などに置き換えてみよう。すると、それに結び付いて立ち現れてくるのは、路傍のお花をいとおしむ片沢さんの姿や、紫色に咲く小さなお花、そして二郎君の受けとめ方となるように私は思う。彼は、とてもいい話を聴かせてくれたのだ。

私の経験談を聞いていた若い介護士は目を輝かせて、こう言ってくれた。「片沢さんの小さなお花が、紫色の花弁をぼくの胸に咲かせてくれましたね。大切にします」と。

(2021/2/24)

ふるさとの一粒のコメ

「出身学生にゆめぴりか　奈井江町　コロナの逆境で応援」

二十二日の北海道新聞朝刊の中・北空知版に、こういう見出しの記事が載っていた。要約すると、奈井江町外に住む町出身の学生が、新型コロナウイルス感染症の拡大で帰省やアルバイトが制限されている。その学生たちに、奈井江産ゆめぴりか二キロと町オリジナルのトートバッグを贈り、ふるさとを思い出して勉学に励んでもらう、という取り組みだ。

町の広報誌『ないえ』の二〇二〇年二月号によると、奈井江のゆめぴりかは、二〇一五年にゆめぴりかコンテストの最高金賞を受賞した。また、二〇二〇年には「今、一番食べてほしいお米」を競うビジネス誌『日経トレンディ』主催の第六回米のヒット甲子園で大賞に選ばれた。学生たちには、ふるさとが誇るすばらしい励ましの贈り物となることだろう。

「だが」と、私は思う。せっかくの機会だから、ゆめぴりかのこの味がどうして生まれたのか、そもそも一粒のコメとは、いったい何ものなのかを考えておくことも、都会生活の学生だからこそ大切だろう、と。

もう十年以上も前のことだが、四十代の農業者が外来診療の折に、こういう話をしてくれた。

「米作りとは、いわば科学の実験みたいなものですよ。土地の土壌学から気象学、そして水の流れや水質、地域全体の自然生態学などとの調和と調整を工夫しなければならない。でも、どれにも人知の及ばないところがある。それをわきまえる哲学みたいな見識も求められる。お米は工場で製造する規格品とは違いますからね」

「お米は、低タンパクのほうが、はるかにおいしい。だが、そのためには、化学肥料の制限や収穫量の低減と収入減がつきまとう。でもね、奈井江のような小さな地域では大量生産はできそうもない。仲間の農家と一緒に勉強をして、そのうちに日本一のおいしいお米を作ってみせますよ」

彼は、この翌年に急逝した。今日の奈井江のゆめぴりかの栄誉を見るにつけ、早朝に田んぼを見回り、昼はパートタイムで工場で働き、休日なしで農作にいそしんだ彼の姿を思い出す。

また、ある農家の長老が、やはり外来診療でこういうことを話してくれた。

「田植えが終わった田んぼの周辺を朝早く歩くとね、踏みしめる足音に稲穂が応答するような気分になる。不思議だね、会話が出来るのだよ。足音が彼らの励みになるみたいだから、毎朝田んぼ歩きをしているよ」

道を究めた達人の言葉を聴く思いになったものだ。彼の家筋は明治のころの奈井江の開拓者、北海道の米作りが、不作と凶作だった苦難の歴史に詳しかった。

学生たちが町から寄贈されたお米を食するとき、お米を生み出した農家の人たちの工夫と努力に想像をめぐらすのも大切と思う。これはたぶん、この世でさまざまな仕事に地道にたずさわる人びとを大切に思う感性を培うことにもつながるだろう。

一粒のコメを構成する細胞の数は約十八万個、電子顕微鏡写真などを見ると、それぞれの細胞に、核や細胞質やミトコンドリアや細胞小器官があり、核膜や細胞膜があり、ダイナミックな微細構造の小宇宙の世界を繰り広げている。

私たちがお米を食べるということは、この小宇宙を共有することでもあるのだ。そして、一粒のコメにつながる自然の生態系や、先に紹介したかの四十代で夭折《ようせつ》した農業者の言葉などの意味を熟考することも大切だろう。

こうすることはたぶん、柔らかな感性の若者たちの、生きとし生けるものや小さなものへの愛惜と共感を深めてくれるだろう。コロナ禍の中、奈井江町の若者に限らず、広く多くの方々にも共通する課題となりそうだ。

(2021/6/30)

医療と他者への共感

大学の医学部を進路として選択、医師という職業を選んでから、ほぼ七五年になる。その当時から今日に至るまで私が考え続けてきたのは、医療とは自分にとって一体何かということだった。そしてたどりついた考えは、平凡なつぎのような言葉である。

自分が病気になったときのために医師という職業を選んだという医者は、まずいないだろう。仮にそうだとしても、医療はそもそもの歴史が、病に苦しむ者に思わず手を差し伸べる人間本来の情意、つまり他者の苦しみや悲しみへの共感と想像力という人間性に由来しているのだから、上記のような「自分の病気のために」という心構えはいずれ、おのずと修正されていくはずだ。

こうした認識はしかし、医学部を志望した当初から仰々しく胸に抱く必要はない。医学部の講義の中で、あるいは友人などと学生時代を過ごす中で、いつしかおのずと培われていくものでもある。さらになによりも、やがて従事する臨床の現場で、挫折を繰り返しながら、次第に形成されていくものなのだ。臨床医療の現場には、耳を澄ませば、病に苦しむ人の声が満ちあふれている。臨床医療とは、「他者のために」という無言の教育機能が秘蔵されている貴重な現場なのだ。

私の場合、こうした認識の導きとなったのが、『医戒　幕末の西欧医学思想』(現代教養文庫、社会思想社）の、短い言葉であった。原文のまま引用しておこう。「病メル者ヲ見テコレヲ救ハムト欲スル情意、是《これ》医術ノ由《よっ》テ起ル所ナリ。他ノ為《ため》ニ生ジテ己《おの》レノ為ニセズ、是即《すなわち》医業ノ本体ナリ」

この本の著者フーフェラント（一七六二〜一八三六）はドイツ人医師、王室の侍医や町医者そして大学教授を経験。ゲーテなどと親交があり、同時代の哲学者カントの著作などの影響を受けていた。だから引用した文章には、当時の西欧文化と、古代ギリシャ時代から連綿として継承されてきた西欧を含む思想と文化が集約されていると、私は思った。

そのため一緒に読み始めたのがカントやゲーテなどの著作や、古代ギリシャからの哲学とキリスト教神学の書籍だった。また、かつて私が学んだ大学通信教育の「古代ギリシャ哲学」「フランス哲学」「論理学」などの系統的な知識も大いに役立ってくれた。

さて、この小冊子の翻訳者杉田成卿《せいけい》（一八一七〜五九）は、かの『解体新書』を出版した杉田玄白のお孫さん。成卿は幕末期のオランダ医学の臨床医。オランダ語やドイツ語、ラテン語にも習熟、大変な知識人だったという。翻訳した日本語の格調の高さとともに、その教養の深さと柔らかな精神に感心したものだ。

さてここで、先に紹介した杉田成卿の文語文訳の、私なりの受け止め方を書いておこう。「人間存在の内奥には『他者』がある。他者との関わりなしに『私』という実体は存在し得ない。他者の悲しみや痛み、苦しみは、人間存在の根源からの、つまりは己自身の内奥からの叫び声でもある」

ここでいう「他者」とは、人間だけではなく、自然世界の生きとし生けるもの、生態系のすべて、路傍の石ころ、川のせせらぎや風の音などの韻律、過去・現在・未来の時の流れなどを含むことを付け加えておきたい。

十一年前の東日本大震災と福島原発事故の時に、惨状を刻々と伝えるテレビ報道に多くの人がくぎ付けになり、涙を流したのもまた「他者への共感」という、人間存在の根源からの促しであった。被災した方々への祈りとしても、大切にしたいと思っている。

(2022/3/26)

偶然という恩恵

ある日の深夜二時ごろに目が覚め、ふと今日は何日だろうと思った。いや、何者かに、そう尋ねられたような気分だった。おぼろな意識の中で、四月六日と答えた。すると重ねて、「何の日だ」と問われたが、答えないままにいつしか深い眠りに入ってしまった。

朝六時ごろに目が覚め、この不思議なやりとりを思い出し、やがて気づいたのは、四月六日が二十一年も前に心臓の手術を受けた日だということだった。

偶然にも、今年の四月六日に見たこの夢は、はるか遠く二〇〇一年の出来事が夢のかたちで姿を現わし、九十五歳になりながらうかつな日々を過ごす今の私に、「この日を忘れるな」と注意を促したのかもしれない。そう思ったりした。

当時の診療経過記録を改めて開くと、こう書いてあった。

二〇〇一年四月六日（金曜日）　冠動脈バイパス手術（心臓の筋肉に酸素や栄養を補給する三本の冠動脈を入れ替える手術、私の場合、この三本がほぼ閉塞《へいそく》していた）。

午前八時三十分　ストレッチャー（移動用車輪付き簡易ベッド）に乗せられ、手術室に入る。

午後五時十五分　手術終了。集中治療室（ＩＣＵ）に入る。意識もうろうとして手術終了を認識できず、看護師に「手術はいつ始まるのか」と尋ねる。

午後六時十分　全覚醒（麻酔から完全に覚めること）し、人工呼吸器の気管内チューブ抜去。

午後六時十五分　ＩＣＵ勤務の若い看護師が言葉をかけてくれた。「ＩＣＵは我慢比べのところではありません。どんな小さなことでもご遠慮なくボタンを押してください。ここでは患者さんも看護師たちもお部屋が一緒、仕切りがありません。二四時間いつもお側にいます」と。

ＩＣＵに滞在した二日間は、ずいぶんとつらい思いをした。でも、若い看護師のこの一言が大きな支えとなった。あの夢とも知れぬ深夜の問いかけはまた、当時のこうした医療スタッフの人たちの誠実な思いの化身だったのかもしれない。

今ある私の生、つまりいのちは、まちがいなくこうした方々の献身のおかげだったのだと、二十一年も前の、さまざまなことを思い浮かべてみた。その一つが、偶然との出会いということだった。

当時の私は、多忙を極めていた。日々の外来診療に加えて、北海道医師会役員や日本医師会委員としての業務、複数の大学の講義などの中で、ある日偶然に思いついたのが心臓と脳の検査であった。

この二つの臓器の病変は、かなり進行していてもめったなことでは表面に姿を見せない。外に現れたときには手遅れのことがあまりにも多すぎる。そのチェックに大切なのが、専門的な入念な検査だ。

そこで、まず受けた脳の検査では格別な所見が見当たらなかった。泊まりがけの心臓の検査で、先に述べたような冠動脈の重大な病気を見つけていただき、即刻の手術となったのだ。

その病床で思いを致したのが、私が遭遇した二つの偶然についてであった。一つは、なんの症状もないのに検査を思いついた偶然、もう一つは、深刻な病気があったにもかかわらず、いわば薄氷を踏むような日々であったにもかかわらず、氷のひとかけらも割れなかった、つまり死に至るような重大な心筋梗塞を起こさずにすんだ偶然、である。

この偶然のどちらが欠けても、たぶん私のその後の人生は存在し得なかっただろう。そしてさらに、こう思った。いのちと生存、つまり生老病死の大切な要素に偶然というものが存在する。人生の出会いも別れも、喜怒哀楽も、医療もケアも、文芸や音楽、哲学や宗教も、この偶然から生まれたものだと。

偶然という恩恵を大切にしておきたい。

（2022/4/30）

柔らかな想像力

削るほど紅《こう》さす板や十二月　　能村登四郎

板を鉋《かんな》で削ると、削るほどに板の木の肌が紅《くれない》の色を増してくる。その色はあたかも、板の奥に潜む木のいのちから射し出てくる光のようである。木に宿るいのちと光と色彩を詠《うた》った冒頭の俳句で思い出すのは、子どものころ目にした大工さんの作業現場の光景だ。

小学校二年生のころだったと思う。学校の帰りに、大工さん一家である級友宅の屋外作業場に寄り道したことがあった。彼のお父さんや大工さんたちが、見たこともないような何種類もの鉋や鋸《のこぎり》を手元に並べ、木材を切ったり削ったりしている最中だった。

鉋を使う大工さんの手元に見る見るうちにたまった薄い紅色の鉋屑《くず》が、風にあおられてハラハラと舞うようにして床に飛び散っていく光景が何とも美しく、空想好きな私の目には蝶《ちょう》が舞うように映った。不思議だなと思ったのは、削れば削るほど板の紅の色が美しさの深みを増していき、紅色が生きているように見えてきたことだった。

激しく動く大工さんの手や鉋が、板に宿る精霊の色と光を導き出しているように思え、童話の世界の魔法の手を眺めているような気分にさせられた。冒頭の句に親しみを感じるのは、こうした思い出につながっているせいもあるからだ。

この級友は学校の成績が良かったのに、旧制の小学校高等科を終えると、すぐに父親について大工さんの修業に入ってしまった。その理由を彼は、こう話してくれた。「父さんが、いつも言うのだ。『大工の子は大工がいい。親代々に伝わる技を、手も心も柔らかな若いころに受け継ぐのが一番いい』とね。ぼくは大工が好きだから、そうしたよ」と。

急に大人びて見えてきた彼を見る私の目に、削るほどに深みを増した板の紅色《くれないいろ》と、せわしげに動いていた大工さんたちの魔法のような手と鉋が浮かび上がってきた。


いなづまやたらひにあかき赤ん坊　　黒田杏子

細谷喨々《りょうりょう》という俳号をお持ちの俳人・細谷亮太医師（聖路加国際病院小児科顧問）から贈られた著書『生きるために、一句』（講談社）に引用されていた俳句である。句を解説した文章を要約紹介させていただく。

「雷鳴も聞こえず雨も降っていない晴れた夜、空を切り裂くように電光が走ることがあります。古代の人々は、田の稲がこの天からの光によって霊的なものと結合して穂を実らせると信じて、これを〝稲の夫《つま》〟という意味で〝いなづま〟と呼び（中略）、いつのまにか（中略）〝稲妻〟と書かれるようになった（中略）のです。ちょっと涼しくなった宵の時刻に、赤ちゃんが盥《たらい》で湯浴《あ》みをさせてもらっているのです。外の稲妻と、盥の桶《おけ》の中の真っ赤なエネルギーのかたまりのように見える赤ちゃんとが巧妙に対比されて、詩の世界を作り上げています」

赤ちゃんの、あの真っ赤な肌色は、宇宙世界の太陽エネルギーの再現ということになる。それはまた、詩的想像をめぐらすと、あの木の肌の紅色も同じことになる。地上の生きとし生けるもの全ての存在の根源は、この玄妙な赤つまりくれないで彩られている。

いのちを支える血液が赤いのは、その象徴だ。その赤を、戦争で汚すことは止めよう。戦後七十七年のいま、板の木肌の紅色から童話の世界に誘われたわが童心のころの、柔らかな想像力を思い出している。いのちをうたう詩の自由なこころを大切にしたい。

（2022/8/27）

秋の音――人体が紡ぐ風景

ふる里の奈井江町で臨床内科医の町医者として医療に従事して六十年ほどになる。いまさら思うのは、私の医療人生の良き導き手のひとつが、日々の患者さんの心音や呼吸音などの音だった、ということだ。「音がどうして?」といぶかる人たちには、こうこたえておきたい。

心音や呼吸音などは、生きている人間の体が紡ぎだす音だが、他に血管を流れる血液も、川の流れと同じように音を出している。太い動脈であれば奔流のようなすさまじい音を、末梢《まっしょう》の細い血管であれば小川のせせらぎのような音を、出している。

もちろん、こうした音は、血液と血管との共同作業が創り出しているが、細かく言えば両者の細胞どうしが紡ぎ出す音だ。また、目には見えない微小な環境、例えば細胞どうしや、神経細胞間の接合部であるシナプスなどでは、昼夜を問わずひんぱんに情報交換という分子レベルの会話、つまりは音を出しているのだ。

こうした音はあまりにも微弱で、人間の聴覚には伝わらないだけのことなのだ。臨床医としてはしかし、こういう想像力も大切と、いつしか私は思うようになっていった。

生きている人間の体が紡ぎだす音が描き出す音の風景画に目をこらし耳をすまし、五感のすべてと連携した共通感覚で、その「いのちのメッセージ」を聴き分けるのが臨床内科医の仕事という思いで、六十年余の人生を過ごしてきたのだ。

だから私は、町医者の医療とは「病気を患う人の、いのちの音に耳を傾けること」と思っている。そして大切なことは、こうした音のすべてが、その場での一回限りの音であり、未来永劫《えいごう》に同じ音は創り出されないということだ。音楽家が奏でる音と同じことなのだ。

こうした音に、いのちを生きることの儚《はかな》さを感じ取る感性も医療者には必要と、六十年余の医療人生で思うようになっていった。

かつて医学部の学生のころ、臨床実習で最初に受け持たされたのが、大動脈弁という心臓の弁膜に病気のある若い男性の患者さんだった。聴診器を胸に当てると、なんとも言えない鈍く乱れた音が聴こえてきた。それはあたかも音楽などの不協和音などを連想させる、ざわめきの音のようでもあった。

不協和音と言えば、モーツァルトの弦楽四重奏曲K465に、同じ名前の「不協和音」があり、曲の初めに不協和な音が演奏され、その直後に一転して明るいメロディーの主部へと変調していく。担当した患者さんにも、同じような運命の好転をひそかに期待していたが、このあと間もなく地方の病院に転院、その後の行方はわからないという。

若い医学生の私には、そのこと自体が人生の不条理のように思え、心臓の雑音から人生の変転と実存につい考えを深める機会となった。余計な話だが、医師国家試験の口頭試験の問題が偶然にも、大動脈弁閉鎖不全の心音に関する内容であった。それだけに、この患者さんの音との出会いは忘れ難いものとなっている。

いま、十月。秋の音は小さいほど、深く心に伝わってくる。聴くことを仕事とする医療者には、ありがたい時節だ。その聴覚を詠《うた》う詩歌を思いつくままにあげさせていただく。

露の幹静かに蟬《せみ》の歩き居《を》り　　高浜虚子
秋ひらく詩集の余白夜ふかみ蟻《あり》のあしおとふときききにけり　　吉岡実

いのちの音の一回性と唯一性と、生命的存在の有限性と永遠性について思いをめぐらす機会の多い医療人生を、大切にしたい。

（2022/10/29）

水俣のこと

当事者・共感力

水俣病・水俣病事件について、要約させていただく。一九五〇年代に入って間もなく、九州の八代《やつしろ》海（不知火《しらぬい》海）沿岸の水俣地域の小さな貧しい漁村や集落で、魚を食べ続けた猫が狂い死にする事件が相次いで起き、いつしか村中の猫が死に絶えた。魚を獲物とした鳥たちも空から墜落死、海をすみかとする貝類や海藻、魚や小動物もつぎつぎと死んでいった。魚を肥料にして畑に植え付けた花や野菜も枯れ果てるようになった。

食物連鎖を断ち切り、生態系を乱し、自然界のすべての生きものを巻き込む水俣病は、こうした相次ぐ奇怪な出来事を伴い、沿岸の集落や漁村に住む人びとにも、人類史上まれに見る悲劇をもたらしたのである。

原因は、化学工業メーカー・新日本窒素肥料株式会社水俣工場が海に流し続けた工業廃液に含まれた有機水銀の一種、メチル水銀。この廃液は脳神経の中枢を徹底的に破壊する毒液であった。

その暴力は、妊娠・誕生という母親と胎児の人生の喜びをも奪った。水俣病研究に尽くした原田正純医師（元熊本学園大教授、二〇一二年死去）は、こう述べている。「母親の胎盤が胎児を毒物から守るという進化の歴史の中で培われた生命の調整システムを、胎児性水俣病が崩したのである」（著書『宝子たち　胎児性水俣病に学んだ五十年』から)。

水俣から遠く離れた北海道の臨床医である私が、こうした悲劇の経緯を知ったのは、原田医師の著作『水俣病』(岩波新書)と写真集『水俣病』(桑原史成著、三一書房)、石牟礼道子の大作『苦海浄土』からであった。そして大きな衝撃を受けながら思い立ったのは、もし私が「当事者」であったならば、この惨劇とどう向き合ったかという、私自身の共感力の再点検の試みだ。

ここでいう「当事者」とは、私が水俣のどなたかの「かかりつけ医」であり、冒頭紹介の異常事態を日常的に見聞・目撃している住民の一人であり、地元の工場が「有機水銀」という危険物を扱っていることを承知している立場に居るということである。

水俣に「当事者」であることを学ぶ

この小文でいう「当事者」には、二つの立場がある。一つは、昭和三十年代に、初めて「当事者」として水俣病の診療に当たった当時の医療者たちの立場である。この先輩医師たちの驚きと戸惑い、苦衷と後悔などをたどり、その根拠を探り、新たな事態の「当事者」として備えていく、これが二つ目の「当事者」の立場となる。私を含めた現在の医師・医療者が共有すべき立場でもあり、地域医療でも大切な役割を担うこととなる。表題を『当事者』を学ぶ」とした所以でもある。

以下、原田正純著『水俣病』(岩波新書)の目次の「はじめに」と『奇病』の発見」を主に引用して話を進めたい。同書を「著書」と呼び、引用の詳細は略させていただく。

昭和三十一年四月下旬ごろ、チッソ水俣工場附属病院の小児科医や内科医は、幼い女の子や男の子たちが、歩行や言語の障害、手の運動障害や狂騒状態となり、死に至る「奇病」の相次ぐ発症に悩まされた。さらに医師たちを困惑させたのは、この「奇病」の発生場所が、水俣湾の入江の奥にお互い寄り添うように建つ数軒の小さな集落であり、窓から見る海に望む風景は美しい一枚の絵のようであり、釣り糸を窓から垂れると魚が釣れるほど、豊かな栄養生活に恵まれている漁村であったことだ。だがこの状況そのものに「奇病」と呼ばれた水俣病が潜み、引き起こした事態が進行していたのである。その事態とは、前項に紹介した「飛ぶ鳥が空から落ち、魚が溺れ死ぬなどという生態系の乱れであった」。つい見逃した可能性があり、当時の医師たちには痛恨の一事となったはずだ。

この痛恨を、どう生かすか。まずは、患者さんと家族への入念な聴き取りだろう。地域のうわさや保健所や地域行政関係者からの、チッソ廃液を含めた情報収集も必要になる。クリニックと病院との情報交換システムも大切であり、地域医師会が、その役割を代行することも必要だろう。水俣病の悲惨を思えば、どれも出来ることばかりだ。水俣の医師たちの悔恨と苦衷などから学ぶ、新しい当事者の在り方と思っている。

水俣に『問診』を学ぶ

原田正純『水俣病』(岩波新書。以下、同書と略) には、「奇病」扱いされたこの公害病がやがて「水俣病事件」とも呼ばれる恐るべき実態をあらわにしていく実際が詳述され、水俣に「当事者学」を学ぶ私の貴重なテキストとなっている。だがページを開くにつれ当惑したのは、この病気に最初に接した「当事者」の医師たちの診療のあり方であった。同書中の『正式発見』以前の患者たち」の事例を要約しておく。

水俣の小さな村で漁にたずさわる十九歳の浜本二徳《つぎのり》は、手や口のしびれとふるえなどを発症、ちょっとしたことで転倒しやすくなる。同じ症状の同年齢の友人と病院を受診したが診断がつかず、熊本大学附属病院で、漁をするときに使うアセチレン中毒による多発神経炎と診断、担当医から「うまいものでも食べて栄養をつけなさい」と助言された。この助言は、どこで受診しても言われたことだ。

二人にとって美味しくて栄養のあるものとは自分たちが獲る魚であり、医師の言われるままに魚や海産物を食べた。だが結果は、病状をいっそう悪化させるだけとなった。すでに水俣の海も空も沿岸地域も魚介類や海藻も汚染されていたのだ。

私が当惑したのは、上記の二人の漁師を診察した医師たちが、巷間に流れていたこの汚染の情報などを知らなかったのかと思ったからだ。仮に知らなくても、診療のプロセスの中でこうした状況は当然のこととして聴き出しておくべきだろう。二人の訴えから神経疾患を疑ったはずだから、細かな聴き出し（問診）という診察手順を踏むべきだと思ったのだ。

同書で著者の原田医師は、おおむねこう述懐している。「今になって、『水俣病』との診断がつかなかったことを責めてもしかたない。医師としては、いつも注意深く患者の生活環境の異変に目をとめなくてはならない。診断にあっては、その背景をも見通す洞察力が必要ということを、いまさらのように感じる。」

水俣の医師たちの悔恨もまた、私にとっては学ぶべき「当事者学」である。（『機』2022/9,10,11）

小さな音に学ぶ

脊柱管狭窄のせいで外出もままならない晩秋のある日、車椅子を押してもらい、森を散策した。車を軋《きし》ませ進むにつれ落葉や枯葉が舞い上がる。一句が浮かぶ。

落葉てふいのち軋ませ車椅子　（かたばみ）

地面をアリがせわしげに動きまわっていた。動くとは体重の物理的移動だから足音もしているはずだが聴こえてこない。アリ仲間なら、おたがいの足音のわずかな違いも聴き分けているのだろう。詩人の想像力はしかし、この小さな音を感受している。

秋ひらく詩集の余白夜深み

蟻のあしおとふときききにけり

吉岡　実

今年十月に亡くなった作曲家・ピアニスト一柳慧《いちやなぎとし》さんの「小さな音を聴く」と題した短いエッセイを思い出した。要約しておく。

音を聴く心を持ち合わせないで作曲された音楽は、どこか押し付けがましい。

ドイツの小学校では一年生に、耳を澄まさないと聴こえないような音しか出ない楽器を与える。小さな音への集中力を養うためだ。

音に敏感に反応する子は感性が繊細になり、小さな音を大切にする。大人になっても、小さな音をおろそかにしない心を持つようになる。社会生活を営むには必要なことだ。

聴覚と視覚は五感の中でも脳に直接結び付いている感覚であり、触覚や味覚・嗅覚と一緒に脳神経の共通感覚というネットワーク（シナプス）をつくる。この共通感覚により、共感力が深まり、思考と論理の力も鍛えられる。やがては人間の耳では聴こえない小さな音を奏でる自然への畏敬の念も育つことになる。

「少年を失える人の心を思ひやりて」という芭蕉の追悼句が、涙にも小さな音があることを教えてくれている。

埋火も消ゆや涙の烹《に》ゆる音

水俣のチッソ工場廃液でいのちを絶たれた生きとし生けるものと、人間の声を奪われた水俣病当事者の方々の表情や仕草もまた、小さな音と小さな声なのだ。それを聴き取る共感力も、コロナの時代だからこそ大切と思う。

（『機』2022/12）

後藤新平「生を衛《まも》る」の萌芽

「後藤新平」なる存在と、「生を衛る」という思想は、いかにして生まれたのか。そう考えながら、ふと思い出したのは、大阪の緒方洪庵創設の適塾であり、もうひとつは、長崎開催の日本医学史学会でのバロック時代の医療と文化を主題にした特別講演とシーボルトを話題にしたシンポジウムであった。この二つから「生を衛る」の萌芽を推論するとは唐突だが、今回をいとぐちとして、書かせていただくこととする。

その適塾には、洪庵を慕い全国から集まった若者が一千人を超え、和紙を二つ折りにした「姓名録」には、福沢諭吉や橋本左内、長与専斎などの若き日の筆跡が残されていた。

展示物の中で私の関心をひいたのが『扶氏経験遺訓』という洪庵がオランダ語から翻訳した内科書であった。「扶」とは同書のドイツ語原著の著者、ドイツ人医師フーフェラントの頭文字を指し、当時のドイツの代表的な内科医であり、ゲーテやカントとも親交のあった教養豊かな知識人でもあった。

この原著の終わりに彼の医療思想を要約した「医師の義務」という章がある。洪庵は「扶氏医戒之略」という十二の箴言として紹介、適塾の塾訓としている。福沢も橋本なども、はるか遠いヨーロッパの医療と文化の基底をなす精神性の深さに思いをいたしたことだろう。一部分を引用しておこう。

「医の世に生活するは人の為のみ、人の患苦を寛解するの外、他事あるものに非ず」
「ただ病者を見るべし。長者一握の黄金を以て貧士隻眼の感涙に比するに、其の心を得るところ如何ぞや。深く之を思うべし」

この「医師の義務」は、杉田成卿《せいけい》が『医戒』として全訳を出版しており、彼の曽祖父はオランダの解剖学書を『解体新書』として紹介した杉田玄白。後藤の大伯父高野長英は長崎に留学してシーボルトの高弟であった。こうした歴史の大きな文脈から「後藤新平」という存在をとおし開花した「生を衛る」と、その萌芽を探索しようと考えている。

*

「扶氏」つまりフーフェラントの人物像や教養と思想は後藤新平の「生を衛る」につながる源流の一つでもあり、その足跡をたどってみる。

フーフェラント（一七六二〜一八三六）は、祖父と父親がワイマール王宮の侍医を務めた医師の家系の生まれ、病弱な晩年の父親を支えて開業医となり地域の医療に献身。ほぼ十年にわたり昼夜を問わぬ外来診療と遠方をいとわぬ往診に専念している。詩と文学や音楽にも造詣を深め、ゲーテやシラーやヘンデル、カントなどとも親交があった。カントとは往復書簡を取り交わし、その著作『実践理性批判』などの影響を受け、カントの伝記の編者にも加わっている。やがてワイマール侯の推薦を受けてイエナ大学教授になり、ドイツ医学界を代表する臨床医となった。

フーフェラントはこうして、十八世紀から十九世紀の多彩な西欧思想と芸術と、古代ギリシャの哲学や思想など、ヨーロッパ文化史の大きな文脈の中で自らの医療実践と思想の在り方を深め、多くの論文と著書も刊行、最晩年の著作となった内科書が、ヨーロッパ各国でベストセラーとなり、そのオランダ語訳が日本に移入され、日本語訳が緒方洪庵（一八一〇〜一八六三）の『扶氏経験遺訓』（全三十七冊）として出版、蘭方医の愛読書となっている。

注目すべきは、これを受け入れた当時の蘭方医たちの教養のレベルの高さである。ごく一部ではあるが、彼らは学んだオランダ語を介して当時の西欧の文化や哲学などにも深い関心を寄せ、例えば『評伝高野長英 1804-1850』（鶴見俊輔、藤原書店）によると、長英は入獄前年の一八三八年に西洋哲学史を集約した文集で、古代ギリシャから十八世紀前半までの哲学の歴史をたどり、西欧の諸学科を底で結びつけている哲学的考え方の重要さに着目。その勉強の過程で彼は、ヨーロッパの哲学思想や社会の見方やヒューマニズムなどを学びとっている。

これがやがては「生を衛る」の芽生えへと結びついていったと、私は推測している。

＊

後藤新平の大叔父高野長英(一八〇四〜五〇)の蘭方医学翻訳書『医原枢要』の原著者ブルメンバッハ(一七五二〜一八四〇)は、すでに紹介したフーフェラントと同時代のドイツの医師であり、彼と同じく、医学のみではなく、カントやルソーなどを含めた当時の西欧思想の大きな影響を受け、その著作は彼のこうした教養と思索を基底とした医学書であった。

長英と親交のあった蘭方医小関三英(一七八七〜一八三九)の翻訳書『泰西内科集成』の原著者コンスブルフ(一七六四〜一八三七)もまた同様であった。天保十年(一八三九)、当時の江戸幕府の老中、水野忠邦の下で起きた鎖国政策批判の蘭学者の言論弾圧「蛮社の獄」で長英は入獄、三英は自害をしている。もし彼らが生きていれば、明治開国とその後の日本の政治や学問文化の受容の有り様が、西欧やアメリカの模倣ではない独立国としての気概があったであろうと思う。

幕末期蘭学者について、歴史学者津田左右吉(一八七三〜一九六一)は、こう指摘している。省略引用させていただく。

〈蘭学者は官権から圧迫されたが、信念と努力によって、ヨーロッパの近代科学を極東の日本に植えつけたその役割は偉大と言わねばならぬ。(略)一種のけだかい道義的精神があらわれている。(略)蘭学が『民間の学者』によっておこなったものであることを重視。(略)知識ではなく、科学

の精神と学問の方法を日本にうちたてたことを蘭学の本質とみる。〉

（引用『学問の花ひらいて――『蘭学事始』のなぞをさぐる』加藤文三、新日本出版社）

若き日の篤学の臨床医後藤新平は、大叔父長英の遺した著作などに目を触れ、先駆者としての杉田玄白（一七三三〜一八一七）、前野良沢（一七二三〜一八〇三）、中川淳庵（一七三九〜八六）のオランダ解剖学書『ターヘル・アナトミア』翻訳『解体新書』（一七七四）を継承する緒方洪庵や高野長英、小関三英ほかの蘭方医の先駆的な歩みを学んだことだろう。これがやがては医師・政治家としての「生を衛る」思想の芽生えへとつながったと私は思っている。

＊

杉田玄白、前野良沢、中川淳庵がオランダ語の解剖学書『ターヘル・アナトミア』の翻訳書『解体新書』を出版したのが一七七四年、玄白がその苦労を語った『蘭学事始』を書き終えたのが一八一五年、一八〇四年生まれの高野長英とは同時代の出来事と言ってよい。その『蘭学事始下之巻』に、こういう一節がある。

「翁（玄白のこと）は（略）彼国解剖の書を得、（略）腑分《ふわけ》といひ古《ふ》りしことを新《あらた》に解體（体）と譯名し（略）」。

この一文について早稲田大学名誉教授杉本つとむ氏の解説を著書『医戒』から要約引用する（社会思想社）。

『解体』は日本製の漢字、その意味は、ただ体をバラバラにすることではない。『腑分け』あるいは『五臓六腑』などと呼んで、名と物との明確な対応を論議しないでいた日本の医学が、人間の体を解き開き、一つ一つの臓器に一つ一つの名のあることを確認したことが『解体』であり、医療において視覚と触覚の新しい世界が実証された言葉を得たのである。それはまさに思想史的に医学史的に古い中国からヨーロッパへ一大方向転換する近代日本の新しい方向と精神風土を示唆する言葉なのである」。

この当時十八世紀の世界の動きを概観すると、ルソー『社会契約論』（一七六二）、アメリカ合衆国独立宣言（一七七六）、スミス『国富論』完成（一七七六）、カント『純粋理性批判』（一七八一）、フランス革命始まる（一七八九）となり、本居宣長や与謝蕪村が活躍した。

そして十九世紀に入り、緒方洪庵が大坂に適塾を開き、高野長英が長崎のシーボルト開設の学舎鳴滝塾に学び、時代は大きく開国と西欧文化受容へと胎動して行く。長英はシーボルト門下でオランダ語の翻訳力と読書力めざましく、卒業論文は「鯨および捕鯨について」であったという。

若き日の後藤新平は、大叔父長英の時代の大きな動きを熱心に学んでいた。「生を衛る」構想の萌芽は、西欧思想と学問・文化の受容、徳川幕府の終焉という日本の歴史の大きな変動に深く根ざしていたのだ。

（『機』2023/7,9,10,12）

〈コラム〉心音と自然

ズー・ドット、ズー・ドット……。ラブー・タップと書くこともありますが、心臓の音です。鈍くて重い心音は、几帳面に時を刻み、一生の間に約二十億回も拍動し続け、いのちを支えています。

ズーもドットも、心臓の弁膜や心筋や血流が絡み合って出しています。音源近くでは、鼓膜を切り裂く大音響に聴こえることでしょう。なにせ心臓は一日十万回拍動、八トンもの血液を全身に送り出す大工場の現場なのです。

蝶墜ちて大音響の結氷期　　富沢赤黄男

外来受診の小学生に、心音を聴かせたことがあります。身体の内側からドアをノックするような音に眸を輝かせていました。今は医科大学の呼吸器専門医です。心音が、いのちへの気付きと医師を志すきっかけになったとのことです。

心音は、多くの人に聴いてもらいたいものです。かかりつけ医や看護師、保健師に教えてもらうとよいでしょう。グーグルなどで検索すると実際の音をパソコンから自由に聴くことも出来ます。お勧めですね。

心音をオーディオ符号化する技術が開発されています。心臓弁膜症の複雑な異常心音を視覚的な楽譜に変換できると患者さんにも説明しやすくなります。

命が奏でる心音、大地の鼓動や宇宙のリズムとも共鳴しています。


（「いのちのリズム」3、2006/4/15）

＊

「心ときめきするもの。よき男の車とどめて案内《あない》し問はせたる」（『枕草子』）――男女の心の機微《きび》は昔も今も同じですね。「心ときめき」ともなると心拍数が百は超えているでしょう。高血圧の人は御用心ですね。

「心拍」とは心臓がパク（拍）と動くことです。数は六十から八十前後がふつう。ゾウもネズミもヒトも、一生の間に打つ心拍数は同じ約二十億回、哺乳類はすべて仲間なのです。仲良くしましょう。

心拍の一拍が押し出す血液量は約八十ミリリットル、一分間五リットル、一日ではビール大ビン一万千四百本相当。人生八十年とすると血液総量ほぼ二三万トン。重さ三百グラムの小さな心臓の大きな活躍ぶり。経緯を払いたいですね。

「心ときめき」は、感情を司る脳が心臓にメッセージを送っているということです。心拍とは、勝手気ままに変る喜怒哀楽の感情を表示する変数みたいなものです。仲介役として自律神経や内分泌ホルモンなどが関わっています。

この心拍もやがては停止の時が訪れます。死です。

顫《ふる》えつつ扇が閉じてゆくような重く病みたる父に来る死は　　中川佐和子

もし私なら、自然の摂理に従います。力尽き果てようとしている心拍に無理強いはしたくないですね。

（「いのちのリズム」4、2006/4/22）

＊

あなたの血圧が百二十とすると、水銀柱を百二十ミリ、水なら一・六メートルほどの高さに噴き上げる力があることになります。心臓一拍毎に血圧の力が加わり、噴水の水しぶきのように血液がほとばしり出るのです。

心音に似たる噴井のありにけり　　西村和子『心音』

この勢いで心臓（左心室）から噴出した血液は体内を一巡りして、また心臓に戻ります。行程（全身の血管の長さ）ほぼ九万キロメートル、所要時間わずか十五秒前後。超音速ジェット機もかないません。

高血圧の患者さんに頸動脈エコー検査をすることがあります。心臓・大動脈と脳を直接結ぶ大切な動脈です。その血流速度が秒速三六センチなどと説明すると、みなさんびっくりします。重力に抗して活動する心臓のポンプ力、いのちの支えです。

心臓のポンプは、自律した力「自動能」で動いています。ほ乳動物胎児の心筋細胞をバラバラに培養液に浮かべるとヒクヒクと「自動能」で動き始めます。いのちの胎動を目の当たりにして感動させられますね。

バラバラ勝手にヒクヒクする胎児心筋細胞を接触させると、直ぐに同じ調律で動くようになります。細胞が互いに細かな情報交換をして仲良しになるのです。地域社会もこうありたいものです。

（「いのちのリズム」5、2006/4/29）

〈コラム〉ユーモアのこと

ふとよぎる春愁のかげ見逃さず　　稲畑汀子

春になるにつれ「うつ」が増える。朝から身体がけだるい、新聞も読めない。外出もイヤ、人にも会いたくない。五月の青空や新緑とはうらはらに気分がやたらとスッキリしない状態になる。「五月病」がそうである。

悩みが直ぐには解決しないこともある。大切なのは相談相手である。俳句にあるように、些細な「かげ」でも先ずは、かかりつけ医に心境を打ち明けることである。ためらわず、早いほうがよい。

うつに効くお薬が出ている。うつの特徴は、午前の気分が重く、午後はわりと落ち着くことである。かかりつけ医の言う通りにキチンと服用すると、次第に症状が薄れてゆき、やがて消え失せる。

抗鬱剤一粒釣鐘草ひとつ　　中岡毅雄

大切なのは医師との信頼関係である。

「うつ」は「心の風邪」と言われている。誰でも風邪を引く。うつも同じである。風邪に罹り高熱や激しい咳をしている人に、お前頑張れと口にするのは非常に過ぎる。うつに悩む人に、「頑張れ」は絶対な禁句である。

求められたら、穏やかに話に耳を傾け、静かに見守ってあげる。こうした間の取り方、難しいが、本当の親切・友情である。

（「いのちのリズム」7、2006/5/20）

＊

東山三十六峰みな笑う　　清水基良

「山笑う」は春の季語。北国は春が遅く短い、山が笑うのは初夏に入ってから。丸加高原に拡がる新緑に彩られ生き生きとした景観、眺めるだけで微笑みが身体から湧き出てきます。山でさえ笑うこの候、人間も呼応して大いに笑いたいですね。

笑いは人間の天性です。「三カ月微笑」をご存知ですか。笑い方を教えたわけでもないのに、赤ちゃんは生後三カ月くらいでニコッと微笑みます。赤ちゃんは、泣きながら笑いながら表情筋の筋トレに励み、「泣き笑いの人生」に備えているのです。

人間の顔には三十いくつかの表情筋があります。朝起きて顔を洗うとき、鏡を相手に表情筋トレーニング、お勧めです。口角を耳の方向に持ち上げる、ヒョットコ面や大きなあくびをする。どれも表情筋づくりには役立ちます。

いっしょに、口と舌の運動「あ・い・う・え・お」などの母音発声練習もしておきたいですね。呼吸の力や大脳の活動に効果があります。自律神経のバランスを良くし、免疫力も付けます。

喜劇の名優は、悲劇の舞台も巧みに演じます。生きる悲しみを経験した人ほど、笑いがもたらす人間的な価値を知っています。笑いの奥行きは深いですね。

（「いのちのリズム」8、2006/5/27）

*

あるイギリス人が家庭用品売り場で、あろうことか「未亡人をください」と言ってしまった。「魔法瓶」のつもりだったが、日本語をローマ字で覚えたため、同じMで始まる魔と未を言い違えたのです。

じつはこれ、友人のドイツ人大学教授のユーモア話です。哲学者ですが、ユーモアの研究もしています。彼によると、ジョークはとかく人の欠点を面白おかしく取り上げがちで、傷つく人も出る。ユーモアには一緒に笑う思いやりと愛がある。自分を風刺する心のゆとりもある。そこが違うと言うのです。

アメリカやイギリスのホスピスを訪問したことがあります。末期がんの方々の最期のケアをする施設です。患者さんもスタッフもニコニコと明るく、会話にユーモアが溢れていました。ユーモア療法という愛の実践技法が導入されていたのです。

末期がんにもかかわらず微笑む余裕を持つ。この「にもかかわらず」がユーモアの大切なポイントです。大阪のある病院で、進行・末期がんの方々に吉本のお笑いを見せた後、免疫細胞が明らかに増加したというデータを出しました。「にもかかわらず」のユーモア効果です。「串刺しの心と書いて患者です」（作者不詳）――。川柳もまた、風刺の効いたユーモア文化のひとつですね。

（「いのちのリズム」9、2006/6/3）

〈コラム〉がんとの対話

がん細胞を見たことありますか。青紫に染色された細胞核と朱色の細胞質に点々とした青い顆粒、美しい花弁のようです。これが悪名高き「がん」かと目を疑いますよ。

このがん細胞、姿がまちまちです。直ぐにがんと分かる、おどろおどろしたものもあれば、普通の細胞と見分けのつかないようなものもあります。それもそのはず、がんはもとはと言えば、自分の身内の細胞の変身なのですから。

顕微鏡をもう一度覗きましょう。細胞集団が作っている組織境界線（基底膜）が壊されています。分裂増殖を繰り返したがん細胞が、国境線（基底膜）突破、隣接組織を侵略している姿です。がんは、やがては本家を乗っ取り破壊してしまいます。がん細胞がこうした変身をするのは、がん抑制遺伝子などが関係しています。

ところが、この遺伝子、まともな細胞が生きていく上でも大切な役割を担っていることがわかりました。がん遺伝子は、ややこしいことに、生命の営みにも深く結びついていたのです。

がんを、やみくもに憎悪と撲滅の対象にするだけでは、がんに苦しむ方々の問題解決にならない、がん細胞とのいのちの「対話」も大切です。この考え方が今、抗がん剤の使い方にも拡がってきています。

（「いのちのリズム」12、2006/7/8）

＊

がんはもともとが身内の細胞、共存できるのではないか。この考え方が今、進行がんの化学療法、つまり抗がん剤の使い方に反映されてきている。分子標的療法がそのひとつです。

がん細胞も生き物。さまざまな情報を発信しています。とりわけ患者さんに重要なのは、増殖と浸潤・転移の情報。現代の最先端がん研究は、がん細胞が出すこの情報を分子レベルでキャッチすることに成功してきています。そして、この分子だけに的を絞って薬剤を送り込む化学療法が分子標的療法なのです。転移性乳がんや再発卵巣がんに効果のあるハーセプチンは分子標的剤です。

グリベックという分子標的剤は、慢性骨髄性白血病や消化管間質腫瘍の治療効果が評価されています。注目したいのは、この薬剤が腫瘍を小さくはしないが患者さんの生存期間を延ばしていることです。グリベックが、細胞増殖に関わる情報分子の働きを効果的に抑制しているからです。たとえ腫瘍縮小は得られなくても、人間らしく生きていく時間・寿命を可能な限り延長する治療、「がんとの共存と共生」の医療が具体化されようとしているのです。

分子標的療法は、さらに開発されることでしょう。進行がんの方々も大いに希望を持っていただきたいものです。

（「いのちのリズム」13、2006/7/15）

〈コラム〉免疫のお話

横罫の上を風ゆく葉月かな　（中原幸子句集『以上、西陣から』ふらんす堂）

原稿を入力するパソコンキーボードにも朝夕、新涼の気配が漂います。八月は季語では初秋。季節の変わり目は体調も崩れがち。いのちを支える仕組み、免疫についてお話ししましょう。免疫には、外から襲いかかる「疫病」つまりウイルスなどの感染症を免れる意味があります。インフルエンザウイルスの感染予防にはワクチンをしますね。この場合、抗原がインフルエンザウイルス、抗体は人工的に作られたワクチンということになります。抗体には外から侵入する外敵・抗原をすばやく見分けて反撃する役割があります。この仕組みが免疫システムなのです。

ワクチンは人工的な製造物ですが、私たちの体は巨大な天然ワクチン製造工場みたいなものです。

工場で働く従業員総数（免疫系細胞）ほぼ一兆個、脳細胞総数一千億個の約十倍の細胞集団が、いのちを支える免疫工場でフル稼働しています。人間の自然治癒力は、この天然ワクチンの働きでもあります。

免疫システムは、生命進化四十億年の時間をかけて丹念に作られてきたものです。

（「いのちのリズム」16、2006/8/5）

＊

女郎花少しはなれて男郎花　　星野立子

人はそれぞれに自分という個性があり外見も違いますね。

ところで「もうひとつの自分」が免疫システムに存在しています。免疫学用語で言う（自己）。代表役はリンパ球、他人《ひと》見知り細胞です。他人の学術語は（非自己）、外から侵入するウイルスや体内の反逆者がん細胞などが含まれます。他人《ひと》見知りは、外敵からいのちを守る知恵なのです。

（自己）役のリンパ球は賢い。仲間の細胞に巧みな役割分担をさせる。「大食細胞」（マクロファージ）は（非自己）ばい菌などの食べ放題役。骨髄から毎日一千億個も生産される好中球には血中パトロールと掃除役を割り当てる。どれも生命防御には大切な役職です。

代表役のリンパ球は二手に分かれ、最も苦労の多い重職を受け持っています。A細胞リンパ球は、侵入する外的（非自己）を素早く発見・識別、（非自己）情報を司令部仲間のB細胞リンパ球に知らせる。B細胞は情報に応じて（非自己）攻撃用の抗体を直ぐさま製造してミサイル発射をする。その緻密な連携と活躍ぶりに、生命進化四十億年の歴史の重みを感じます。
戦後六十一年、免疫システムを通して人間の命の大切さを改めて考えたいですね。

（「いのちのリズム」17、2006/8/12）

〈コラム〉足のお話

「足軽」「馬脚をあらわす」「失脚」「すねかじり」。足はとかく手よりも低く見られがち……。手の指は細長くてきれい。指輪が燦然と輝き、高価な手袋で被われる。短く太い足の指は、せいぜいペディキュア、臭い靴下や靴に閉じ込められキュークツな仕打ちも受ける。「格差」がひど過ぎます。

足は体の中心、つまり脳や心臓から遠く離れた、いわば僻地に位置する。そういう足にもしかし、自信に溢れた言い分があります。

手の優雅さは人類が二足歩行するようになってからのこと。足の役割は、縦横自在に大地を踏みしめ、荒野や雪原を駆けめぐることにある。その地道な支えのお陰で、手は解放されて自由な営みが可能になった。なるほど足あってこその手。足もまた人間らしさの象徴なのです。

足には「第二の心臓」みたいな働きがあります。歩いたり走ったりすると、下肢筋肉のポンプ作用によって新鮮な血液の循環が増強される。酸素もドンドン運ばれる。これによって動脈硬化の進行も抑えられ、骨の代謝も活発になる。老化防止にも役立つ。ウォーキングに励みましょう。

かつて日本人はよく歩いた。芭蕉「奥の細道」行脚が好例。支えたのは足の働き。足の文化的意味、考え直してみましょう。

（「いのちのリズム」22、2006/10/7）

〈コラム〉生命と病気

病ひとつ超えたる後の蒼天を眩しまぶしと帽子は笑う　　京紀子

病気のつらさを乗り越えた喜びは誰しも同じですね。

病気とは、体のどこの部分であれ、健康な状態を失ってしまうことと、仮に定義しておきます。失って初めて健康の有難さが身に滲みる。命の大切さについても同じです。じゃあ命ってなんでしょう。

冬の夜空を見上げましょう。凍てつく夜空に瞬く星の群れ、地球もまた同じように宇宙を漂う星の一つ。別な星から眺めたら地球も美しく瞬いている。しかし数ある星仲間で命の存在が確認されているのはどうやら地球だけ。しかも人間のような高度な知的生物（ホントかな？）は地球にしか認められていない。命と人間を考える大切なポイントになります。

百五十億年ほど前、巨大な火の玉が大爆発して宇宙進化が始まりました。太陽系銀河や地球、夜空の星の誕生は五十億年ほど前。生物圏が地球に現れたのは約二十億年前と言われています。宇宙は、気の遠くなるような長い時間をかけて、地球の緑と水の自然、命、人間を生み出しました。命・人間には、宇宙創世の奇跡が宿っていることになります。有難いですね。

われの星燃えてをるなり星月夜　　高浜虚子

（「いのちのリズム」29、2006/12/16）

＊

顔じゅうを蒲公英《たんぽぽ》にして笑うなり　　橋閒石

人間の顔には個性があり、それぞれが違う。その顔にまた、その人独自の表情があり、気分や体調によって千変万化、生活や人柄なども自ずと滲み出てくる。人間の顔・表情とはそういうものです。

病気にも、顔や表情と同じく個性がある。血圧の高さで人によって、あるいはその時の気分や体調などによって、症状の出し方が変わってくる。病気は顔と同様、人間の数の分だけある。百人の高血圧患者がいれば、違ったタイプの百の高血圧という病気がある。

つまりこういうことになります。実在するのは病人であって病気ではない。病名によって一律に人間存在を括ってはいけない。病人の個性を、病名というレッテルで一つに束ねてはいけない。従って、その人独自の実情に即していねいに対応する、これが臨床医の役割になる。病気のこういう個別性、患者さんも大いに認識してもらいたいですね。

生命誕生三十八億年の歴史の歩みが生み出した唯一無二の「私」という人間存在。人間の個性も、病気の個別性も、この命によって支えられているのです。

(「いのちのリズム」30、2006/12/23)

〈コラム〉高血圧こぼれ話

血圧の高さに人種差別がある。アメリカの医学雑誌にこういう論文が載っていました。アフリカ系アメリカ人とヨーロッパ系アメリカ人を比較すると、アフリカ系は収縮期(上の血圧)・拡張期(下の血圧)共にヨーロッパ系より血圧が高い、夜間高血圧もアフリカ系に多い。身長やBMI、社会・経済的地位、ストレス対処法などで補正をしても、血圧には人種差が存在すると研究者は指摘する。人種差別の長い歴史が遺伝子に影響して血圧格差を生み出したと言えなくもない。そこら辺りの解析をすると、格差進行の日本にも、このデータ参考になりますね。

高血圧には「三倍の法則」があります。高血圧それ自体が心臓や血管の事故を引き起こす危険率が三倍、高血圧に高脂血症が加わるとリスクは三×三の九倍、更に糖尿病があると九×三の二七倍、喫煙を加算すると二七×三の八一倍。こうなるといつ死んでも不思議ではない恐ろしい話。手抜き受診やでたらめな生活習慣の人、覚悟できますか。

高血圧の人に、家庭血圧測定と一緒に脈拍チェックもお勧め。脈が速ければ要注意。交感神経の緊張状態を示しています。ということは、血管の緊張つまり動脈硬化の進行の危険にもつながる。

ともかくも自己管理、大切ですね。


（「いのちのリズム」35、2007/2/17）

第4章　生死をつなぐ

無垢の青空

生き抜く野生の力――「自己創出」

七月半ば、一泊二日の大雪旭岳・富良野めぐりをしたとき、白樺のちがいが目に付いた。富良野のチーズ工房庭園に立ち並ぶ白樺を貴公子とすれば、旭岳山麓《さんろく》で見かけた白樺は作業現場で泥まみれに働く労働者の姿だ。おなじシラカンバ種なのにこうも違うとはどうしたことだろう。

ふだん街路樹や公園などで見かけるのは、ほとんどが貴公子然とした白樺である。どれもがお行儀よく真っすぐに立ち並び、樹肌が妖艶《ようえん》なまでに白い。その白い幹から思いっきり枝が青空に伸び、緑をたたえた葉が生い茂る。秋の黄葉も美しい。

旭岳山麓の白樺は、背をかがませ、幹も枝も斜面の下に向かって大きく曲がり、白い樹肌はくすんで汚くところどころに傷みたいな裂け目を見せていた。これが白樺かと痛々しい気分になってしまった。

フィンランドの北極圏近いラップランドのレヴィ山とかにオーロラを見に行った友人の看護師がこういう話をしてくれた。山頂に登るにつれて木が斜めに傾き、背丈が低くなり幹がうめくようにかがみ、枝が折れるように曲がっていた。ふもととはまったく違う荒々しい風景におどろいた。でもそこに厳しい環境を生き抜く樹木の野性みたいなものを感じて、畏敬《いけい》の念を覚えたという。

旭岳の白樺にもおなじような野性がある。端正な容姿に恵まれてはいるが、白樺はどこかにやはり野性をひそめている。ヒト出現の前から地球上に繁茂しつづけることができたのも野性の力だ。

原始のころの白樺はきっと、旭岳のものよりもっと荒々しい形相をしていたことだろう。貴公子白樺の誕生は、生命の歴史の念入りな積み重ねがあってのことなのだろう。ヒトだって現代人のような容姿になるまでにはチンパンジーまがいの姿から出発しているのだ。

旭岳の白樺は過酷な環境を生き抜くために、根にも幹にも枝にも野性の力をみなぎらせた。背がかがんでいるのは卑屈だからではない。枝が大きく曲がっているのは弱いからではない。激しい風雪と厳しい寒冷にじっと耐え抜いて生きて来た、みなぎる力の現れだ。

外見なぞはどうでもいい、ともかくも生き抜こう、そういうたくましい野性が工夫をこらして労働者みたいな白樺の姿に創《つく》り変えたのだ。その姿を痛々しいと思ったのは私の勝手な感情移入だった。畏敬の念をささげたほうがよいのだ。

この野性を、生命誌研究の中村桂子さんの生命科学用語に置き換えると「自己創出」ということになる。地球の生物すべてに、こういう造形力つまり「自己創出」の力が与えられていると指摘している。

三十八億年にわたる生命の多様な展開の中でそれぞれの生物にそなえられている力だと言う。他の生物と共生して生態系をつくり、周囲の情報を取り入れながら環境の変化に柔軟に対応していく力、これが「自己創出」だそうだ。

白樺にも竹にもアリにも、あらゆる生きものにこの力がある。それぞれが独自に工夫を凝らしてこの力をいかして生きている。ヒトにもちゃんとそなわっているのだが、現代の私たちがいかして使っているかというと、かなり疑わしい。

どうしたらよいか、まずは野に出て荒々しい自然に触れてじっくりと考え直してみたいものだ。

（2007/7/25）

約束――「尊厳死」とは

回診するとYさんは寝息をたてて眠っていた。末期の胃がん、前日かなり吐血した。疲れ果てたのであろう。個室の窓越しに、早春の西日が青白くくすんだ顔をやわらかな光でつつんでいた。

気配を感じたのか目を開けた。真っすぐ私に向けた目にも光がおだやかにゆらめく。「きょうは朝から気分がいいですよ。みなさんのおかげです。ありがたい」「でももういいなあ、先生。約束だから」

話をしたのはこれが最後となった。翌朝こん睡状態となり、二日後に亡くなった。お通夜で遺影を見上げると、「約束」という言葉が重くのしかかってきた。

約束とは「尊厳死」のことである。最初の診察のとき、署名した日本尊厳死協会の「尊厳死の宣言書」を渡された。要約しておこう。

「私の病気が不治で死が迫る場合に、家族、縁者、医療に携わる方々に要望する。延命措置は一切ことわる。苦痛を和らげる処置は最大限に実施、その副作用で死期が早まってもかまわない。要望を果たした方々に感謝する。一切の結果責任は私にある」

Ｙさんの胃がんはすでにひどくこじれていた。内視鏡をのぞくと病巣が胃壁全体に広がっていた。札幌の専門病院の紹介状にも同じ診断内容と、手術を拒否されたことが書いてあった。

私も、がん専門の外科医受診を助言した。おだやかな人柄に似ず頑として応じなかった。切々とした思いがあってのことであった。

六十三年前、Ｙさんは海軍兵士として南太平洋で戦った。米軍の激しい攻撃で、乗務する戦艦の甲板には、手足をちぎられた戦友の遺体がころがり、肉片が砕け散り、血がべとついた。

沈没をまぬがれ、修理のため横須賀軍港に戻ったとき、肺結核で喀血《かっけつ》、入院を命令された。その後、Ｙさんを残して再び出撃した戦艦は、フィリピン沖の壮絶な戦いで沈没した。「生死を共に」と固く約束した戦友が凄惨《せいさん》な戦死をした。知らせを受け号泣したという。

「戦友の無念をかかえて生きてきた。良い家族と職を得て幸せだった。手術が怖いわけではない。

甲板で地獄を見ていますからね。人間いつかは死ぬ。がんを〈死に場所〉にしたい。ぼくはじつは弱虫。だから先生を頼りにしたい。最後まで面倒見てください」

Yさんとのお付き合いは二年ほどつづいた。痛みのコントロールと精神的な緩和ケアにこころがけた。生のぎりぎりまで、今、生きている日々を大切にすること――を約束してもらった。

在宅通院にしたが、最後は町立病院の共同利用ベッドを使った。開業医が自分の患者を自由に回診できる病床だ。そこで八十歳の人生を閉じた。戦友との約束に殉じた「後追い戦死」であった。「尊厳死」も全うした。

かつて死は若者と隣り合わせていた。今は老いてもなお死は遠くにある。そのぶん、いのちの大切さへの緊迫感も想像力もうすれがちだ。Yさんの「約束」の意味と重さ、じっくりと考え直したい。八月はそれにふさわしい月である。

（2007/8/29）

茶色の昭和

Kさんが診察室で見せた三枚の写真は黄ばんだ茶色にあせていた。なにせ六十数年も前のものだ。茶色のなかで、二十歳にもならないような若者十五人ほどがカメラに向かい明るく笑っていた。半円形に並ぶセーラー服姿の水兵たち、左端にKさん。海軍航空隊の整備兵として南太平洋の島に駐留したころに撮ったという。

下士官昇進記念のKさん一人の写真も。目深にかぶった制帽と白い手袋の姿、凛《りん》と背筋を伸ばしていた。

「手もとに残った写真は三枚だけ。まあ仕方ない。戦争だったし、負けて引き揚げたあとも散々な生活だったから。戦友のほとんどが空襲や機銃掃射で戦死、生き延びたのはボクだけ。ぜいたくはいえない」。申しわけなさそうな顔つきをした。

それでも写真の説明をするうちに兵士のころにタイムスリップしたのか、顔がしだいに上気し少年のように紅潮してきた。過酷な戦場とは別な、郷愁に似た懐かしい青春の想《おも》い出があるようだ。

死者を思い出すことは、やさしい声掛け供養になる。いまKさんの声に誘われて、黄ばんだ茶色に閉じ込められた若い水兵たちがあの世から甦《よみがえ》り、生き生きとした表情や明るい笑顔、きびきびとした動作、弾む声など往時のままの姿と輝きを取り戻している。老兵士の語りが、無念を残して戦死した青年へのレクイエムのように聴こえてきた。

Kさんはことし八十六歳、旧炭鉱街の棟つづき住宅で一人暮らし。奥さんとは十年前に死別した。脳障害で失語症と下半身まひの妻を数年にわたり最期までお世話、七十歳代前半のほとんどを介護についやした。その間の往診と訪問看護そして看取りに、私たち診療所スタッフがたずさわった。

奥さんが亡くなって五年ほどして、こんどは当の本人が脳梗塞《こうそく》にかかり、さらに腹部大動脈瘤《りゅう》手術を受けた。要介護1、杖《つえ》にすがり週一回の通所リハビリと折々に私の診療所を受診している。

海軍の思い出を口にするようになったのはごく最近のこと。それほど戦禍の傷跡は深く大きかったのだ。
いま、昭和を懐かしむ風潮がある。だが昭和は複雑だ。明治・大正の歴史を背負う戦前の昭和、制服みたいな茶一色に塗りつぶされた戦時の昭和。敗戦と焼け跡くすぶる昭和、彩りにあふれた復興・成長の昭和。日本のいたるところにいる無数のKさんたちは男も女も、すべての昭和を担い生きた年代だ。
ふと中原中也の詩『サーカス』を思い出す。

幾時代かがありまして
　茶色い戦争ありました

幾時代かがありまして
　冬は疾風吹きました

幾時代かがありまして
　今夜此処《こ》での一《ひ》と殷盛《さか》り……

四月からの後期高齢者医療制度は、無数のKさんを含めた七十五歳以上が対象。この「後期」という用語、情を欠き冷たい。老年期は人生で最も大切な究極の自己実現をめざす「一と殷盛り」の時期。多様な老いを「後期」などと「茶色の昭和」みたいに一色に塗りつぶすのはごめんにしたい。

（2008/2/27）

聴診器——いのちの断片の音

診察室で下着をたくし上げたSさんの胸にスーッと一筋の線が真っすぐ縦に入っている。心臓弁膜の手術をした傷跡だ。周りの肌の色にすっかりなじみ目立たない。傷の痛みもほとんどないそうだ。

傷跡を残した胸に、聴診器を当てる。ゴムの細長い管を通して伝わる心音。穏やかな音色、確かなリズム。

一拍ごとに奔流となって心臓から押し出されるおびただしい血液。雪解けで水かさを増し、流れが速まる大河を思い浮かべる。沃野《よくや》を灌流《かんりゅう》するように、血流がいま億兆個の細胞をくまなく潤しているのだ。

「そうですか、もうだいじょうぶですか。この三月で三年目、あっという間でした。まあ、生き長らえた命、大切にしますよ」

身支度を整えながら、私の説明に独り言のようにつぶやき、背筋をピンと伸ばし三十度ほど上半身をキチッと折って頭を下げた。見かけないお辞儀だが、昭和元年生まれのSさんは旧陸軍の兵隊さん、歴史の面影をとどめた姿だ。

患者さんがとぎれたところで聴診器を外し、つくづく眺める。ずいぶんとながい付き合いの道具だ。医学生のころから六十年、いや、まだ小学校にも入っていないとき、父が聴診器で自分の心臓や呼吸の音を聴かせてくれた。その大きな胸から聴こえて来た不思議な音。付き合いは、そこまでさかのぼる。

聴診器が伝えるのは、いのちの断片の音だ。移ろういのちが刻む音。音楽の音色にも似ている。四季それぞれの自然の彩りともおなじだ。

音ははかない。いま瞬間に立ち現れてはすぐに消え去る。地に触れたとたんにたちまち溶ける春の淡雪みたいだ。その瞬時をとらえるのが聴覚や五感、そして聴診器だ。

Sさんの心音はかつて、騒がしく性急で、運命の暗さを予感させるように重く沈んでいた。二連音のはずがギシギシとした三連音や分裂音となっていた。

その断片のメッセージから診断のヒントを得て、心臓エコーと心電図、胸部レントゲン写真、やがて心臓血管外科の手術へ至った。

断片は、ただの破片ではない、大きな〈全体〉を宿している。わが友、聴診器は生命世界からのメッセンジャーだ。

臨床医にとっての「断片」は、聴診器の音だけではない。病人が抱えてくるのは、いつもすべて断片だ。痛みや苦しみの、ちょっとした一部分、つまり断片だけだ。

背後には、その人だけの膨大な生活史などが潜む。大き過ぎて本人すら気付かないものもある。気付いていても言葉で表現できない場合もあるだろう。

臨床医も病人も、だからこそ時間をかけて繰り返し顔を合わせたほうがいい。「断片のメッセンジャー聴診器」が伝えるお互いへの大切な戒めだ。

(2008/3/26)

がんの哲学

「先生の〈がんの哲学〉、いまどうなっています」

ある研究会で講演をおえて会場を出ようとしたとき、こう声をかけられた。穏やかなほほ笑みにベージュのターバン風の帽子が似合う女のかただった。

〈がんの哲学〉には、さまざまな思い出がある。

日本癌《がん》治療学会会員だったころ、専攻領域を〈がんの哲学〉と書いて、めずらしがられた覚えがある。私の造語だったせいもある。

北大旧教養部の総合講義「がん——医学・生物学から人文・社会科学へ」の「がんと生命倫理」を担当したときにもしばしば使った。

この女性、Nさんはそのころ——二十年以上も前のことだが、文学部志望の学生として講義を聴き〈がんの哲学〉という言葉が印象に残ったのだという。

JR札幌駅までの道すがら、次のような話をした。

〈がんの哲学〉はいまでも大切な課題。地域医療に役立てたい。

東京の順天堂大学付属順天堂医院が「がん哲学外来」を今年スタートさせた。診療科目にこういう言葉を掲げるのは時代の流れ。ホームページに紹介されている。

がんはさまざまなメッセージを発信する。それを考え実践するのが〈がんの哲学〉。

がん細胞は、元をただせば正常な細胞から生まれたもの。老化にもかかわりがある。細胞や遺伝子レベルでのがん研究は、生命の本質とは何かという追究につながる。これもメッセージのひとつ。

がんは国民病。二人に一人ががんになる。三人に一人はがんで亡くなる。

治るがんも増えたが治療の難しい〝難治がん〟も増加、手術一辺倒のがん医療のあり方が問われ始めている。

再発や転移、痛みなど抱える患者一人一人の人間的な苦悩に適切に応える「緩和ケア」も求められている。

国民病なのだから、患者・家族や市民も参加した国家政策が必要だ。昨年四月からようやく「がん対策基本法」が施行され、同年六月には「がん対策推進基本計画」もできた。

だが、がん診療ネットワークは不十分。こういう問題の総合的な解決を考えるのも〈がんの哲学〉には大切。

がんイコール死の時代ではないが、がんを手がかりに自分の生きる意味と命の大切さ、人間だれもが迎える死の問題などを、じっくり考え直す。これが〈がんの哲学〉の一番重要なテーマでしょう。

命と老いや死の重さをなおざりにする世相や政治が情けない。

駅の北口に着いたとき、Nさんはほほ笑みながらこう言った。

「ありがとうございました、先生。私いま、がんの外来化学療法を受けています。再発して、さらに再発。髪もじき抜けるでしょう。ちょっとつらいが大丈夫。私の〈がんの哲学〉つくってみます」

(2008/5/28)

八月の涙——戦争の惨禍に

ヨシさん(仮名)の生涯の悔いは、学校を中退したことだ。ちかごろ急増している高校中退ではない。小学一年生でおわってしまったことだ。だから、いまでも読み書きに苦労が多い。

七十歳だが、通信教育を受けてでも小学校の卒業証書を手にしたいという。陽気な彼女が八月はじめの外来受診で、そう言いながらポロリと涙を落とした。

ヨシさんが通ったのは樺太(サハリン)の小さな村の小学校。通学には大きな川に架かる鉄道の長い橋を渡らなければならない。友だちみんなで線路に耳を当て、遠くから伝わってくる汽車の響きを聴《き》き分けては、用心深く、ときにはドキドキしながら大急ぎで、渡ったそうだ。耳に残るその音が、小学校につながる懐かしい想《おも》い出という。

この小さな村に一九四五年八月、いきなり戦争がやって来た。黒い戦闘機一機がものすごい低空飛行でかすめた後、旧ソ連軍が進駐して小学校を占拠。大きかったヨシさんの家も兵士の宿舎となり、一家は急いで改造した鶏小屋に移った。彼女は、父親と一歳の時に死別したが、父親と同年代の日本人の男たちが、連れ去られた。人さらいの話を思い出し、子ども心にも空恐ろしくなった。

二年後に引き揚げ、縁戚《えんせき》の家にたどりついたが、間もなく母親が、次いで弟と妹が栄養失調で亡くなった。後に彼女は十歳で「女中奉公」に出された。

私の患者さんとなったのは、三十年ほど前。こんな身の上話を聴かされたのはごく最近のこと。ちいさな小料理のお店の借金を返したところで、思いっ切りよく廃業してからだ。

彼女はちかごろ、スーパーに行ったはいいが、なんで来たのかさっぱり思い出せないという。一、二回ならず繰り返し起きると訴えるようになった。

神経心理テストの得点はどれも良かった。そして「なにか文章を書いてください」という質問項目に彼女が書いたのは「いましあわせ、もっといきたい」

平仮名ばかりだが手筋はなかなか。苦労を重ねて覚えた字、こころならずも変転の歴史を背負わされた彼女の涙が滲《にじ》む字でもある。

その字の向こう側は、戦争の惨禍を受けた無数の無名の人びとの涙の世界へとつながる。敗戦後六三年のいまなお乾くことのない涙だ。

日本だけではない。アジアでも世界のどこでも同じだ。発展途上国やイラクなどでは新たな涙が流れている。

人だけではない。大地も草木も血涙に赤く染まっている。

そうしたすべてのいのちに、せめて祈りを捧《ささ》げたい。理不尽と不寛容を無力にするために。八月こそがそれにふさわしい。

ヨシさんの記憶障害は、認知症ではなかった。いま、回復に向かっている。うれしい話だ。

（2008/8/27）

予感——お別れを言いに

「きょう、先生にお会いできてよかった。いつまでもお元気でいてください」

「おたがい元気でいましょう。お大事に」

十一月のある日、診察を終えたTさんと窓越しの晩秋のやわらかな日ざしのなかで、さりげない言葉を交わした。

中二日おいた朝刊に、黒枠で囲まれた死亡の「お知らせ」が折り込まれていた。名前がTさん、信じ難かったが、年齢も七十六歳、住所も同じ。本人だった。

「Tさん、ひょっとして、大先生に最後のお別れを言いに来たのでないか」「自分ではそれとは気付かずに、なにかしら運命の予感みたいなものに促されて来院したのではないか」

受付と看護のスタッフが、そう話していた。思い当たる節があるという。

Tさんの来院は実は二年ぶり。窓口で、診察中の私の声を耳にして「大先生の日だったね。顔を見ていこうかな」と言ったそうだ。そのときの表情が穏やかで優しく、帰るときの表情はもっと穏やか。以前のこわいような印象とはまるっきり違い、受付の事務員はなんとなく首をかしげた。

診察の会話を耳にしていた看護師たちも、「先生、いつまでもお元気で」という言い方に、内心おやっと、心にひっかかるものを感じた。多くの患者さんに接している彼女たちは、患者さんが口にする言葉の一つ一つにも細やかな感性がはたらく。

同感しながらこういう経験を思い出した。

あるとき、何の根拠もなくある人のことがふと思い浮かぶ。それもしばらく会っていない人の顔だ。朝、目覚めたときや、朝刊を広げたときなど、動作の脈絡もない。

だが外来に出て診察机を見ると、当人のカルテが並べてある。不思議なことに本人も朝になって「きょうは先生のところに行かなくちゃ」と、急に思い付いて来院したという。

この偶然の符合を「シンクロニシティ」（共時性）と呼ぶ。心理学者や物理学者、それに哲学者と詩人などが関心を寄せている問題でもある。

科学はとかく数量的な表現でこの世の現象を割り切りがち。だがこの世にくりひろがる出来事には謎めいた偶然がひしめいている。その理解には、出来事の断片を注意深く拾い上げていく姿勢や詩人みたいな感性も必要になる。

「シンクロニシティに込められているメッセージ、お医者さんにも大切」と直接教えてくださったのは、亡くなった作家遠藤周作さんだった。

Tさんの急逝は、人間の運命と生きている不思議、偶然性への感性の大切について、さまざまな示唆を与えてくれたことになる。

(2008/11/26)

苦しみの彼方に

ある会合で、大腸がんから転移した卵巣がんを患う人が、こう話していた。

「家族四人が居間にそろう。たったこれだけのことでも私には幸せなのです。生きているって、すばらしいなと思ってしまいます」

かつて余命三カ月と告げられたこともあったが、いまは治療のかたわら、がん患者と家族の会の世話人も引き受けているという。少し紅潮した顔に瞳が深さをたたえていた。

私の知人に保健師資格を持つ看護師がいる。繰り返すがんの再発、そのつどの厳しい化学療法。それでもリンパ浮腫の重い下肢《あし》を引きずり、名も無い小さな診療所で、ボランティアの看護にいそしむ。ほほ笑みをたやした顔を見た者は、だれもいない。

世の中で、ほんとうに偉い人はだれかと聞かれたら、この二人のような生き方をしている人をあげたい。苦しみと悲しみ、挫折や孤立に、ときとして打ちのめされ、ときにめげながらも、現実を見据えて生きているからだ。

それだけではない。自らのがんの苦しみから、他の人の苦しみと悲しみに思いを致す想像力や感性を学び取ろうとしているからだ。まわりの人びとの小さな痛みを、自分の痛みとして受け止め、共感し、そのために尽くすことをいとわないからだ。

看護師と仲間はいま、神経難病を患う人に憂いを寄せる。舌が萎《な》え、呼吸機能も低下、腕や下肢の筋力も衰えてゆく。頭はしっかりしているので、じわりと忍び寄る人生のおわりにむかう自分の姿を見続けなければならない。「自分の苦しみなど、さほどではない。病気は、がんだけではない」、彼女はそう受け止めているようだ。

ライラックが紅紫色や白色などに彩りはじめたころ、質素な身なりの老女が、息子に付き添われ受診に見えた。三月末から胃の調子が悪く、不眠に悩まされている。精密検査でも病気は見つからず、精神科の薬も効かないとの訴えだった。心当たりの原因はないという。

じっくり話を聞くと、筋ジストロフィーを患うお孫さんと去年暮れに死別していた。息子によると、「ばあさん気落ちした様子はなかったが、なにせかわいがっていたから」という。この病気は、筋肉の難病、ついには心臓も侵される。幼児のころからお世話をしていたおばあさん、孫がたどる悲劇を知っていただけにつらい思いの毎日だったのだろう。

「悲しみは、遅れてやってくる。胃の不調も不眠も、悲しみにつながっている。お孫さんへの供養でもある悲しみ、大切にしましょう」

私の助言に、深くうなずいていたおばあさん。体調は、かならず回復するだろう。苦しみと悲しみの涙の向こうには、苦難を経た者でなければ味わえない、新生の希望があるのだ。（2009/5/27）

春の泥

色あせたコーヒーブラウンのロングスカート姿のゆーさんが両脇を杖で支え、看護師に付き添われて外来診察室に入って来た。背を丸め、杖で足元を確かめながらゆっくりと歩いてくる。

「こんにちは」と頭を下げようとすると体がぐらりとゆれる。用意したキャスター付きの椅子に腰をおろし、ほっとした表情になる。七十六歳の彼女には、まぶたが下がり筋力が衰える神経難病がある。いつもは訪問看護をしているのだが、たまにはこうして来院もする。

「今日はお天気が良いのでボランティアさんの車で来ました。虫みたいですね」とニコッとする。冬ごもりしていた虫が春の陽気に誘われて地上にはい出る啓蟄《けいちつ》のことを言っているのだ。自宅でもはいまわるほうが転ばないから気楽とほほ笑む彼女。自分の姿を啓蟄にたとえるあたり、なかなかのユーモリストだ。病苦にも生活難にもめげない芯の強さも持ち合わせている。

「ドーチカ」（娘の愛称）「マートゥシュカ」（お母ちゃん）「ダスビダーニヤ」（さようなら）「ダワイ」

（さあ出かけよう）、看護師たちが訪問したときにゆーさんから聞き書きしたロシア語の単語だ。彼女一家がかつて旧満州（現中国東北地方）のアカシア並木が美しい街に住んでいたころ、近所付き合いしていたロシア人の話し言葉のうろ覚えだという。

今の高校に当たる女学校に入学して間もなく日本が戦争に敗れ、髪の毛を短く刈り、顔を泥だらけにして少年姿に変装、命からがらの逃避行を重ねて祖国にたどり着いた。わが家に乱入した旧ソ連兵が突き付けた銃剣の銀色にきらめく切っ先の鋭い光はいまもまぶたに焼き付いている。無残に命を絶たれた知り合いの人々や行方不明の人たちなど、この世の悲しみと非情のほとんどを少女のころに見聞きしてしまったそうだ。

「私はいつも人さまの助けを借りて生きています。やがて何もかもできなくなり、ますます人さまにすがる。悲しくつらい。でも死にたいとは思わない。いのちがもったいない」。戦乱の実体験者の言葉は重い。

「今年は三月半ばをすぎても春が来ませんね。夜に降り積もった雪をブルがかたづけたのに、また雪がちらつき、やがて吹雪。と思うと青空が広がりまぶしいほどの春の日差しになる。そしてこんどはみぞれ。一日の中で春と冬がせめぎ合う。新しい季節の誕生にも苦しさが求められるのかと思ってしまう。人生と同じですね」

「でもね先生、さっきボランティアさんの車から降りたとき、雪解けのぬかるみに踏み込んだらピシャッと泥が跳ね返ってきました。春が足元に来ていると思い、ちょっと元気もらいました」

ゆーさんの紺色の長靴と茶色のスカートのすそに薄墨色の泥が点々とこびりついていた。「春の泥」は俳句の春の季語。長い冬の間、雪の重圧に耐えた泥が春の日差しに目を覚まし、うれしさのあまりに飛びついたのだ。この泥そして土・大地からもうすぐ草も花も芽を出し生い茂る。木々に葉の緑がよみがえる。目の前に、百花咲き乱れる春の景色が広がるような思いになった。

(2010/3/31)

掌の目——見えないものを見る

四月半ば、朝から春もうららな日差しの日に、外来受診に来た吉沢さんが、こう話してくれた。「ピンネシリの山並みがきれいですね。残雪の白さと山肌の深い藍《あい》色の調和がすばらしい。手術してよかった。家《うち》のばあさんの皺《しわ》が目立つようになったのは余計でしたがね」

四月初めに白内障の手術をした彼の表情は喜色満面、九十歳の今ごろになって光と色彩がこんなにも輝いて戻ってくるとは夢にも思わなかったそうだ。白濁した目で読書に難儀していたこのご老人に手術を勧めた私にとっても、うれしい報告だった。

六年ほど前の冬、じつは私も同じ手術を二回に分けて受けていた。その二回目の手術のため、高速道路を札幌に向かう車の助手席で、こういう実験をしてみた。

まず、手術した右目を眼帯で覆い、白内障が残る左目で高速道路の両側に広がる雪原を眺める。

次に回復した右目だけで雪景色を眺めた。すると、同じ白でもまるで質感の異なる白い光景が眼前に展開してきた。周りに反射・散乱する光までもが新鮮な感じで目に入り込んできた。光明と希望をもたらす眼科医療の恩恵だ。吉沢さんに手術を勧めたのも、この体験があったからだ。

新たな「開眼」体験をした私はいっぽうで、生まれつき全盲の知人が教えてくれた「触読」「指先が目である」という言葉を思い出した。

「触読」とは手で触れて読むこと。文字だけではなく、形態や微細な凹凸や線条など、およそ触覚につながる五感のすべてで読み取ること。声や音、色彩への想像力も含むという。そのためには「指先を目にする」修練を徹底的に繰り返さなければならない。

「小さいときからぼくは盲学校で、この二つのことを厳しくしつけられた。悲しくつらかったが、生きる意味を考えることができた」

「一目瞭然《りょうぜん》という言い方があるが、触りもしないで視覚だけですべてが分かるというのは、どこかおかしい。お医者さんだって触診が診療の基本でしょう」

「千手観音様の掌《てのひら》には目がついている。触覚を大切にする意味の深さを示している。この教えを身をもって探求することが、ぼくの生涯の課題ですよ」

もう二十年以上も前の話だが、いまなお私の心に深く刻み込まれている言葉だ。

見た目の良さや「カッコいいこと」最優先の世相。この見方を広げていけば、社会的地位や肩書、学歴や偏差値、ブランドもの、効率と成果主義だけに価値を置く世の中へと傾く。他人の目ばかりが気になる。世のひずみが深まり、その深みに落ち込む人が増える。外来診療で、心に悩みを抱える人が増えているのも、人間の価値を薄っぺらにしがちな〈視覚優位〉への偏りも誘因のひとつだろう。

このあいだ、辻井伸行さんのピアノ演奏を聴く機会があった。全盲の若きピアニストの「掌の目」が紡ぎ出す音の色彩感の豊かさが心の奥底まで浸透してきた。

視覚の彼方《かなた》にある見えないものを見る感性の大切さ。そして「掌の目」の意味、白内障手術のさやかな体験をムダにしないためにも、臨床医としてじっくりと考えたい。

(2010/4/28)

無垢の青空——八月に

四十年ほど前の話である。記憶も定かでないところもある。

新しく赴任してきた国語の女の先生は、よく風邪をひいたりおなかの具合をわるくしては外来受診に来ていた。品の良い顔立ちと青白い顔色、表情にどこか陰りがあった。物静かで口数も少なかった。三十五歳ぐらいだったと思う。

夏休みも終わり、残暑のきびしい晴れた日の午後、やはり風邪気味で受診に来た彼女は、こういう話をした。重い話であった。

「あの日の朝も、太陽はいつものように東の空に昇りました。きょうみたいに、青くきれいに澄みわたった空でした。そして、いつものように優しく光を注いでいました。風にそよぐ樹木の枝葉にも草花にも、路傍の小さな石にも、光の言葉で優しく語りかけているみたいでした。私の大好きな空でした」

「でも、私が知っている限りの無垢《むく》の青空は、これが見納めでした。この瞬間に閃光《せんこう》が走り暗雲におおわれました。原爆がさく裂したのです。広島の小学校三年生のときでした」

「気が付いたら、母も弟も近所の人も、みんな焼けただれていました。街が消えて、木もお花も地上のものすべてが消え去っていました。地獄絵図とか阿鼻《あび》叫喚などという言葉すらもむなしい世界に放り込まれていたのです」

このあと、晩秋の夕暮れ近く、往診の車の途中で、軽い傾斜の坂道を歩く彼女のやせた後ろ姿を見かけた。「ヒロシマの先生ですよ」と言う助手席の看護師の言葉で車を止め「お乗りになりませんか」と声をかけてみた。「ありがとうございます。すぐ近くですので大丈夫です」とていねいに頭を下げた。

これが、彼女と言葉を交わした最後であった。間もなく彼女は大学病院に入院、そして広島に帰ったという。その後の消息は耳にしていない。

「無垢の青空」という言葉と控えめで静かな彼女・S先生の姿はいまでも私の記憶に残っている。

ことし八月十六日、NHK・BSテレビで吉永小百合の原爆詩朗読の特別番組を放映していた。長崎旧浦上天主堂のがれきから発見された、頭の部分だけ残った聖母マリアの石像も紹介されていた。六五年前の八月九日、長崎原爆投下の惨状を今に伝える、心の痛む「生き証人」でもある。

顔の右半分が黒く焼かれ、両眼がえぐられ空洞になっていた。このうつろな空洞に、長崎の悲劇を目撃した深い慟哭《どうこく》の目を感じ取った。ヒロシマの先生もたぶん、こころにいつも同じ目を秘めていたのだろうと思った。

このあいだ、ある集まりで戦時体験が話題になった。

昭和十八年生まれの高校元国語教師は、茨城の海岸よりの自宅での、艦砲射撃のすさまじい音が潜在記憶に残り、雷の音を聞いただけでもおびえるように泣いたと親から聞かされた。

ある画伯夫人は昭和十九年生まれ。東京大空襲での焼夷弾《しょういだん》のさく裂を目撃している。いまでも、イラクなどでのミサイル発射のヒュルヒュルという音と閃光のニュース映像を見ると、あの焼夷弾の恐怖がよみがえる。

ヒロシマとナガサキの無垢の空の下で繰り広げられた原爆の惨禍、わずか二歳にも満たない幼児の無垢の心の奥深くに記憶をとどめる戦争の恐怖。

戦争は、偏西風が蛇行して起こす猛暑のような自然現象ではない。あくまでも人間の仕業。

希望と平和を考える八月は、生きとし生けるすべてのものへの愛と共感ときずなを大切に思う、こころを無垢にする月でもある。

(2010/8/25)

残る桜も

ほほ笑みの雫――コーヒーの香り

アメリカのあるホスピス（緩和ケア病棟）を訪れたとき、フロアから芳醇《ほうじゅん》なコーヒーの香りが漂ってきた。鼻をクンクンさせてにおいをたどってゆくと喫茶コーナーがあった。

コーナーでは、ある人はカウンターにもたれ、ある人は椅子席にすわり、点滴のチューブを付けた人もいれば、見るからに顔色のすぐれないやせ細った車椅子の人もいた。ほとんどが末期のがんを患う人びとだ。

コーナーに憩うだれもが色とりどりの服装をまとい、肌の色もそれぞれに違う。だれもが穏やかな表情で話を弾ませ、大きな紙コップでコーヒーや飲み物を楽しみ、ときどき笑いが渦を巻く。案内役の看護師の説明では、喫茶コーナーは、このホスピスで人生の最後を過ごした女性が寄贈したものだそうだ。

浅黒い肌の四十歳ちょっととおぼしき女性が私たちに、「ようこそみなさん。ここのコーヒーは最高、コーヒーはいのちの雫《しずく》、歓《よろこ》びのプレゼント」と左手に持った紙コップを高くかかげた。見ると右腕が大きく腫れ上がっていた。本人の説明では、乳がん手術によるリンパ浮腫のせいであり、肺や骨盤にもがんが転移してしまっていると言う。

十数年も前の話だが、「コーヒーはいのちの雫、生きる歓び」と言ったときの彼女の穏やかなほほ笑みと言葉は、いまなお私の心に深く刻み込まれている。彼女がかかげた白地に花模様をあしらった紙コップがまるで花柄の高級ボーンチャイナのコーヒーカップみたいに私の網膜に焼き付いている。

このあとで私もまた、長時間におよぶ心臓の手術をした。たくさんの点滴チューブを付けられたきびしいICU（集中治療室）生活と回復のためのリハビリなどを経験した。

退院したときにまずは口にしたのがいれたての一杯のコーヒーであった。白磁のカップを両手で包むと温かみが手のひらにじわりと伝わってきた。濃い茶色の液体が舌に触れたときの感触のまろやかさ。舌から口の中へと広がる酸味の快適な刺激。ふたたびこの世にいのちを得てよみがえったという実感を深くしたものだ。

焦げ茶色のコーヒーの表面にミルクを一滴たらすとゆっくりと同心円を描く白い波紋、窓越しにさす光が波紋のさざ波に揺れて輝く。コーヒーカップの中で静謐《せいひつ》な協奏曲が奏でられているみたいだった。

コーヒーの一滴一滴が六十兆個の私の細胞の一つ一つに、じわりとしみ込み、味覚と触覚そして視覚などの五感のすべてが新たな生の歓びを得た気分になった。なるほどコーヒーはやはり、いのちのほほ笑みの雫なのだと、ホスピスでのあの女性の言葉と表情を思い出した。

このあいだ、がん病棟に入院している、コーヒー大好きの友人を見舞ったら、こう言った。

「ここのコーヒーはまずくて気分まで落ち込む。お医者さんも看護師さんも食堂で一緒になるが、まずそうな顔つきはしていない。抗がん剤でぼくの味覚が落ちているのか、あの人たちの舌の感触が鈍いのか、たぶんその両方だろう。そもそも病院の食事に味気がなさすぎるからね」

「味覚だって治療の一環だよね。がん対策基本法では、緩和ケアはがん発病の初めからすることになっている。だったら、病院の緩和ケアチームが、食堂メニューの吟味にもかかわってほしいな」

進行がんを患う友人の楽しみは、行きつけの喫茶店で一杯のコーヒーをすすり、極上のほほ笑みの雫を授かることだそうだ。その見込みはだが、定かではない。

(2010/10/27)

夜への共感と受容――泣く子どもに

夜十時、病棟はようやく静まりかえった。ルームライトが消された病室の天井に薄墨色の陰がふんわりと浮かび、ゆらゆらとしては消える。なにやらおどろおどろしいが、照度を落とした廊下のあわい光がときおり、病室入り口の分厚いカーテンのわずかなすき間から忍び込んでくるせいだ。

同室の患者仲間はみんな病床で黙りこくっている。たぶんだれもまだ眠りに入っていない、そしてだれもが、子どもたちのあの泣き声の意味合いを自分の心の中で、じっと確かめているのだろうと私は思った。

　大学病院のこの腎臓・泌尿器科病棟には、大人と幼い子どもが同居している。子どもの先天性泌尿器系疾患の診療と手術ですぐれた実績があるからだという。入院したとき、若い母親にすがって歩く幼児の姿を見かけて不思議に思ったが、看護師の説明で、はじめてわかった。

　この子どもたちが、夜、消灯になると、落ち着きをなくするのだ。むずかる声、取りすがる声、泣く声、若い母親のなだめる低い声などが、病棟の一角からさざ波のように各病室に伝わってくる。そしてしばらくして、引き潮のようにゆっくりと遠ざかり消え去る。病棟が静まり返るのはそれからだ。

　泣き声が私の耳に、シューベルトの歌曲「魔王」の歌詞と旋律をよみがえらせた。あらすじは、こうだ。

　嵐の闇夜、病む幼子を抱いて馬を疾走させ家路を急ぐ父親。樹々《きぎ》の葉ずれの音が子どもには魔王の恐ろしいささやきに聴こえる。夜霧の白さが子どもには魔王の娘の誘惑の姿に映る。そして館に着いたときすでに遅く、息子は父親の腕の中で息絶えていた。

　馬の蹄《ひづめ》の音を表現する三連符のオクターブ。子どもの恐怖を表す短調。魔王の甘い誘惑はピアニシモの小さな音。父親の揺れ動く心境は、高音域の長調と短調。語り手の声は中音域の短調。

　病棟の子どもたちはたぶん、病室にひろがる夜の薄暗さの中に、「魔王」の少年と同じような恐ろしい姿を連想しているのだろう。子どもの繊細な感性が、そうさせていると私は想像した。

大人たちは、私と言葉を交わした限りでは、どなたも進行したがんを抱えていた。口にはしなくても厳しい現実と向かい合う立場の人が多かった。先行きの見えない不安も恐怖もあるようだった。その心境は、夜を畏怖《いふ》する子どもたちと同じだ。だから泣き声に耳を澄まし、その素直な悲しみの訴えに静かに共感しながら、それぞれ自分の「夜」と向かい合っていたのだろう。

子どもたちのように声に出して泣いてみたいが、そうはいかない。だから子どもよ、大人のわれわれに代わって大いに涙してほしい。そう受け止めているのだろう、と私は考えた。看護師の話では、うるさいと文句をつける大人の患者はいないそうだ。

「夜」への共感と共有そして受容。八年ほど前の出来事だが、私には忘れられない思い出となっている。あのとき一緒だった子どもたちは、いまはもう小学高学年か中学生のはずだ。大人たちは、職場や家庭に復帰した人もいるだろうし、厳しい運命の変転にさらされてしまった方もいるだろう。私は、というと、いまなおこうして生きている。天与の恵みと思っている。

彼一語我《われ》一語秋深みかも　　高浜虚子

「彼」を「夜」に、「夜」を悲しみに置き換えてみるのも、秋の夜長の過ごし方とも思う。

（2010/11/24）

ある看護師の生涯——優しさにまさる美なし

早春の午後の日差しが、祭壇両側のステンドグラスの緑や赤や黄の色にきらめいていた。薄茶色の石造りの祭壇にピンクのリボンで飾られた写真が安置され、その中で当院看護師長松田増江さんがほほ笑んでいた。色白の美しい顔。かつてエジプト旅行のときに撮った写真を遺影にしたのは、彼女の遺言によるものだ。

ほぼ五年におよぶ再発進行がんの苦しみの中で、いつも失わずにいたのが、このほほ笑み。息を引き取るちょっと前に、母親に抱かれて好きなスイカのひと切れを口にしたとき、おいしそうにニコッとした。それがこの世に残した最後のほほ笑みとなった。

遺影の彼女の視線の先にあるのは、鉄製の台上に乗せられ、火葬に付されたばかりの自らの姿だ。生前、この日のために心を整えていた看護師松田はたぶん、灰白色の骨となったおのが姿を、あの美しいほほ笑みに包み込んでいることだろう。

「なるほど、これが死というものですか、先生」

お骨を木箱に納めるときのカサコソという音が私には、彼女のこういうささやきにきこえた。いつものいたずらっぽい表情も目に浮かんだ。

「松田さんはね」と私も声をかけた。

「写真の中でほほ笑むあなたから、お骨のあなたへと、途方もなく隔絶した世界を、いまイッキに乗り越えた。仏教によると、その隔たりは十万億土もあるそうだ」

「だから、あなたはものすごいことをやってのけたのだ。ぼくはまだ経験していないから、これからは松田さんが人生の導師つまり先生だね」

「その先生に向かって口幅ったいけど」と、言葉を続けた。

「お骨はやがて土に返り、土壌となり、地球の生態系としてよみがえる。お花が咲き、草が群がり、樹木が生い茂り、小川がせせらぎ、水潤う大自然の大地だ。ひょっとして松田さんは、枝を伸ばし、緑の葉を茂らせる大きな木になるかもしれない」

「すると、緑陰に安らぎを求める人、大樹に寄りかかりたい疲れた人、草原に寝転びこずえの合間から見える大空を眺めては夢を語る若い人たちが、その木の下に集まってくるだろう」

「あなたはきっと深呼吸をしては、その人たちに優しく酸素を降り注ぐだろう。この世でいつも、ほほ笑みで、病を患う人びとや地域の医療の絆づくりをしてきたようにね」

松田看護師の晩年は、こうであった。

手術の後遺症のリンパ浮腫で腫れ上がった右下肢、ちょっと動くだけで激しく脈打つ動悸《どうき》、抗がん剤による難聴、衰えゆく視力。肝臓に転移した無数のがん病巣と黄疸《おうだん》、いくら抜いても湧き出る腹水。不安と孤独と悲しみ。つらかったはずだが、最も近くにいた私や妻にも笑みを絶やさなかった。

三月三十日水曜日、道新朝刊に掲載された「いのちのメッセージ」を、約束通り私が読み上げると、うれしそうにうなずき、ほほ笑み、やがて涙で頬を一筋ぬらした。亡くなったのは、その明くる日のことであった。

「優しさにまさる美しさはない」

私と親交のあった高僧の色紙をいま、遺影に添え置いてある。彼女の生涯を語る一番ふさわしい言葉であろう。

（2011/4/27）

被災地のがれき――刻み込まれた喜怒哀楽

大地震と大津波に襲われ一瞬にして市街地のほとんどが壊滅した岩手県陸前高田市。ニュースによると、その気仙《けせん》町地区のがれき撤去が八月に入ってようやく進み、更地みたいになったという。市民の方々にとって、生活再建への新たな第一歩となっていくことだろう。

しかし一方で、がれきについての地域の人びとの心境は複雑だろう、がれきに心があればどう思うだろう、などと想像してみた。

他人、つまり私たちは、こともなげに「がれき」とひとくくりに呼び捨てる。辞書にも「がれき・瓦礫《がれき》」とは「瓦と小石。価値のないもののたとえ」などと注釈されている。だが被災地の当事者にとっては、本当にそうなのだろうか。

あの大激震と大津波の瞬間までがれきは、生活のすみかを形づくり、家族の語らいと憩い、歓《よろこ》びや悲しみなどの場所だった。その壁や柱や家具、子供部屋も居間も仏壇も、すべてが砕け散り、がれきにと化身した。

被災者はだから、がれきをわが家の分身と思い、拾い上げては涙する。がれきもまた、ついこのあいだまでの持ち主の手の温《ぬく》もりの中でよみがえり、哀惜と追憶の物語を取り交わすのではないか。被災地の人びとは、倒壊した隣家や街並みの家々、なじみの商店などのがれきにも憐憫《れんびん》の情をいだく。がれきは、ただの石ころではない。どれもが街角の賑《にぎ》わいや親しみ、行き交う人びとの足音などを刻み込み、日々の活気にみちた日常を共にした地域の記憶を宿しているからだ。

がれきは、異臭を放つという。当たり前だろう。冷蔵庫の中の食べ物や調味料や飲み物。洗濯物。トイレの飛散物などのすべて。押しつぶされたペット。そして傷ついた住人の血のりなど。そのことごとくが海水の汚泥に浸され、いっしょくたにがれきとして打ち砕かれたのだから。

被災地に住み、いっとき消息を絶った陸前高田生まれの旧友・七十八歳の臨床医から手紙が届いた。

「親戚縁者のことごとくを喪《うしな》い、天涯孤独の身となった。見渡す限り瓦礫の山と化した郷里の惨状は、どこかで見た既視感のある光景だった。六六年前の八月、あの敗戦の焼け野原だ。茫然《ぼうぜん》自失《じしつ》とはしたが、臨床の仕事の合間を縫い、郷里のボランティアにも加わった。日本のいたるところから、もちろん北海道からも、救援の人びとが駆け付けてくれた。ありがたかった。

八月敗戦の既視体験を持つぼくら世代は年老いつつあるが、大空襲とヒロシマ・ナガサキを同時代人として明確に経験・記憶した生き残りだ。福島原発の問題も含め、考えを深めておこう。ようやく涙が出るようになったいま、内なる声がそう促す」

がれきは撤去しなければならない。だがその無数の断片に刻み込まれた声無き慟哭《どうこく》に耳を傾けたい。それはそのまま、被災者・被災地の悲しみにつながる。再生と復興の真実の人間的拠点は、ここにあるのだ。

稲穂の先が黄色づき、医院駐車場ブロック塀の蔦《つた》が、紅葉しはじめている。ゆく夏に鎮魂の祈りを捧《ささ》げ、実りの秋に、いのちへの思いを深めたい。

(2011/8/31)

三度目の正直——頑固さを押し通して

春まだ浅いある日の早朝、西じいさんが息を引きとった。看護師からの携帯電話で知らせを受け、すぐにお宅に伺うと、手足はもう冷たくなりかけていた。

顔は、だが、前の日の訪問診療と同じ温かな表情をとどめ、その温かみが、周りを囲むご家族——ばあちゃんや息子さんと娘さんたちをほんわかとつつみ込んでいた。

「大好きな先生にみとられて、思いどおりに最期まで自分の家で過ごせて幸せでした。父も私たちも満足です。ありがとうございました」

遠距離介護をしていた娘さんたちの言葉に私は、西さんは文字どおり〈往生の素懐を遂げる〉生き方と死に方をしたのだと思った。〈素懐〉には〈平素からの願い〉という意味がある。どんな運命に出会っても、自分を見失わずに生き抜くというのが、彼のふだんからの心構えだったのだ。

西さんは進行性胃がんであった。四年ほど前、当院で見つけ、すぐに専門病院に紹介したが、一泊だけでさっさと帰って来た。私は、たしなめた。

「まるで敵前逃亡だよ。手術の余地がまだある。怖がる相手ではない。度胸を据えて、検査だけでもキチンと受けてくださいよ。敵の正体もつかめないままに逃げ出すなんて、西さんらしくない」

「先生ね、お医者さんの理屈はそのとおりだろうが、オレがイヤなんだから、オレにもどうしようもない。こう見えても忙しい。カラフトマスやサケの釣りもある。花壇の手入れもある。高山植物の鉢植えは手間ひまがかかる。生きものだからほっとけない。足腰不自由なばあさんの血圧治療に先生のところに連れてくる仕事もある。ばあさんのからだ、けっこう重いからな。ついでに、オレも診てもらう。迷惑かけないから、頼むよ。言っておくけどね、オレはがんなんて恐ろしくないよ」

ご家族によると、西さんは昔から、いったん口にしたらテコでも動かない、めちゃくちゃな頑固者だそうだ。それから四年ほど、八十歳を超えて病巣が肺に転移しても、彼は頑固さを好きなように押し通した。

大型ワゴン車を自分で運転して、律義にばあさんと一緒に受診を続けた。解禁期になると、その車を駆って夜通し五時間もかけてカラフトマスやサケの釣りに出かけ、大きな獲物をわが家の玄関先にどさっとおろした。深紅の可憐《かれん》な花を咲かせた高山植物も診療所窓口に届けてくれた。

亡くなる前日に訪問診療したとき、ほとんど声も出なくなったはずの彼が、グイと私を引っ張って耳元にこうささやいた。

「いよいよ三度目の正直だ。ありがとう、先生」

二度死にかけたというのが、外来で口にした自慢話だった。一度目は、造材現場で立ち並ぶ丸太の下敷きになったとき。二度目は、戦争中にアメリカの戦闘機の機銃掃射を受け、つらうじて死なずにすんだこと。

それぞれに思い出の多い西さん。その痩せ細ったからだを、看護師と私とご家族みんなで、温かいタオルで拭いてあげた。

この日は朝から空が青く澄み渡り、凛《りん》とした冷気に充ちていた。頑固者の三度目の正直にふさわしい、「死ぬのにもってこいの日」みたいだった。

(2012/3/28)

「センセー、ダメですよ」——患者と心をつなぐ言葉

人と話をするのが好きだ。そのぶん、人の話を聴くのも好きだ。臨床医生活五十年のあいだ、朝から晩まで患者さんと話しどおしだったせいだろう。医療は言葉ではじまり、言葉でおわる現場な

のだ。

ある日の外来診療のとき、硬い表情の老女が娘さんに付き添われ、伏し目がちに診察室に入って来た。軽い認知症があり、血圧も高い。静かに間を取りながら、ゆっくりと話す。帰りぎわに、柔らかな表情でニコリとほほ笑み、ていねいに会釈した。この笑顔もしぐさも、りっぱな言葉なのだ。

じいさんが、付き添い役のばあさんと連れ立って入って来た。診察をおえると、耳が遠いぶん、大きな声でこうたずねた。

「おれは死ぬ気がぜんぜんしない。いつまで生きるのか、もういいかげんにしてほしいね」

「仏教の言葉に〈定命《じょうみょう》〉というのがある。人間、生まれる前から寿命は定められているという意味らしい。お坊さんに聞くといいよ。医学では、こういう説もある。人間の生涯の呼吸回数は五億回ほど、脈拍数はほぼ二十億回と決められている。それが尽きたところに死がある。まあ、深呼吸しながら、ゆっくり歩こうよ。宇野千代という小説家が九十歳過ぎてから、〈私、ひょっとして死なないのかしら〉と、同じことを言っていた。亡くなったのは数え年百歳。やっぱり死んだよ。仲井さんは、まだ八十代、急ぐことはないいな」

同席のばあさんが、うんうんとうなずく。死を話題にできるあたりが、老人診療のえも言われぬ妙味だ。

七十二歳の藤生さんと、こんな問答をした。

「このごろ体調はいかがですか」

「ぼくは自分では、なんでもないと思っている。しかしこれは、ぼくが思っているだけで、ぼく以外の、先生や他人がどう思うかは、また別な問題になりますね」

彼は、〈ぼく〉と〈ぼく以外のぼく〉という、二つのぼくで自分を眺めている。複眼的な物の見方で観察する冷静さを保持している。哲学用語では、〈メタ認識〉と言う。温顔の藤生さんが、哲学者みたいに見えてきた。外来での会話は、だから楽しい。

「センセー、ダメダメ。お昼もキチンと食べなきゃダメですよ」と、九十三歳のワキばあちゃんにたしなめられた。

四十年ほどお付き合いのある彼女はいま、神経難病と軽度認知症を患っている。たまたまこの日、お孫さんが同行して受診に見え、話題が一日三回キチンと食事しているかどうかにおよんだ。ちゃんと食べていると言うワキさんに、センセーはと逆に質問され、いそがしくて昼抜きのこともあると答えたら、ダメだと叱られたのだ。

認知症を患う人に「ダメ」と言うのは禁句だ。そのワキばあちゃんに「ダメ」と言われたのが、いかにもユーモラスだ。神妙な私の顔付きを見て、彼女は満足そうだった。

言霊《ことだま》という言い方がある。医療の現場で、患者さんの言葉一つ一つが、いのちを宿し、個性のある物語を紡ぎ出す。聴き手の私は、臨床医だったり、ときには詩人や哲学者だったりと、けっこう言葉の勉強をさせられている。

(2012/4/25)

足るを知る——天命穏やかに

古くからお付き合いのある外科医が亡くなった。私より三つ年上、享年八十八歳。進行性の神経難病を患い、専門施設に十年余り入所していた。今年に入り肺炎を繰り返し、かつて自分が創設、現在はご子息が院長として後継している病院に転入院していた。

五月上旬のある日、夫人から「苦しそうなうなり声をあげている。会いに来てほしい」という電話があり、見舞いに訪れた。病床の先輩医師は不明の意識の中で、ときおり大きなうなり声を出していた。しかし表情は穏やかだ。ご家族に、こうお話をした。

「うなり声は苦しいからではなく、大きな寝息のようなものです。呼吸困難も脈の乱れもありません。ご子息が主治医だから、ご安心なさい。天命にゆだねましょう」

そして私は、先輩医師の耳元に今生《こんじょう》の思いをこめて声をかけた。

「康雄ですよ、聞こえていますね。見舞いに来ました。おそばにいますからね」（彼は私を「康雄さん」と呼んでくれていた）。

声を掛けるつど、うなり声が収まり、静かな寝息となった。まるで聞いているような印象であった。

亡くなったのは翌日早朝。ご子息によると、あの後からご当人はすごく穏やかになったという。

やはり聞こえていたのかもしれない。聴覚は最後まで残るというのには、いくぶんかの真実があるのだろう。人生の終末に向かう人間には、ただならざる奥行きの深さがひそむと、あらためて考えさせられた。

〈知足〉という言葉がある。中国の古典『老子』の第三三章「足ルヲ知ル者ハ富ミ、強メテ行ナウ者ハ志有リ」に由来したものだが、仏教にも「知足安分」という用語がある。この〈知足〉が、故人の生涯の座右の銘であった。『老子』を自由訳しておこう。

「人間の真の富み、つまり豊かさとは、精神の自由と簡素な生活の中にある。自分の能力をわきまえ、地位や財産を高望みしない。おのれに見合った、心の充足した生き方に努めよう」

「胸仏」というお遺骨がある。火葬に付すとき、胸の上に両手を組み合わす。その指の骨の焼け残りが、仏様の立像の形に見えるので、こう呼ばれるらしい。

旧知の友は、腕のいい現役外科医として活躍していたころ、女性ですら思わず自分の手を隠したくなるほどきゃしゃな手指をしていた。

「知足」の医療人生を創り出した彼の「胸仏」に私は、合掌の祈りをささげた。この小さな仏像の光背の中で、良き友だった彼がほほ笑んでいるように思えた。

外科医の死去後、中三日をおいて、やはり旧知の元会社役員がこの世を去った。胃がんの発見が遅れ、やがて肺転移。治療は後手に回った。はじめはかなり苦悩していたが、やがて差し迫る死の現実をすべて受容し、身辺もきれいに整理した。経済界では名前を知られていたはずなのに、遺言により、死亡広告も出さず、お葬儀はひそやかな家族葬に近い形をとった。

享年は三つ下の八十二歳。彼もまた「知足」の生き方を心得た人物であった。

あいつぐ友の他界、寂寥《せきりょう》は深まるばかりである。


(2012/5/30)

残る桜も

七月の夕刻、女性の音楽教師と、こんな話をした。

「医学部卒業六十周年の同期会、どうでした。八十歳過ぎのお医者さまの集まり、大病院の院長とか大学教授とか、元肩書のそうそうたる方もいるのでしょう。どんな雰囲気かしら、興味あるわ」

私は、ちょっと苦笑した。

「クラス会や同期会なんて、小学校でも高校でも、そのころの年齢や思い出に戻るということ。医学部も、まったく同じ。おたがい、六十年の歩みに敬意を表しても、偉ぶる者は一人もいないよ」

「印象に残ったことありました?」

ありすぎるほどあると、私は思った。世話役の同期四人と夫人が、会場予約と設営や翌日の母校キャンパス訪問のバス手配まですべて行い、旅行業者の手助けは受けていない。八十歳代半ばになろうとしているお年寄りのイメージとはかけはなれた、すごいエネルギーだ。新しい老人像を見た気分で、心底感心した。

また、心を揺さぶられたのは、関東圏から病軀《びょうく》を押して車椅子で参加したH君の姿だ。転移性のがんを患い、手首には入院中を示す白地のバンドが巻かれていた。その彼が、北海道帝国大学予科（現北大）の学生寮・恵迪寮の寮歌「別離の歌」を、よく通る声で朗々と吟じた。会場は静まり返り、多くの者が涙した。

だが彼女とは、別なことを話題にした。

「世話人の内科医M君が閉会のしめくくりに、良寛の句〈散る桜残る桜も散る桜〉を引用。みなさん、深くうなずいていましたよ。

同期はすべて医師。卒業後の人生のことごとくを、地域の患者さんの生死《しょうじ》の問題や人生流転の儚《はかな》さに深く関わってきている。〈散る・残る〉の意味を体験的に会得していますからね。

それに八十年という人生経験に加えて、自分自身が結構な重病体験をしている人も多い。同期の仲間も七割方亡くなっている。残り組にも、障害や長期の病床生活を余儀なくされているクラスメートがいる。

散る桜も、残る桜も、すべて運命の偶然のめぐり合わせという、ある意味では老医らしい透徹した心境で良寛の句を受け止めたと思いますよ」

彼女は、長話のおわりに、こういう難問を出して来た。

「先生は、〈死後の世界〉を信じていますか？」

「お釈迦《しゃか》さんが、同じ質問をお弟子さんにされたときの答えは、たったひと言〈無記〉。瀬戸内寂聴さんの解釈では、それぞれが自分の感性を豊かにして、自由に想像してみなさい、という意味だという。感性や想像力は、音楽の世界にも通じていますでしょう。

あなたは、ドビュッシーのピアノ曲〈子供の領分〉お得意でしょう。のびのびとした感性と詩的幻想にあふれ、いわば、〈無記〉が自由に奏でられている。お釈迦さんが、ここに答えがあるよとほほ笑んでいるみたいに、私は思うな」

この対話、彼女がこうしめくくってくれた。

「私、膠原病《こうげん》でしょう。生きていることは、生かされていることだと、つくづくと思っています。人はすべて、関わりの中で生かされている。散る桜・残る桜も、同じ関わり合い。お話、うかがってよかった」

彼女はいま、当院に通院中である。

(2012/7/25)

「涙」への手紙

涙くん、きみはいつも不意に人を訪れる。しかもそのつど姿を変える。悲しみと喜びと、怒りと、ときにはウソっぽい演技役者として立ち現れる。千変万化、じつにとらえがたい。今日は、ある女性の涙について手紙を書くことにする。

三月のある日、その女性ヨシさんがお別れのあいさつに見えた。もう八十八歳を超えたので、東京都内のふる里、とある市に三十年ぶりに戻るという。そこで商店を営む娘さん一家と同居するそうだ。地域名産のくりようかんを送っていただいたことがある。じつにおいしかった。まあ涙くんには、どうでもいいことだろうが。

診察室で思い出話を語るにつれて、涙が彼女の頬をぬらした。長い付き合いなのに、初めて見せる涙だ。

彼女はつい三カ月ほど前に夫と死別した。糖尿病があるくせに酒好き。しだいに肝臓を痛め、やがて脳卒中を発症、ついには認知症を患い、そして亡くなった。酒ぐせが悪いわけではなく、むしろ善人だった。それだけに、妻として複雑な思いがあったのだろう。涙する目がそう語っていた。

夫妻がはるばると小さな町に転居してきたのは、夫の血筋にあたる独り暮らしの老女のお世話のため。ヨシさんは会ったこともない人だった。老女は私の患者さんでもあった。気分にムラの多いおしゅうとめさんに仕える旧時代のお嫁さんみたいにお世話するヨシさんの姿を、往診するたびに見かけた。だが彼女のこぼし言葉を、ついぞ耳にしなかった。

ヨシさんの近所に、夫と同年代の男がいた。身寄りがないせいか、着古しの服はいつも汚れ、ときとして異臭をただよわせ、食事もしばしば欠いていた。人柄はとても良かった。その彼にお茶を出し、ときには夕餉《ゆうげ》を供していたのがこの夫妻だった。彼女は語らなかったが、近所の人が教えてくれた話だ。男は、脳卒中で急逝している。

小柄できゃしゃなヨシさんが流す涙と向かい合いながら、涙くん、きみのことを考えた。

きみならたぶん、こう声をかけるだろう。

「ヨシさん、ぼくは、いまあなたが流している涙そのものです。悲しみに寄り添うことが務めです。そのための助言をさせてください。

まず、涙は流れるままにしておきましょう。あなたのような控えめな人柄は、とかく涙を抑えがちだが、こらえるのはつらい。だから涙には、我慢のし過ぎからあなたを解き放つ作用のホルモンを備えてある。悲しみを、涙のはたらきに委ね、大いに泣いていいのです。

涙はまた、悲しみというストレスを和らげるホルモンも用意しています。さんざん泣いたあと気分がサッパリするのは、このホルモンがあるからです。涙した後のあなたの心を癒やし安らぎをもたらすように、ぼくが支えますよ」

ところで涙くん。三・一一で被災した私の友人医師が送ってくれた手紙に、こういう短歌が引用してあった。

ひたひたと闇迫るとき　自らの放つ真白きものあり　光　　松村由利子

短歌作者の解説では、闇とは、人間の深い悲しみや絶望を意味する。その闇を経験したとき、人は自分の中にある何かがおのずと輝きだす。それが「光」ということになる。

ヨシさんの涙が、診察室に差し込む早春の陽光に一瞬きらめいた。このきらめきはたぶん、彼女の内面からの発光なのだ。市井の一隅を名も知れず優しく生きた者だからこそおのずと放ち得た、慈しみの光なのだ。そして彼女の無償の労苦を癒やすきみの贈り物でもある。

涙くん、だからきみを大切にしたい。

(2013/3/27)

やわらかなこころ

「自分の時計」――一期一会の記録

雪がちらつく十二月のある朝、受診に見えたおばあちゃんが、こんなことを言った。

「ひょろひょろの長い首の上にまーるい顔をのっけた時計、寒そうでかわいそう。針は四時三十六分で動こうとしない。口を〈への字〉にして頑張っている顔みたいにね」

老女の言葉の断片をつなぎ合わせると、こういう物語になる。

当院の駐車場の隣に小公園がある。そこに、高さ三メートルの細長い円すい形の柱があり、その上に円い盤面の時計が置かれている。時計の針はいつからか四時三十六分を指したまま。誰も気付いていない。だが彼女は気が付き、そして気になった。

おばあちゃんの話では、この日の朝、寒さにぶるぶるしながら公園を通りかかった。見上げると冬空の下に時計塔がポツンと立っていて、針が止まっていた。いかにも寒そうに見え、なんだかいとおしく思った。時計に自分の感情を優しく入れ込んでしまったのだ。

四時三十六分の針の形も、たしかに〈への字〉に見える。年老いた彼女のどこかにひそむ柔らかな幼心が目を覚まし、おのずと紡ぎ出されたのが、童話をちりばめたような言葉の断片だったのだ。

この日の夜、おばあちゃんの童話を思い出し時計を眺めてみた。

夜空に星がきらめいていた。街路の向かいの、たこ焼き屋さんの屋台の赤提灯《ちょうちん》が、まわりの雪を朱色にほんのりと染めていた。

小公園の真ん中の背高のっぽの街灯の黄ばんだ光が、時計の盤面を妖しく浮かび上がらせていた。針はお休みをしたまま。街並みは森閑と静まり返っていた。童話の世界だ。

こんどは私の童心が、空想の翼をひろげた。すると針を止めたままの時計が、こう話しかけてきた。

「四時三十六分はね、地球上のどこかで、誰かが誕生した記念の時刻。そして他界した誰かへの哀悼のモニュメント。一日二四時間、刻々と移ろう時の流れのどこかの瞬間で、人は悲しみ、喜び、怒り、落ち込み、立ち直る。四時三十六分は、その象徴だ。誰にも、それぞれの時が刻まれている。それを大切にしてほしいのだ。

午後二時四十六分を覚えている？　そう、東日本大震災が起きた瞬間の時刻。忘れてほしい政治家もいるから、なおのこと覚えておこう。午前八時十五分は、ヒロシマ原爆投下の瞬間。人類史に刻まれている。

では、例えば午前二時十八分は？　きみの生まれた時刻だよ。両親と、それにつながるはるかに遠い大宇宙のリズムが、きみの細胞に刻み込んだ貴重な時刻だ。きみのからだをつくっている六十兆個の細胞が覚えてくれている。きみの『自分の時計』だ。大切にしなくちゃ。

時計の針はね、それぞれの瞬間の時刻を示す。いわば一期一会の記録だ。きみも他の人もすべて、他者との関わりの中で生きている。いや、生かされている。大切なことなのに、きみも世の中の誰もが忘れている。忙しいのかな。

ぼくが針を止めているのは、そういう世相への沈黙の抗議のしるし。一期一会の他者との出会いを、『自分の時計』に大切に刻み込みなさいという、親切心の無言の表示だよ」

ふと気づくと、星が黒い雲に隠れ、赤提灯も消えていた。真冬の夜の夢みたいな童話は、こうしておわった。

（2013/12/25）

八月の時計

「針が吹っ飛んだ懐中時計が、いまでも目に焼き付いていますよ」

八月のある日の外来診察室で、患者さんが語る戦争回想談に出てきた言葉だ。九十四歳の彼は太平洋戦争のころ、旧海軍の兵士だった。

敗色が濃くなった一九四三年秋、南太平洋の小さな島の港に隠れるように停泊していた彼の乗った軍艦は、アメリカ軍戦闘機のすさまじい波状攻撃を受けた。同僚の兵士や上官がばたばたと撃ち殺され、瞬く間に甲板は血の海となった。

反撃もできないまま、攻撃はすぐにおわった。かろうじて難をまぬがれた彼は、生き残った仲間と一緒に遺体などが散乱する甲板の後片付けをした。

そのときふと目に留まったのが、甲板上に転がる血のりがついた一個の懐中時計。鎖が断ち切られ、針も吹き飛んだ時計の持ち主はたぶん、上官の将校だ。

拾い上げるゆとりもないままに、散乱物と一緒くたに捨てられた時計は、たちまち海の藻くずと消えた。

「血まみれの小さな時計が、すごく寂しそうに見えてね。おれも同じ運命になる、日本は負ける、そう覚悟しましたよ。

お盆になるたびに思い出すのは、時計がおれに遺言でもしたかったのかな。忘れないでくれ、それが供養だとね」

瞬時にして主《あるじ》も針も失った血のりの小さな懐中時計の孤独に、私もまた思いを寄せてみた。

時計の文字盤は顔であり、表情をつくるのは針だ。刻々と動く針は、持ち主のスケジュールや生活と人生、さらには大宇宙運行のリズムを刻む役割をになう。不本意に針の動きを止められた時計は、表情を欠いた顔と同じく、孤独と孤立を嘆くだろう。

かつて広島平和記念資料館を訪れたとき、八時十五分で針を止めたままの腕時計を見た。長崎原爆資料館には十一時二分で針が止まった古風な柱時計が展示されていた。

原爆投下の瞬間を刻したそれぞれの時計の針は、動きを止めることによって冷酷な歴史を目撃した証言者となっている。肌寒い思いで時計を見つめていると、命を奪われた無数の精霊の哀切とプロテスト（抗議）の、声無き声が伝わってくるように思った。

時計は、針を失っても、針が動きを止めても、その瞬間の思いと表情をとどめる。旧水兵が年老いてもなお針のない時計を忘れないのは、こうした表情を読み取る細やかな感性があったからだろう。

戦争や災害は、時計から針をむしり取り、針の動きを止める。中近東の紛争やガザ空爆で、そして三・一一の東日本大震災で、数え切れないほどの時計が、同じような憂き目に遭い、無言の悲嘆を訴えているはずだ。

私たちの体を形づくっている約六十兆個の細胞それぞれにも体内時計が仕組まれている。その刻々の微妙な時間の流れを調節するのは、脳の視床下部にある大時計だ。この時計は、光の明暗や生活習慣に敏感に反応する。

だから私は自分に言い聞かせる。「きみの八月の時計は、ゆっくりと針が時を刻むよう調整しておきなさい。早朝には太陽の光を浴び、夜はテレビを消してバッハの静かな旋律にでも耳を傾けなさい」と。八月は体内時計を両親から譲り受けた、私の誕生月でもある。


（2014/8/27）

黒い帽子

川添《かわぞえ》さん（仮名）は、黒い帽子がお似合いの女性だ。ある日の昼下がり、黒い帽子と濃い紺のジャケットをラフに着こなして受診に見えた。診察室の窓越しに入る秋の穏やかな日差しを受けた姿は、渋くてしゃれていた。六十歳のはずだが、見た目の印象はずうっと若い。「いいセンスですね」と、思わず声をかけた。

「先生にそう言っていただくとうれしいな。私、色黒でしょう。だから、渋めの紺とか茶褐色やブラック系を選ぶようにしている。買うのは、札幌の帽子専門店。品ぞろえが多い。色合いとか形も、靴の色に合わせて、お店の人が相談相手になってくれます」

「その姿で、パリやニューヨークを歩いても、さまになりますね」と言うと、「お世辞が九割としても、ありがたい」と、彼女は明るくほほ笑んだ。この川添さん、じつは内分泌《ないぶんぴつ》系の難しい病気をかかえている。渋めの色調が、気分を落ち着かせるそうだ。

黒い帽子から〈解放〉され、笑顔を取りもどした女性もいる。四十八歳の尾山《おやま》さん（仮名）は、三月から九月まで、寝ても覚めても、ひも付きの黒い網目の帽子をかぶりつづけていた。外出のときは、網目帽子を淡いピンクのバンダナでおおう。夏日がつづくと、流れる汗のために頬や首筋に発疹が出る。辛抱強い彼女は、ずうっと耐えてきただけに、〈解放〉のよろこびはひとしおだった。

黒い網目の帽子の名称は「保護帽」。頭蓋骨陥没《ずがいこつかんぼつ》などがあると、脳外科や形成外科の手術の前に、陥没部の脳を保護するために使われる。素材はカーボンプラスチック、すべてオーダーメードで作られる。彼女はこの九月に、頭蓋骨の陥没した部分の形成手術を受けたのだ。

かぶっているときは頭の臭いが保護帽にうつるので、毎日の手入れもわずらわしかった。素人の彼女には、かなり大がかりになるらしい手術の成り行きも見えず、手入れをしていると、不安で涙することも多かった。

彼女が、保護帽にいたるまでの道のりは、長くてつらい日々の連続であった。

三年ほどまえに、くも膜下出血《まくかしゅっけつ》を発症。札幌市内の当番病院の脳外科で緊急開頭手術を受けて救命はされたが、失語症になってしまった。そのあと、転院を重ねて、脳の手術四回。そして六回目が、この九月の手術だった。

人生の苦難あるいは試練というものは、重なるものだ。尾山さんは昨年の秋に、たまたまの検診で乳がんが見つかり、手術と化学療法。それにつづく二五回におよぶ放射線治療は厳寒の冬になってから。どんな吹雪でも、いちどもタクシーを使わずに、地下鉄を乗り継いで通いとおした。そしてさらに、脳外科入院を目前にして右腕骨折を起こしてしまった。

彼女は、中学時代からカトリック系の女子学校で教育を受けてきた。朝夕のお祈りは、そのころからの習慣となっている。脳や頭の六回目の手術が予定されるころから、こういう祈りを捧《ささ》げるようにしたそうだ。

「私の試練にご寛容とお赦《ゆる》しを賜りますように、試練を経た後の人生の平穏を、私自身の力で拓《ひら》けるよう、お力をお添えくださいますように」

夜の暗黒の闇が深ければ、朝の黎明《れいめい》はなおのこと光り輝く。黒い帽子が紡ぎ出す人生の物語は、さまざまなのだ。

(2014/9/24)

やわらかなこころ――認知症ケア

がんを患っていた介《かい》くん（仮名）が他界して五日もたたないうちに孝《たかし》くん（仮名）が亡くなった。持病の心臓病が急に悪化、アッと言う間の死であった。

お隣どうしの農家に生まれ育った二人は幼なじみ、八十八歳という享年までも共にした。彼らを知る人びとは、介くんが孝くんを呼び寄せたのだと言い、いやそうではなく、孝くんが介くんの後追いをしたのだなどと言い、その死を悼んだ。

だが孝くんは長いあいだ認知症を患い、要介護度は最も重い「要介護5」で施設入所の身、息子や娘の顔すら憶《おぼ》えていない。幼なじみの死を耳にしても、その存在は忘却のかなたにかすんでいたはずだ。孝くんが亡くなる直接の引き金は肺炎、訃報のショックで心臓病が悪化したせいではない。偶然が重なっただけだと言う人もいた。そう口にしながら、やはり二人の死を惜しんだ。

二人と私は小学校のクラスメートだった。老年期にさしかかるころからは、かかりつけ医として当院を訪れていた。童顔に年輪を刻んだだけの彼らとは、打ち解けた話をしていた。孝くんは大柄で無愛想だが、目は象さんのように柔和だった。介くんは小柄、いつもニコニコしていた。彼が、シルバークラブ六人の仲間と「みんなの語り草」というポケット詩集に詩を書いていたと知ったのは、晩年近くになってからのこと。農業と自然と人への慈しみが、素朴だが柔らかで優しい感性で綴《つづ》られていた。

七十歳代になって、孝くんの奥さんが認知症の兆しを出し始めた。当院で初診のあと、小さな診察室の出入り口が分からずウロウロしている姿を見た彼の象さんのような目が涙で潤んでいた。彼女が亡くなって間もなく、彼もまた認知症を発症。病状はおもむろに進行した。

その彼を足しげく見舞った唯一の他人が介くんである。いつだったか、こんな病状報告をしてくれた。

「おまえはどこのどいつだと孝に怒鳴られたよ。本当に分からなくなっているのかな。かわいそうすぎるよ。もういちど、行ってみるよ」

介くんが進行がんを患うようになったのは、その直後のことだった。

ふる里に戻り、父の医療を引き継いで五四年ほどになる。多くの方の認知症ケアにたずさわり、その多様な人生物語を読み解いてきた。教えの一つを書き留めておこう。

「認知症を患う人は、西に大きく傾くおのが人生の夕陽《ゆうひ》の中を、ひたむきに生きる。彼あるいは彼女には、一瞬一瞬が生きていることのすべてだ。時間が一瞬に裁断されている。よそ行きの装いを取り払った〈無垢《むく》の魂〉で生きている。無垢とは、赤裸裸つまり丸裸の赤ちゃんのように率直であること、少しでもおなかが空《す》くとお母さんのお乳をまさぐるように、一瞬の今の自分を外に向かって表現することだ。だから〈無垢の魂〉とは、本当は、〈やわらかなこころ〉ということなのだ。人間存在の核にひそむ魂のやわらかな肌に触れることに認知症ケアの大切なポイントがある」

孝くんの怒鳴り声も、やわらかなこころの無垢な表現だったのだろう。介くんは、その表現に友情と詩人の感性で優しく触れたのだ。二人には、こうした精神の感応と交響があったように思う。人間はだれであれ本当は、すばらしいのだ。

(2014/12/24)

ひとこと──がんと寛容

言葉が、重い鉛のように私の心の中で疼《うず》いている。「また来ますからね」というひとことである。去年の十二月のある日、札幌の緩和ケア病棟に転院したばかりのHさんをお見舞いした帰りぎわに、彼女に私はこのひとことをかけた。

Hさんは大きくうなずいて目を輝かせ、穏やかに笑みを浮かべて言った。「お待ちしています。でも先生はお忙しく、奈井江《ないえ》からは遠い。ご無理なさらないでください」

そのHさんが、年が明けた正月三日に亡くなった。担当の緩和ケア医の話では、容体が急変したためであったが、ご家族に見守られて穏やかに息を引き取ったという。享年六十五歳だった。

私はついに、ひとことの約束を果たさずにおわったことになる。それがいまもなお、悔いとして疼いているのである。

十二月に病棟を訪れたとき、担当の緩和ケア医からHさんの病状の説明を受けた。

「乳がん細胞が脳の至るところに転移病巣をつくり、脳や脊髄をつつむ髄膜の奥深くまで侵入、そのためにときおり意識もうろうとなる。容体は急変しやすい。先生は、Hさんの長年のかかりつけ医ですね。お会いになると、彼女すごくよろこびますよ」

じっさい、担当医の案内で病室に入ると、Hさんは驚いて目を大きく見開き、満面の笑みを浮かべて手を差し伸べてくれた。お見舞いは、前触れなしにしたものだった。きゃしゃで柔らかな彼女の手のひらのぬくもりが、私の手にいまも残っている。

Hさんのかかりつけ医となったのは一四年ほどまえ、そのころ彼女は、乳がんの手術を受けた東京の虎の門病院に月に一度、奈井江から通院していた。乳腺専門の外科医を信頼しての遠距離受診であった。

やがて、血液の基本的検査を当院で引き受け、東京の主治医とは電話やファクスで打ち合わせするようになった。当時としてはめずらしい医療連携であった。彼女が、乳がん診療を札幌の病院で受けるようになったのは、その後のことである。

だが乳がんは強《したた》かだった。やがて再発して転移の病巣は肺や胸壁へと広がり、子宮頸《けい》がん発症と骨折なども加わり、病勢はどんどん進行した。そして私の助言などもあって緩和ケア病棟への転院となったのである。

Hさんは音楽好きであった。息子さんが音楽大学で打楽器を学び、西アフリカの民俗楽器ジェンベの奏者として国際的に活躍している。

この緩和ケア病棟はケアレベルの質の高さもあるが、創設準備の段階から音楽療法を計画していた。そしてその任に当たったのが、私の友人でもある女性の音楽療法士であった。

この病棟への転院の勧めには、こうした事情もあったのだ。じっさいHさんは、心優しい音楽療法士が訪れるたびに、家族にも見せたことのないような喜びの表情になったそうである。

Hさんのご主人は、浄土真宗のお寺の住職。彼女はだから坊守《ぼうもり》でもあった。五十歳代という人生の熟成期を「がん人生」ですごしたHさん、その困難にめげず、いつも穏やかな礼容とほほ笑みをたたえていた彼女の生涯を支えていたのは、坊守という宗教的な教養もあったのだ。その寛容の中で、私のひとことも受容されているのだろう。

(2015/1/28)

子どものころ

五月ある日の朝五時すぎ、外に出て大きく深呼吸をした。淡く青く澄みわたった蒼穹《そうきゅう》の冷気がからだにしみ込み、人間のからだをつくる六十兆個ほどの細胞一つ一つが目覚めの協奏曲を爽やかに奏ではじめるような気分になった。

小鳥が二羽、庭先の地面で何かをついばんでいた。頭から背中そして羽にかけて茶色、白いおなかに茶褐色の線が二本の小鳥は、私を見てちょっと首をかしげ、澄んださえずりの声を残してパッと飛び立った。

朝八時すぎ、外来診療を始める。十時ごろ、江戸さん（仮名）が前こごみの姿勢で診察室に入ってきた。やあ、という感じで手をあげ、淡いグリーンの椅子に、「どっこいしょ」と声に出してすわり、ニコリとほほ笑んだ。八十九歳の年輪を刻んではいるが、赤ら顔の表情は童顔のままだ。

彼と私は、この町に生まれ育ち、小学校を共にした友人。だから、子どものころの思い出を語り合うことが、そのまま医療的ケアにおのずとつながるらしい。じっさい、同居する娘さんの話では、受診した後の江戸さんは、とても元気になるそうだ。

彼があるとき、こういう思い出話をした。

「いまのくん（仮称）のこと、憶《おぼ》えている？　体操の時間で行進練習のとき、右足を踏み出すと右腕もいっしょに前に出てしまう。左でも同じだった。ギゴチない歩き方になり、列も乱れる。でも、彼は一生懸命だから、担任の先生は叱りつけなかった。クラスメートも、いじめや軽べつをしなかった。人柄がおっとりしていて、みんなに好かれていたよね」

いまのくんの姿は、私の記憶にも刻み込まれている。そしてたしか二年生の夏休み明けの授業で、彼が札幌の病院で亡くなったと担任の先生から教えられたとき、教室が一瞬シーンとなったことも憶えている。

彼は、教師のそのときの言葉をいまでも思い出すそうだ。

「いまのくんには、難しい病気がありました。それでもがんばりました。自分の人生を大切に生き抜いたのです。人は誰でも、いつかは死にます。だからみんなも、自分を大切にしてください。いまのくんは、ギゴチない歩き方をいつも気にしていました。そういう友だちがいたということ、いつまでも憶えておきましょう」

いまのくんは、私の家に近かった。ときどき遊びにいくと、お母さんがとてもよろこび、優しくもてなしてくれた。そして、子どものいまのくんにも温かくしていた。だからなおのこと、忘れられない子どものころの友人だったのだ。

外来診察室で、不器用な子どもを診るとき、いまのくんのギゴチない歩き方を思い出す。教師の言葉や一瞬シーンとなった教室の雰囲気や、障害のあった子どもに温かく接していた母親の姿が目に浮かぶ。その支えがあったから、彼はいつもおっとりしていたのだろう。だから、いまのくんはいまでも、私の診療のお手伝いをしてくれているのだ。

あのときの担任の先生の姿や言葉も印象に残っている。たぶんまだ二十代だったはずだ。その若さで、あの言葉。いまでもなお、Kさんや私の教師でありつづけている。臨床医として子どもを診る、私の目にもなってくれているのだ。

江戸さんの思い出話は、私に「童心」を蘇《よみがえ》らせ、新鮮な息吹をもたらしてくれた。つまり彼は、私のケアをしてくれたことになる。医療とは、そういうものなのだろう。「子どものころ」は、やはり大切だ。

（2015/5/27）

生死《しょうじ》をつなぐもの

五歳くらいのころ、母がこういう話をしてくれた。

「夜中にミシッミシッと廊下の床を踏む足音が聞こえた。胸騒ぎがして静かに合掌すると、音が消えた。その直後にお隣の奥さまが亡くなった知らせが入った。足音は、お別れのごあいさつだったのだろうか」

お隣は、旧北海道拓殖銀行の奈井江支店長宅だった。その奥さんと母は親友どうし。やがて重い病気を患い、父が往診をしていた。母は、こうも話した。「世の中には、人間の知識が及ばない不思議なことがある。大切になさい」と。

死にゆく人間が自分の死を親しい人に伝えるという、その不思議さについての畏敬の念と感性の大切さを、母は幼い私に教えてくれたのだ。

臨床医となった私は、故郷で多くの人の死を看取《みと》り、家族や人びととの悲しみに触れるたびに、母の言葉を思い出した。だから、東日本大震災の被災地で語られる幽霊の話も、すなおに受け入れることができた。

「幽霊体験」の聴き取り調査をした友人のノンフィクション作家、奥野修司《おくのしゅうじ》さんが、その内容を話してくれた。どれも身につまされたが一つだけ紹介しておこう。

大震災後の夏、大津波で流されたはずの祖母が、当日の朝の服装のままで縁側に座りほほ笑んでいた。思わず声をかけると、たちまち姿が消えた。見かけた遺族は、「会えてよかった」と言いながら哀切の涙を流した。調査内容は、奥野さんが雑誌『G2（ジーツー）』第一九号に書いている。

大震災から五年の三月十日、「NHKスペシャル　風の電話～残された人々の声～」がテレビで放送された。「風の電話」とは、岩手県大槌《おおつち》町の海辺の高台に設けられた電話ボックスのこと。その中には、線のつながっていない黒電話一台とノートが置かれていた。

通話は不可能だが、これまでに全国から二万近くの人たちがボックスを訪れ、黒い受話器を手にして話し込んだという。通話の相手は大震災と大津波で悲運にもいのちを奪われた家族と親族や友人など。死者との通話を終えてボックスを出た人たちは、何ものかに癒やされたような安らぎの表情をただよわせていた。

この電話ボックスを設けたのは庭師の佐々木格《いたる》さん。二〇〇九年の冬にいとこをがんで亡くした。もう会えなくても、残された家族の思いをつなぐためにと「風の電話」を考えたそうだ。

そして起きたのが、二〇一一年三月十一日午後二時四十六分の東日本大震災と大津波と福島原発事故だ。大槌町では、一千二百人余の方々が死亡あるいは行方不明となっている。東日本大震災では、多くの人々がおなじように突然の不条理な離別を強いられたのだ。

話題を少しかえて、たとえばアルバムを開き、亡くなった人と一緒に撮った写真を見たとしよう。

眺めているうちに、その人の声や表情などが生き生きとよみがえってくることなど、誰もが経験しているはずだ。想像力の扉を押すだけで、死者と生者はたちまちにしてつながるのだ。

「幽霊の話」も「風の電話」もまた、被災者の深い悲しみの奥底から湧き出た繊細な感性が、生と死の境の扉を押し開いた実体験なのだ。大震災の鎮魂と再生は、こうした感性を誠実に謙虚に共有することから始まると、私は思う。

(2016/3/30)

沈黙と想像力

花に逢う

川中洋三さん（仮名）が、三月二十三日に亡くなった。八十三歳、肺がんだった。

ご遺族の話では、本人の希望する会うべき人にすべて会っての最後だったという。彼は、私の幼なじみ。いつも洋ちゃんと呼んでいたので、この愛称を使うことにしよう。

亡くなる前に洋ちゃんが一番喜んだのは、二人のお孫さんが東京からお見舞いで奈井江を訪れたことだった。東京に住む、息子さんと娘さんのお子さんだが、そろって高校に合格したという。

三月初めに、その吉報を受けたとき、洋ちゃんは涙ぐんで喜んだそうだ。死去は、お孫さんたちと会った二日後。彼にとっては、人生最後の最高の贈り物となったことだろう。

葬儀をすべて終えた後、奥さまが、一冊のA４サイズのノートを見せてくださった。洋ちゃんの病床日誌である。二月二十一日に始まり、お孫さんたちの合格の知らせを受けた三月四日で終わっている。日記というよりは断片録みたいなものだが、その中にこういう書き込みがあった。

二月二十九日（月）　方波見若医来診。痛み止め。

三月一日（火）　方波見老医来院　三十分くらい話す。痛み無し。

若医とは、当院院長である私の息子のこと。老医は、私。三月一日の夕刻に、奈井江町立国保病院三階の開放型共同利用病床で療養中の洋ちゃんを訪ねたのだ。開放型病床は開設して二十年ほど、町内の開業医が、自分の入院患者さんを回診や診療する仕組みになっている。

彼の病状はすでに進行しており、不意の訪問は避け、事前に看護師に伝えておいた。そのせいだろう、ベッドの上にあぐらをかいて座っていた彼は、いつものくせの腕組みをして、私の顔を見るや、にやりと相好をくずし、「先生も元気そうじゃないか。いや、元気じゃないと困る。おれのお医者さんだからな」と言った。

看護師の話では「大先生《おお》は、まだか」と、何回も口にしていたそうだ。看護師が気を利かして席を外すと、すぐに彼は私にたずねた。

「これから、おれはどうなる。どうしたらいい」

「そうだな」と私は言い、彼の目を真っすぐに見つめ、言葉を続けた。

「洋ちゃんね、そろそろ肚《はら》をくくろうか。肚を据えたほうが、よさそうだよ」

「そうか、肚か。よしわかった。そうするか。やっぱり先生は、おれのお医者さんだ。若先生も心配して、いつも回診してくれる。ありがたいよ」。こう洋ちゃんは答えた。

この数日後に彼は、担当看護師にこう声をかけたそうだ。

「おれの頭には、がんが移っているから、乱暴な言葉を吐いたよな。ごめんな、看護師さん」

病状を知り尽くしていたスタッフの中には、涙ぐんだ者もいたそうだ。

奥さまのお話では、納棺された彼の顔は、きれいなお花に囲まれ、まるで生きているみたいに穏やかだったという。


花の翳《かげ》すべて逢《あ》ふべく逢ひし人　（藺草慶子《いぐさけいこ》句集『桜翳《おうえい》』）

人生とは、出会いである。その出会いは、偶然のように思えるが、実はどこかで、いつかは、会うように運命づけられている。だが、会うは別れの始めでもある。人なつこくて世話好きな洋ちゃんが、私と会った後に、友人に会うように努めたのは、この俳句に詠まれているような心境になったからだろう。

北海道にも、桜咲く季節が訪れた。札幌の開花期間は、平均わずか四日。桜の花に逢うとは、別れの定めを持つ人生の出会いと同じなのだ。

散る桜を惜しむようにして、いま生きている、その一日を惜しみたい。


（2016/5/4）

初夢とお灯明

朝六時ごろ、朝刊を取りに医院外来のドアを開けると、夜がいまだ明けない街は森閑と静まり返り、トラックがヘッドライトを野生動物の鋭い眼《まなこ》のように炯炯《けいけい》と光らして暗い街路を駆け抜けていった。

玄関先のポーチに雪が二センチほど降り積もっていた。足跡ひとつない無垢《むく》の雪だった。神聖なものにでも触れるように室内履きのサンダルの先を静かに踏み入れ、新聞を手にすると、いま自分でつけたばかりの足跡の形を崩さないようになぞりながらドアの内側にもどった。

新聞が冷たかった。冷えきったアルミ製の新聞受けの中で一時間はじっと待っていたのだろう。いじらしく思った。その触感が指先から全身をめぐり、すみずみの細胞にまで新鮮な生命の流れをひらいてくれた。この日は一月六日、私の新年の仕事始め、今年初めての外来診療日だ。

午前十時すぎごろ、診察をおえた賢ちゃん（仮名）の奥さんが、「初夢」の話を聴かせてくれた。賢ちゃんは、私の幼なじみで、八十四歳の去年春の三月、がんで亡くなっている。そのときの奥さんの落ち込みようは、傍目《はため》にも哀切なものがあった。

こういう話だった。「暮れに姉が亡くなりました。賢ちゃんと同じ八十四歳でした。つらかったです。ところが、その姉が車を運転して私を訪ねてきたのです。車の後部座席に男がすわっていました。主人だったのです。私を見つめ、ニコニコして『ヨォッ』と言っているような感じでした。あらあーと思ったら、車も姿も消えました。

姉は口癖のように、賢ちゃんの病気見舞いに行きたいと言っていたのですが、脳梗塞になり実現しませんでした。でも約束どおりにお見舞いに来てくれたのですね。しかも車に賢ちゃんを乗せて、私に会わせに連れて来た。主人は亡くなってから、初めて夢に出てくれました。うれしかったです。すると、なんだか元気が湧いてきました。ありがたい『初夢』でした」

不器用だった彼を思い出し、私は彼女に言った。「優しいお姉さんですね。賢ちゃんは照れ屋だから、奥さんがまぶしく見えたのでしょう。お二人に会えて、よかったですね」

初夢もまた、癒やしとケアの引き受け手なのだ。

その日の午後に受診にみえた崎《さき》さん（仮名）が、こういう話をした。

七十四歳の彼は、手遅れの皮膚がんを患った奥さんと二年前に死別している。奥さんは万事に控えめな美しい人だった。

彼は毎朝、奥さんが好きだった緑茶を仏壇に供えて、自分も一緒にすすっているそうだ。そして夜は、奥さんが寂しがらないようにと、仏間の照明をお灯明がわりにともしたままにしている、と言う。

だが彼は、不満らしい。

「先生、家内のヤツね。去年も今年の初夢にも姿を見せない。あの世に、いい男でもできたのかな」

真顔なのが、おかしかった。

「崎さん」と、私は言葉をそえた。

「奥さんが心配していたのは、あなたのビール好きでしたね。量を思い切って減らしたほうがいい。するど夢に出てきますよ。夜に電気をつけたままとは、さすが崎さん、優しいな。まあ、ゆっくり待っていてあげたら」

そう言いながら、私の心の奥のほうに、なにかが灯《とも》った。そして、こういう言葉がおのずと出てしまった。

「崎さんね、奥さんはとっくに姿を現している。夢にではなく、あなたの心の中にね。あなたに電灯をともさせているのは奥さんでないのかな。奥さんが夜ごと、崎さんに手を添えて明かりをともしている、寂しがらないようにとね」

七十四歳の男が一瞬、顔をあからめた。

（2017/1/25）

老医の最期の生き方

「ぼくだよ、お父さん」

いまわのきわの老父の病床に駆け付けた次男が声をかけると、それまで意識がもうろうとしていた父がしっかりと目を開き、ほほ笑みを浮かべ、次男の差し出す「吸い飲み」の水をおいしそうにごくりと飲んだ。

「もう少し上げましょうか」と言うと、老人は「もういいよ」と、ほとんど聴き取れないような声でこたえた。これが最期の言葉となった。

容体がその十分後に急変。老人は大きく息を吐いてから急に静かになり、家族が手で触れていた脈の拍動もかぼそくなり、やがて消え入るようにとだえた。老父は、心待ちにしていた次男の顔を見て、もうこれでいい、と思ったのだろう。

「もういいよ」は、だから、百年ちかく支えてくれた自分のいのちへの惜別の言葉でもあり、この一カ月にわたり長年住み慣れたわが家で世話をしてくれた家族へのいたわりと永別のあいさつでもあったのだ。

亡くなったのは、五月八日の深夜〇時十八分。自宅で家族に最期を看取《みと》られての死であった。享年は満九十八歳。葬儀はご家族だけで営まれた。

老人の名前は、永井友二郎《ともじろう》。東京都内の内科開業医で、日本のプライマリ・ケア医療や地域のかかりつけ医による総合診療の開拓者であり、多くの著書がある。東京と北海道の奈井江町と遠く離れてはいたが、昭和三十年代の終わりごろから私は、この尊敬すべき医師と親しくしていた。

訃報は、今本千衣子《ちえこ》医師（旭川市・今本内科医院院長）から電話で知らされた。ご遺族が、老父の人生最期の生き方を関係者に報告したファクスもまた、今本医師が送信してくださった。ピアノ奏者でもあるこの若い女性医師も、老医に私淑し、ともに俳句をたしなむ仲間であった。

冒頭の文章は、このファクスの一部分を要約したものだ。老医の最期の生き方が教えてくれた、「良い死の迎え方」についての話を続けよう。

永井先生（以下、先生と呼ぶ）は大学医学部を卒業して内科医となり、太平洋戦争が始まると海軍軍医として南太平洋の凄惨《せいさん》な戦いに遭遇した。わが身も負傷しながら、次々と血まみれに倒れる兵士たちの手当と看取《みと》りに苦闘された。敗戦後、東京都内で開業医となってからは、この戦争体験を深めて、地域の多くの方々の終末期医療に力を尽くしている。

そして、人間の死は、その人の人生の頂点と思うようになった。死が近づいたとき、その人の最期の願いを大事にしよう、親しい家族や友人との別れを大切にしてあげよう、それには自宅がいちばんふさわしい、という死生観をいだくようになった。

先生は、亡くなる前日の夕食のとき「気分が悲しい。食べたくない」と家族に訴え、しだいに呼吸が荒くなってきた。駆け付けた主治医の「利尿剤の注射をすると楽になりますが」という助言に、先生は「しないでほしい、もういいのです」と断った。豊かな臨床経験から、気分の悲しみの中に入り込む死の予兆を明確に感じ取ったのであろう。

昨年秋、『日本語は美しい　美しい日本』と題した私費出版の著書を先生から送呈された。その中の俳句三句を紹介しておこう。

どうしてると大きな月ののぼりけり

大戦に死にはぐれたる寒さかな
落葉焚《た》くけむりの中の父と母

先生はこのときすでに、「もういいよ」という遺言として、この本を書かれたのだろう。本を開くと、「方波見くんの人生はこれからだ。ゆっくりと生きたほうがいいよ」と、温顔の先生に声をかけられたような気分になった。

（2017/5/31）

葉っぱとナイフ——心の傷と思いやり

「葉っぱのうちわ！」

診察室に駆け込んできた麻里奈ちゃん（仮名、三歳四カ月）がいきなり私に、こう話しかけてきた。大発見でもしたように色白の丸い顔の中でひとみがキラキラと得意げに輝いていた。「あの葉っぱのことだな」と直感した私は、さっそく幼女の描く世界の仲間入りをさせてもらった。

「麻里奈ちゃん、葉っぱのうちわ、たくさんあって、涼しかったでしょう」

「うん、すずしかった」と、こんどはうれしそうな顔つきになった。

葉っぱとは、当院駐車場と隣の小公園を仕切る横長のブロック塀一面に生い茂るツタの葉のこと。麻里奈ちゃんは、この葉っぱの、とてもいい観察者なのだ。

四月のころ、小さな葉っぱを「おてて」みたいと自分の手をひろげて見せてくれた。そのときから私は、この子に芽生える詩の心を、気にとめていたのだ。

受診に見えたこの日は気温が三二度近く、お母さんが運転する車から降りた麻里奈ちゃんがまず目にしたのが、強い日差しをあびて風にはためく大人の掌《てのひら》の大きさほどに育った緑の葉の群れ。

彼女は思わず「わー、うちわだ」と声をあげ、お母さんが「麻里奈、いいこと言うのね。ほんとに、うちわみたいね」とほめてあげた。それで大好きなおじいちゃま先生の私に知らせたくなったらしい、というのが母親の解説だった。

七月の真夏日続きで蒸し蒸しする麻里奈ちゃんのお宅では、昼も夜も扇風機とうちわを毎日のように使っているという。だから風に揺れるツタの葉をうちわに見立てたのだろう。

なかなかの詩人なのだ。

子どもにはみな、詩の心がある。そして優しいのだ。かつて北海道真駒内養護学校（札幌）の教師だった渋谷宏さん（現・芽室小教諭＝十勝管内芽室町）が出会った、小学生・てるみ君の「ことば」も、詩そのものだ。紹介しよう。

学校の
かえりの　あいさつは
さようなら　じゃなくて

バイバイ　じゃなくて
また明日じゃなくて
おじゃま　しました
（てるみ　小二）

てるみ少年は脳性まひのため、歩けない。左手も十分に開けない。生まれた時から得た移動手段がよつばいのせいで、膝頭は固くツルツルになっている。

黄色い車椅子にはクマの模様があって、ムシキングや動物が大好きだそうだ。その彼が、なぜ「さようなら」と言わないのだろう。渋谷さんは不思議に思いながらもハタと気が付いた。

少年は数多くの入院や手術、人との出会い、友だちの死や別れを経験してきた。だから「さようならは、悲しい言葉であり、絶対にいいたくない」のだと。肢体不自由の子どもに教えられたと、教師の渋谷さんはいう。

このてるみ君が四歳のころ、二歳の妹と留守番中に、ある出来事が起きた。

妹が果物ナイフをいじりまわして遊び始めたのだ。危ないと思ったてるみ兄ちゃんは、よつばいで追いかけ、右手でナイフを取り上げたとたん、転んで不自由な左手にナイフが突き刺さった。だが、てるみ君は、こう言った。「守るために仕方がなかった。妹が、けががなくてよかったしょ」

生まれつきよつばいでしか歩けない子が心にひそめてきたつらさと深い悲しみは、いわば心の傷のようなものだ。その傷口からおのずとしみ出た妹という他者への思いやり。四歳の子の繊細な優しさに私は心を打たれた。

(2017/7/26)

がんと天寿と平和と

ひつぎに納められた彼の左肩近くに深紅のバラを供えて合掌した後、顔を見た。少し黄ばんだ蒼白い顔色はそのまま、膵《すい》がんとの苦闘を物語るものだろう。

そっと手を触れた頰の冷たさが私の指先をとおして、たちまち脳の感覚野に伝わってきた。その冷たさは、まもなく茶毘《だび》に付せられる彼の人間としての軀体《くたい》からの、つまり存在の無化へ旅立つ前の、哀別のメッセージと思うと、私の目に涙がにじんだ。この涙はたぶん、すでに涙腺をからした彼の涙が私の涙管を通して流しているものだと思った。

死とは、この現世《うつしよ》を生きてきた自分自身との、家族や友人との、現世《げんせ》そのものとの絶対的な別れと考えれば、死者こそが惜別の涙を流しているはずなのだ。そんな死者の思いを、歌人の斎藤史《ふみ》は、こう詠っている。

死の側より照明《てら》せばことにかがやきてひたくれないの生ならずやも

晩夏と初秋がいりあう日の通夜と葬送に参列した私は、死者となった彼の涙なき涙に思いをはせ、祈りをささげた。彼とは、吉村誠治君。旧制中学から大学医学部までの一二年間、学びの机を共にした友人だ。

彼は放射線科医として故郷の美唄市に戻り、美唄労災病院放射線科部長に。私は故郷奈井江町の内科開業医に。卒寿までの人生を心おきなく付き合ってきた仲だった。人なつこく陽気な人柄が周りの者を和ませるという、臨床医に最も大切な徳目を彼はそなえていた。

退職後に短歌を学び、北海道医師会報の「北海道医歌人詠草」同人の彼が、七月号に載せた「卒業六十五年を祝う」から二首を紹介する。

咲き誇る庭のツツジは見事なり不調の我《われ》をなぐさめくるる

早々と田植え終えたる空知野の水田の風頬にさわやか

五月十七日、札幌で催した医学部卒業六五年を祝う会に集まった同期生は一一人。誰もが卒寿前後の年齢になっていた。吉村君は病軀《びょうく》を押して出席。旧制北大予科の恵迪寮閉寮記念寮歌「別離の歌」（一九三一年）の前置きの詞を低い声で朗誦した。

「草木すら時に悲歌を嘆ず、永劫《えいごう》の時の流れの尽きざるに、人の世の凡《すべ》ての何ぞはかなき。

懐かしき友よ、（中略）心静かに『別離の歌』を奏でん」

この朗唱が同期の友への「別れの言葉」であることは、その場の誰もが察知した。医師会報の短歌の寄稿はこの会が終わってからだった。

膵がんと診断されたのが今年二月。自宅で静養しながらも臨時の勤め先の病院で診療を続けていたという。容体急変で緊急入院したのは死去のわずか二日前。いわば天寿ともいうべき九十歳を迎えての最期であった。故郷の美しい自然と愛する家族に囲まれての永別、吉村君はたぶん、心中深く「以《もっ》て瞑《めい》すべき」人生と思ったことであろう。

やはり医学部同期の小林博君（公益財団法人札幌がんセミナー理事長）の近著『がんの未来学』（同財団発行）の結びにこのような一節がある。

「がん予防に関わる要因の背後には『社会の成熟化』という言葉で一括できる力が働いていると思う。全体的にみて世界の平和が続き、私たちの国が進路を誤らない限り、がん罹患《りかん》年齢、死亡年齢の延長は続くだろう。健康長寿の果ての『天寿がん』、といってもそのときがんがあるとなかろうと、『天寿を全うする人』が増えてくることを期待したい」

（2017/8/30）

水兵さんと「母の日」

水兵さんとは、旧日本帝国海軍の兵士の愛称。ブルーのセーラー服姿がかっこよく、そのころの若者の中には、制服が褐色の陸軍の兵隊さんより水兵さんに憧れた者も多かったと思う。一月に九十六歳で亡くなった野川さん（仮名）もその一人だった。樺太（サハリン）生まれで十七歳のときに志願し水兵さんになり、敗戦も樺太で迎えたそうだ。

「ぼくはね、帝国海軍の最後の水兵の一人」とは、無口の野川さんがあるとき、ぼそりと口にした言葉だった。その口調に私は、時代遅れの自慢や自嘲ではない、なにかしら人間的な矜持《きょうじ》みたいなものを感じ取っていた。

彼が乗艦勤務したのは戦艦「山城」。かつて昭和天皇も乗艦されたという由緒もあり、乗組員に指名されたときは感激したと言う。こう話したときの老人の頬は少し紅潮して、懐かしそうな表情になった。彼の脳裏にはたぶん、若くて凛々《りり》しい水兵さんだった自分の姿が、生き生きと蘇《よみがえ》ってきたのだろう。

だがその戦艦「山城」や日本の海軍艦隊は、南太平洋のフィリピンのレイテ沖海戦でアメリカ艦隊と戦闘機の猛攻撃に遭って壊滅。ほとんどの将兵が甲板上や海に放り出されて戦死した。一九四四年十月、日本の敗戦が決まりかけていたころだった。

「生き地獄みたいだった。ぼくはそのとき、『山城』から別の駆逐艦に勤務替えになっていたけど、地獄体験は同じだった。荒れ狂う海の高波にのまれて死んでいく戦友たちのうめき声や叫び声は、いまでも耳にこびりついている。でも、その声が、ボクの人生の支え役になった。すごくつらいときに、その声が『しっかりしろ貴様《きさま》!』と呼びかけてくれるのです」

この海戦後に日本に帰った野川さんは、生まれ故郷の樺太の海軍に配転され、やがて終戦の日を迎えた。

「戦争が終わったと思ったら、ソ連軍(当時)が戦争を仕掛けてきた。多くの人が殺されて、そしてまた負けた。陸軍の人たちは、シベリアに強制連行されたが、海軍兵は、パルプ工場で三年間の労働をさせられてから日本に帰された」

あの海戦の甲板上で、血しぶきをあげ五体が砕け散って戦死した友の姿を、野川さんはいまも記憶にとどめているそうだ。真夜中にその姿を思い浮かべても、恐ろしいと思ったことはない。わずかな偶然が自分をその姿にしなかっただけにすぎない。友の姿は、自分の姿でもあったのだ、とは晩年の彼が、私に述懐した言葉だ。

野川さんが、当院を受診したのは二〇〇〇年十一月二十四日。初診のときの病名は高血圧。やがて難病の自己免疫疾患「シェーグレン症候群」に加えて気管支ぜんそく。そして「胃がん」。きわめて早期の発見だったので手術で完治した。亡くなる二年ほど前に血尿を発症。前立腺肥大症として泌尿器科で治療していたが、さらに進行性の膀胱《ぼうこう》がんを患い、不帰の客となった。

彼の分厚い診療録の一六年四月一日の欄に、野川さんの言葉が、こう書き記されている。

「四月二十一日は、ぼくの誕生日。多くの戦友が『かあちゃん』と叫びながら海に沈んでいった供養のために、彼らの『母の日』とも思っている」

病多き人生であったが、今日まで生を得ていたのは、戦友たちが身代わりになってくれた、と思い続けてきたからだろう。

その彼の口癖は、「戦争はダメだ」であった。


(2018/4/25)

涙にいのちあり——尊厳ある人間の死

夏日の太陽がじりじりと照りつける八月のある日の診察室で、八十七歳の野川さん(仮名)が、いろいろな思い出話をした。彼女は、「水兵さんと『母の日』」の、水兵さんの奥さまである。死別後しばらく自宅で静かにすごしていたが、ひさしぶりに受診に見えたのだ。

こういう話もされた。

「七三年前の敗戦を、樺太(サハリン)の豊原(ユジノサハリンスク)で迎えました。私の生まれ故郷です。旧ソ連兵が攻めてくるといううわさが広がり、だれもがパニックになった。まずは女や子どもを日本に帰そうと話が決まり、母と妹と私があわただしく船に乗せられた。船はいつ襲撃されるかもしれず、緊張のしっぱなしでした」

「その船の中で、若いお母さんが赤ちゃんを産んだのです。苦しそうなうめき声が続き、やがて赤ちゃんの産声が聞こえました。お母さんが、ぼろぼろと涙をこぼしていました。初めて目にしたお産の光景でしたが、私も涙があふれてきました。周りのみなさんも、泣いていました。そして海の外に漏れないように静かな拍手が湧き起こったのです。死と隣り合わせの状況の中での新しいいのちの誕生に、みなさん励まされたのでしょうね」

「八月が来るたびに、あの光景が目に浮かんできます。するとつい、涙が出てくるのです。あの赤ちゃんは今年で七十三歳になるはず。いまごろ、どうしているのでしょう」

見ると野川さんの目にはもう涙がにじんでいた。稚内港にたどり着いたのが八月二十五日。父と兄は、その二年後に帰国できたそうだ。

低い声で話す彼女の思い出話に耳を傾けながら私は、あの戦争中の、さらに戦後の、数限りない人びとの、さまざまな悲しみと涙に思いをめぐらしてみた。そして、こう考えた。

七十三年前の「八月」は、人間の、さらにはすべてのいのちの死と生と、涙と悲しみについての感性と共感や省察を深めさせてくれるのだと。

九日に放送されたNHK・FM放送の番組「長崎　祈りの音色」の中で、七三年前のこの日、被爆したカトリック司祭の片岡仁志さんの「人間の死」についての談話が引用されていた。あらましは、こうである。

「九歳だった私は、浦上天主堂のミサの行列に加わり、早めに帰宅したばかりだった。そして間もなく一瞬の閃光《せんこう》が走り、あの行列で一緒だった仲間の子どもたちも含めた六十人、そして何万人もの市民のいのちが奪われた」

「この世に生を受けた人間の、人生いちばんの大切な目標は、人間としての自分にふさわしい死を迎えることである。その希望を一瞬にして奪ってしまう原爆そして戦争ぐらい不条理なものはない。人は、人を殺してはいけない。尊厳ある人間の死を考えることが、平和の礎となるのです」

同時に放送されたチェロ奏者の水谷川優子さんの奏でるバッハ作曲「アリオーソ」の静謐《せいひつ》な調べに耳を傾けながら、現代医療の在り方にもつながる「尊厳のある死」についての思いをめぐらしてみた。人間の死、そして別離。流す涙と悲しみ。さらに平和。このどれにも、じつに深い奥行きが隠されているのだ。

涙にいのちあり
いのちに愛あり
愛に理性あり

これは、私がみずからが考えた自分自身への戒め、座右の銘である。

野川さんの涙に導かれて、平成最後の「八月」を、生と死と愛、平和と戦争にいささか考えをめぐらすことができたのを、ありがたく思っている。

(2018/8/29)

涙の三月――せめてもの祈り

牛虻《うしあぶ》よ牛の泪《なみだ》を知つてゐるか　（永瀬十悟句集『橋朧《はしおぼろ》――ふくしま記』コールサック社）

作者は福島県須賀川市在住の俳人、二〇一一年三月十一日の東日本大震災と福島原発事故の被災当事者でもある。

あの大惨禍のとき、飼い主を失った牛の群れが、荒れ果てた山野をさまよう痩せこけた姿がテレビ画面に映し出されたのを記憶している人も多いだろう。当院の外来受診に見えたある女性は、その哀れな姿に思わず涙ぐんだと話していた。

当の牛もまた被災者、涙しながら彷徨《ほうこう》していたはずなのだ。こうした共感の涙を大切にすることが、非被災地の私たちの、せめてもの人間的責務とも思う。掲句の虻のように、牛の悲しみも知らずにまつわりつく様子は、かの大震災を忘れがちな今の世相の在りようそのものとも言えそうだ。

ついでながら「牛虻」「虻」は、俳句季語のひとつ。こういう句もある。

ぶつかつて来し牛虻の目の翠《みどり》　（安田豆作）

一身に虻引受けて樹下の牛　（右城暮石）

今年三月ある日の外来診療の折に、福島生まれの友人Sさん（八十七歳）にこの句を見せると、「福島はむかしから牛飼いが多くてね、夏の暑いときに村の川で大きな牛が水浴びをさせられている姿を、よく見かけましたよ。まわりを虻が唸《うな》り声をたててぶんぶん飛び回っていてね。その光景、いまでもはっきり覚えています。懐かしいです」。

そして、こう付け加えた。「牛も哀れだけど、虻もかわいそう。牛の水浴びに虻がまつわりつく光景は、子どもの目には仲が良さそうに映っていましたからね。それに、虻も牛も放射能を浴びているでしょう」

さらに「哀れと言えば、福島の人も牛も馬も、畑も山も、自然の景色ぜんぶが、かわいそう。地震も津波も恐ろしいけど、原発は人災でしょう。でもみなさん、八年前のことなど、忘れていますもんね」と語った。

俳句をたしなむSさんに、この日は句集『橋朧』を貸す約束をしていたのだ。句集の「あとがき」の作者の言葉を要約しておこう。「大震災と原発爆発で、日常が忽然《こつぜん》と消えました。不気味なものです。しかし日常は実は非日常からしか見えてこない。今これを心に刻みたいと思う」

「悲しみが極まると涙も出てこない」とは、仙台市で被災した友人医師の言葉だ。彼は自らも大きな災害に遭いながら、生まれ故郷の陸前高田市にボランティアで駆け付けた。そして目の当たりにしたのが大津波に流されて泥土と化した市街地の変わり果てた姿だった。ボランティアのかたわら、ようやく捜し当てた親類四人のご遺体を車に運び入れ、火葬場を探して遠く山形で荼毘《だび》に付したが、それでも涙が出なかった。

「ぼくが泣いたのはね、震災の半年後に草ぼうぼうの陸前高田を丘の上から眺めわたしたとき。突然、何ものかに衝き動かされたような情動が走り、気が付いたら土下座して『赦《ゆる》してください』と叫び、涙が滂沱《ぼうだ》として溢《あふ》れ出ていた。どうしてなのか、ぼくには分からない」

「被災地の被災者はね」と友人は、少し口ごもりながら、こう言葉を足した。「津波や地震で命を落としたのは、まったくの運命の偶然。誰もが、自分が死んでも、何の不思議もなかった、と思っている。だから心の奥に自責の思いを抱え込んでいますよ」

昨年九月の胆振東部地震でも、同じ苦衷を抱えている方も多いであろう。

涙と悲しみの姿は、それぞれにさまざまなのだ。三月という月を、大切に過ごしたい。死者に、さまざまな運命の中で人生の最期を迎えようとしている方々に、ただの偶然で今の生を得ている私などは「赦してください」と、せめてもの祈りを捧《ささ》げたいと思う。

（2019/3/27）

美しい魂——津波で故郷が一変した

去る三月十九日に横浜市在住の友人医師が、同市内の病院で膵《すい》がんのため亡くなった。享年九十歳。共に老いを迎えた数少ない友人がまた一人、彼岸へと旅立った。さびしさの思いが増すばかりだ。

亡くなった病院に医師として勤務するご子息が、彼の最期の姿をこう伝えてくれた。

膵がんの細胞が肝臓に無数に転移、しかも脳の動脈に広い範囲の梗塞を起こした。意識が低下する前の本人の強い希望で、苦痛を和らげる対症療法の他の治療はすべて取りやめにした。

葬式も遺言により通夜の儀などは行わず、ごく限られた親族だけで火葬に付したという。こうしたことは生前の彼が、私にいつも語っていたことであり、常日ごろ抱いていた往生への思いを、ご自分らしく成し遂げたということなのだろう。

彼は六十年ほど前に、奈井江町立国保病院の前身である奈井江協済病院に産婦人科医として赴任、二年ほどで出身医局の東北大学病院に戻っている。そのころから家族ぐるみのお付き合いをしていたので、ずいぶんと長きにわたる友人ということになる。東北の名家の出でありながら謙虚な人柄は、多くの患者さんに慕われたものだ。

読書家で宮沢賢治や高村光太郎の詩などが大好き。英語に堪能でヘミングウェーの作品はほとんど原書で読破していた。その彼以上に英語力のあった奥さまが乳がんで亡くなったのは三十年ほど前、傷心の彼は慰めようもないほどだった。

その彼が遭遇したのが、二〇一一年三月十一日に起きた東日本大震災と福島原発事故であった。このときの模様を彼はこう語ってくれた。

「仙台市の自宅は倒壊を免れたが、家の中は散乱を極め、電気もガスも水道もストップした。故郷の陸前高田市（岩手県）にボランティアとして駆けつけて目の当たりしたのは、幼いころの思い出を刻む街並みのことごとくが瓦礫《がれき》と汚泥に化し、屍《しかばね》が散乱する惨状だった。親類縁者のすべてを失い、ようやく捜し当てた縁者四人の遺体を車で山形に運び、葬儀をすませた。だが不思議なことに、涙が出なかった。悲しみが極まると涙も出ないのかと思った」そうだ。

その後の電話で彼は、こういう話をしてくれた。

「この間、陸前高田におもむき、高台から市街地と海を一望してみた。大津波にさらされた市街地は荒れ果てたままだが、空は紺碧《こんぺき》に輝き、海は青く澄みわたり、波も穏やか。港を取り囲む低い丘陵には緑が生い茂っていた。するとどうだろう、気が付くとぼくは大地にひれふしていた。涙がぼうだとして流れ、止めようがなかった」と。

彼の話を、私はこう受け止めた。

悲しみが極まると涙も出ないとは、たぶん本当のことだろう。長い臨床経験の中で私も、愛する家族や友人などとの死別の折りに、残された者の無声慟哭《どうこく》の姿を、しばしば見かけたからだ。彼がひざまずいて流したあふれる涙は、大津波のあの怒濤《どとう》に、そしてその犠牲になった多くの人びとと遺族の方々の悲嘆の呻《うめ》き声にもつながるものでもあるのだろう。彼は、そういう繊細で柔らかな感性をそなえた「美しい魂」の人でもあったのだ。

コロナと共存する新しい社会の在りようを考える上でも、このような「美しい魂」は大切と思っている。

（2020/5/27）

最期のほほ笑み——死の受容

親しくしていた元大工職人の芳岡さん（仮名、男性）がことし七月、肺がんのために七十八歳で亡くなった。「人生百年」という現代の長寿社会を思うと早すぎる死であった。

会葬場となった奈井江町交流プラザ「みなクル」では、ご遺族も弔問者もマスクをつけ、お焼香のあとは無言か短いお悔やみの言葉を取り交わして退席していた。新型コロナ感染予防のためではあるが、この簡素さが弔いの真実の意味を深めていると思った。

祭壇の前に安置された柩《ひつぎ》の中で芳岡さんは、穏やかにほほ笑んでいた。内気な彼が外来受診のおりに見せていた少年のような恥じらいのほほ笑みでもあった。「いい笑顔を遺《のこ》してくださって、よかったですね」と、ご遺族にお悔やみを述べると、みなさん涙をぽろぽろこぼしながらも、大きくうなずいた。仲良しの一家だったのだ。

芳岡さんは腕利きの大工だったが、内気で人と競い合うことを好まなかった。気の強い職人肌の職場では気後れがちとなり、やがて心身不調の訴えが多くなり、もともと好きな日本酒の酒量が増え、気がつくとアルコール性の肝障害となった。つぎに襲いかかったのが前立腺がんと腹部大動脈瘤《りゅう》破裂、大腸ポリープと胆のう炎、そして最期が肺がん。

酒好きとは言っても、飲むほどにおしゃべりとなり、童謡を歌い、まわりの家族を楽しませただけのことだが、内気な彼が毀《こわ》れゆく自分を支えるための無意識の生き方でもあったのだ。この気弱な彼が、人間らしい矜持《きょうじ》と意地をもって亡くなる五日ほど前に見せた、人生の大決断があった。

そのころ彼は、いよいよ最終のステージに入った肺がんのために呼吸困難としつこい痛みに襲われていた。主治医から家族に余命が差し迫っていること、麻薬使用の必要などが説明されたことを耳にした彼は、意を決したように「その選択は自分でする。先生にボクが直接お願いする」と言いきった。すべてが彼の言うとおりに運ばれ、そして亡くなった。

病院の担当医や看護師たちが、新型コロナ感染予防に万全を期しながら家族が最期の看取《みと》りをできるように個室を用意してくれた。彼はこうして、大好きな家族に囲まれ、静かに死を受容して最期をまっとうした。柩の中の彼のほほ笑みは、死という人生最大の事業をなしとげた満足の表れでもあり、家族への感謝の贈り物でもあったのだ。

葬儀のあと、彼の娘さんに故人の分厚い診療録をお見せした。外来での彼との言葉のやりとりや、検査データ、紹介先の病院各科と当院との診療情報などが一緒になったものだ。その科は、精神神経科や消化器内科、循環器科、呼吸器科、泌尿器科、胸部外科など多岐にわたっている。この数年来の父親の一個の人間としての人生記録でもある診療録のページを、彼女は涙しながらめくっていた。

八月末に当院で催したＮＰＯ法人「和・ハーモニー音楽療法研究会」の音楽会に、この娘さんと夫人をお招きした。歌唱と器楽の調べが、吹き抜けの天井の高みから舞い降りてきた待合室は、故人が足しげく通っていたなじみの場所であった。「彼もみなさんと一緒に聴いて、魂が安らいだでしょう」とは、二人のお礼の言葉であった。

(2020/12/23)

沈黙と想像力——共感を培う

「外来に子どもが見えると、パッと明るくにぎやかになる。待合室にも診察室にも、初夏の新緑と風の薫りや光りが、いっせいにあふれる」とは、かつて書いた文章だ(本書所収)。子どもが外来に来ると、気難しそうなお年寄りの表情もほころんでいた。

そのころコロナ禍の憂いを知らない子どもたちは、当院外来待合室そして診察中でも、ずいぶんと気ままにふるまっていたものだ。好奇心のおもむくままに、診察室の机の上の血圧計をいじくりまわし、パソコンのキーボードを押し、自分の胸に当てられている聴診器に触っていた。

私は子どもの好きなようにさせておいたが、付き添いのお母さんなどはずいぶんと恐縮されていた。コロナ禍の今では想像もつかない懐かしい光景であった。

母親を悩ませていたヤンチャ坊主の一人がH君だった。一五年前のエッセーを書いた当時は中学一年生。そのH君が近隣の町の中学校に国語教師として赴任、当院にあいさつに見えた。

かつて母親と一緒に読んだこの文章が懐かしいというので、今回あらためて引用した次第だ。彼の一家はその後札幌に転居、お母さんはお元気で、いまも「いのちのメッセージ」の愛読者だという。

そのH君が、コロナ禍で強制された「黙社会」を、こう憂えていた。

「沈黙は子どもにとっても大切ですね。だから僕は、朝の授業前に三分ほどの瞑想《めいそう》や、早朝登校の読書の時間を設けることにしています。みんな、喜んでいますよ。いたずら好きの子どもほど好奇心も強く、そのぶん空想の翼を広げます。子どもには詩人みたいな感性が潜んでいるのです」

「でも、詩人だから感性が繊細で、傷つきやすく疲れやすい。たまにはひとりぼっちになり、自分だけの空想と詩の世界に憩いたいと願っているのかもしれない。だからそっと静かにしてあげることも大切です。僕が授業で『瞑想』や『沈黙の読書』を設けているのは、そのためです」

「子どもたちの感性を大切にしてあげたいのです。ところが、現在の『マスク黙』には、こうした視点が欠けているように思う。もっともこの言葉は、方波見先生の文章からの引用ですがね」

そう言って、H君いやH先生がほほ笑んだ。

なるほどと、私もうなずいた。そして内心感嘆したのは、子どものころいたずら好きだったH君がわずか十数年の間に人間としてこんなにも成長したことだった。人間の可能性を目の当たりにした気分になり、なおのことうれしくなった。

そこで、私のこういう考えを添えておいた。

「自分の沈黙を大切にすると、おのずと他者の沈黙も大切にするようになる。さらには沈黙に近い『小さな音』にも関心が向く。晩秋はとりわけ、そうした音が満ちあふれている。虫のすだく声、落ち葉がわずかな風に吹かれて転げる音、そしてその風の音など、あげればきりがない。詩や短歌や俳句などにも、こうした繊細な音をうたった素晴らしい作品がたくさんある。H先生の専門分野だね」

「しかし私が言いたいのはね、その小さな音への繊細な感性が、やがては世の中の『恵まれない人びと』への共感を培うことにつながっていくことなのだ。じっさいそういう人たちは、目立たない『小さな存在』だからね。『重い病に苦しむ人』『障害がある人』『貧しい人』などへの共感の想像力も同じだね。そうしたことを深める源泉は多分、沈黙の泉から湧き出る小さな音への感性と思う。いまの『黙』には、すごい意味がありそうだね」

H先生は、大きくうなずいてくれた。

(2021/11/27)

〈講演〉　涙／他者性／つながりの記憶

後藤新平賞をいただきまして、気持ちが動転しています。選考委員の先生からお電話をいただきまして、「えっ、何でこの私が?」という気持ちになりましたけれども、せっかくの賞ですので、ありがたく頂戴することにいたしました。

私はこの八月で九十五歳になります。そろそろ引退をしようかなと思ったり、私の友人がほとんどあの世に移ってしまっているので、もうそろそろあの世に転居のころ合いかなと思っていましたら、この賞をいただきました。しばらくはこの世にとどまりまして、医療を次男の息子院長と一緒に、引き続きやらざるを得なくなってしまったわけであります。

町立国保病院の開放型共同利用――「生を衛る道」のささやかな実践

私が医療に携わっている地域は、生まれ故郷の北海道空知郡奈井江《ないえ》町です。父の代から医療に携わってきたところです。私がもし皆様から御評価をいただくものがあるとすれば、奈井江町で、多分日本のどこでもやっていない医療を展開したことだと思います。

どういうことかと申しますと、私は開業医ですが、かつて奈井江町に開業医は三軒あり、ほかに町立国保病院がありました。しかし例えば私の患者さんが、具合が悪くなって町立病院に入院した場合、従来ですと、そこで患者さんと私の関係が、入院中は途切れてしまいます。私が町立病院に勝手に行って回診をするとか、診療をするとかということは、法令上もできないことになっております。これは患者さんの立場から申しますと、主治医がかわるということであり、ある意味で心細い。親の代からの患者さんが多いので、そういう患者さんにとってはなおさらです。私は、その心配を何とか解消したかったのです。

それで開放型共同利用という、オープンシステムを思い立ちました。私が取り組み始めた当時、アメリカでは既に実施されていましたが、日本ではまだオープンシステムが奈井江町のような小さな自治体病院で実現されたためしがありませんでした。そこで町立病院の新築を一つの契機として、開業医が、自分の患者さんが町立病院に入院した場合に、主治医として回診に行く、町立病院の担当医と一緒になって診療計画を立て、診療に携わるということを考えました。また私のところの看護師が随時、町立病院に赴きまして、私の患者さんのケアに携わる。それからあとは検査システムですね。例えばCTを撮る場合に、町立病院に委託します。その場合に町立病院の医師が、私が紹介した患者さんの画像についてのコメントを書く。それから奈井江町は高齢者の町ですので、高齢者の方がもし万一入院から、今度は施設に入らざるを得なくなった場合には、この施設もオープンシステムにして開業医が赴いて継続して診療をする。そういうことを考えました。

そういう計画を町長に提案、ほぼ四年にわたり町議会議員をまじえ協議を重ねて実現したのです。当時としては日本で初めてのことでした。それ以来、現在まで続いております。もし私が生涯を顧みて、町の患者さんのために、町民の方々のために何かしたことがあるとすれば、この開放型共同利用が実現したことです。それから医療と福祉、さらには健康づくりとの連携です。これも保健師の協力を得て、開放型共同利用の流れのなかで実現しました。
さらに教育委員会にも提言して、学校保健と町の保健と医療とも連携させる、そういうことも実現しております。多分全国でもあまり例を見ないことだと思っております。後藤新平の「生を衛る道」のささやかな具体化にも通じ、もし賞をいただくとするならば、思い当たることはこれくらいしかありません。ありがたい賞をいただいたと思っております。

「生」とは何か──生涯の三つの衝撃

後藤新平は、私にとって、医師の大先輩にあたります。そしてその方が明治、大正、昭和にかけて活躍し、「生を衛る道」の実現に尽力されました。では「生」とは一体何でしょうか。「人生」「生涯」「生活」でもありますし、「生命」そして「いのち」でもあります。これについて、私がどう考えているかということをお話し申し上げたいと思います。

我が生涯で顧みて、大変大きな衝撃を受けたことが三つございました。

一つは敗戦です。一九四五年八月十五日の敗戦。ちょうど私が旧制高校に相当する北海道帝国大学予科に入ったときに、日本は戦争に負けました。勝つと信じていた戦争が負けただけではなくて、大日本帝国、天皇、そういう信じ込んでいたもの全てがだめになってしまった、つまりは自分の実存が危機に立たされたということです。要するに自分自身と、自分が信じるように教育されてきたものが全て崩壊してしまいました。これからどうしようか、明日生きるのにどうしたらいいだろうかという、自分の崩壊ですね。これが敗戦のときにありました。これについてお話しすると長くなりますので、省略させていただきます。

その次は、二〇一一年三月十一日午後二時四十六分に起きた東日本大震災と福島原発事故。大変大きな衝撃でした。私のところに通院する女性の患者さんが、ふだんは何でもない方なのですが、このとき血圧が百九十に上がってしまいました。よくよく話を聞いてみますと、その方はテレビ映像が伝える東日本大震災の惨状を見ているうちに、我が事のように思ってしまって、涙が流れてきて、そして急に胸が苦しくなったそうです。それで、私のところに時間外に訪ねてまいりました。しかしその方は、東北地方の被災地域に一回も行ったことがない。友人もいない、親戚もいない。そういう地域にもかかわらず、涙を流して血圧を上げていたのです。しかしそれはその方だけではなくて、日本中の多くの方が、東日本大震災の惨状を見て、涙を流したに違いないですね。そのときに私が考えたのは、人はなぜ涙するのかということでした。

やはり東日本大震災のことですが、ただ人の惨状に涙を流しただけではありませんでした。飼い主を失ったやせた牛の群れがさ迷っている姿、それにも涙を流した方がたくさんいらっしゃった。あるいは餓死した豚の群れ。それだけではないですね。福島原発のために放射性セシウムが散乱して、静岡県の緑の茶畑が無残に刈り取られてしまいました。そういうテレビの映像を見ただけで、胸が苦しくなった、憐れみを感じたという方がたくさんいらっしゃいました。それで私は、なぜ人は他者の苦しみに涙を流すのか。命あるものの悲しみに、憐れみの感情を抱くのかということを考えました。そしてそれがいつしか、私の人生の大きなテーマになってしまいました。

すべてのものは存在の根源を同じくする仲間

私はこう考えてみました。私たち現生人間を考えてみますと、およそ二十万年前でしょうか、アフリカに生まれました。アフリカから生まれた私たちの御先祖様が、やがて分かれ分かれて、世界中に散らばって今の私たちがいます。そう考えると、東北の被災者の方々や世界中の人々は、まるっきりの他人ではないということになります。これからさらにさかのぼって考えてみました。まず霊長類にたどり着きます。そしてもうちょっとさかのぼっていくと古代魚類にたどり着きます。これは約五億年前のことです。もっとさかのぼっていきますと、一つの祖先細胞に到達します。その細胞をさらにさかのぼっていきますと大宇宙があって、分子があって、原子があります。さらにさらにさかのぼっていきますと、ビッグバンがあって、宇宙のインフレーションがありました。さらにたどっていきますと、時間にしましてわずか十のマイナス三三乗秒の世界にたどり着く。大きさにしますと、十のマイナス三四乗センチメートルの世界にたどり着く。ほとんど無の状態ですね。

その無の状態から、百三十八億年の時間をかけて、私たちは紡ぎ出されて、現在存在しています。そうすると、すべての物は存在の根源を同じくしている仲間ということになります。ちょっと話を飛躍させますが、だから涙を流す、他者に憐れみを感ずる、生きとし生けるものの憐れみに同情の念を抱くのだと私は思いました。多分アニミズムというのは、そういう感性の現れでしょう。私たちは、この感情を大事にしたい。他者を思うということは、百三十八億年前に、ほとんど無とも言うべき存在の根源から、私たちが生まれてきたという共感の現れと思うようになりました。「他者が在って、初めて私が在る」「初めに他者性ありき」。これが、三・一一を契機に私がたどりついた考えでした。

他者の痛みに共感する脳領域

私たちの脳には、小さな小さな、目には見えない小さなひだに隠れているところがあります。日本語の解剖学用語では島《とう》といい、ラテン語ではインスラ(insula)といいます。この島という小さな、本当に見えない隠れた領域は、前部と後部に分けることができます(図1参照)。私たちがけがをすると、痛みを感じますね。それがインスラ後部の痛覚の働きです。

また例えば、子供が何か痛いものにさわって、針でも刺して血が流れてくる。それを見て、子供が「痛いよ」と叫ぶ。そうすると、お母さんや周りの人たちがその手を見て、血が流れている、ああ、本当に痛いんだねと、自分が痛いような感じを持ちます。不思議な働きですね。しかし私たち人間の脳には、ちゃんとそれが備わっています。それがインスラ前部の働きです。他者の身体的な

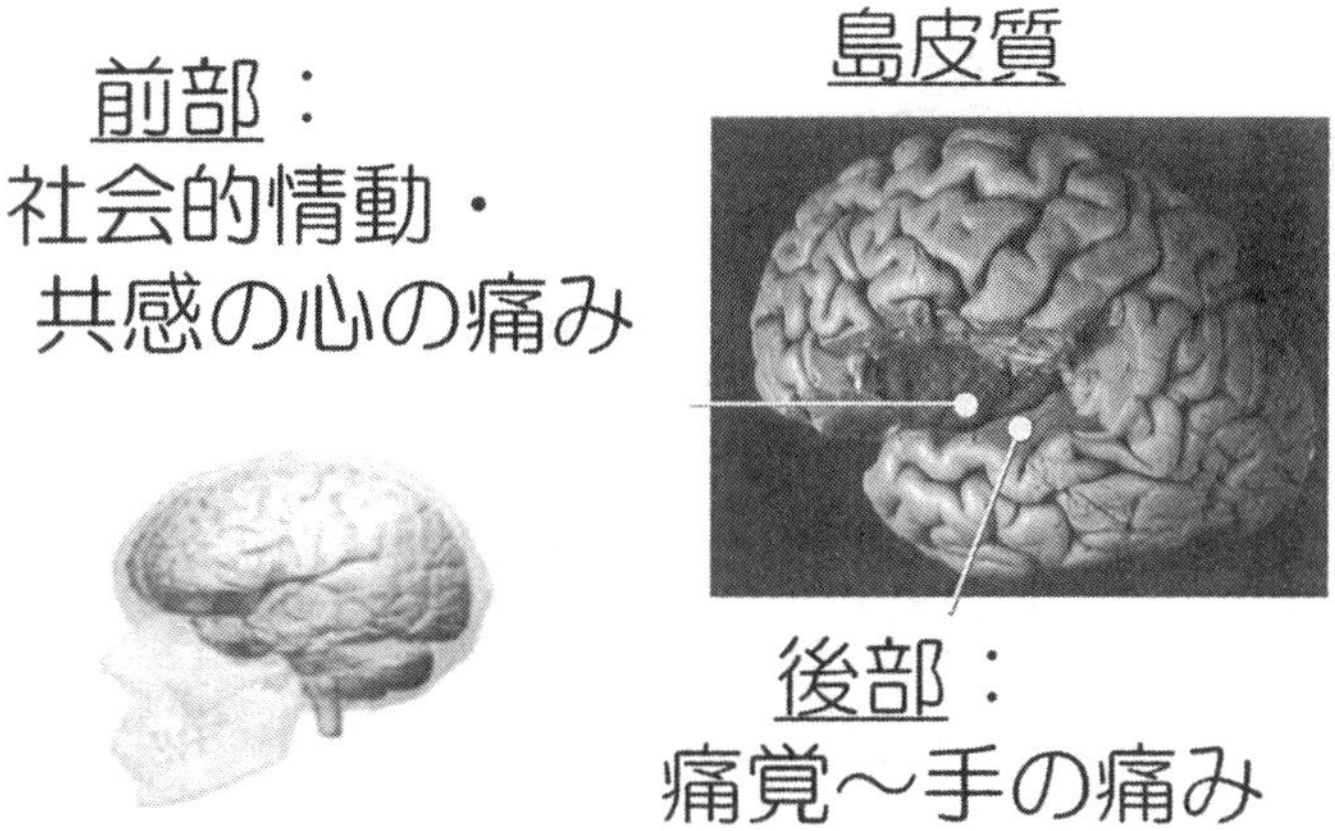

図1　他者の痛みに共感する脳領域――「社会脳」

痛みを見せられたときに、その痛みを眺めただけで、自分の痛みのように感ずる、そういう脳の働きがちゃんと仕組まれているのです。

この働きは、社会脳と言われています。要するに、他者の痛みに共感する仕組みが、人間の脳の中にきちんと仕組まれている。これが非常に社会的に大きな広がりと深みを持って脳に備わっている。人間だけにありますが、人間が偉いからではありません。

また例えば私どもの医院の外来に患者さんがお見えになる。ちょっと苦しそうな顔をされている。そのときに事務職員、看護師、あるいは私が患者さんの表情を見ただけで、ああ、この方は何か苦しみを持っているなと感ずる。こういう脳の働きも、実は人間の脳にはあります。これは他者の表情なりちょっとした仕草を見て、何かそこに憐れみを感ずる、何かこの方は痛みを持っているのではないかと感ずる。そういうふうに、私たちが鏡になってその方の苦しみを感じ取ります。ミラーニューロンという、そういう脳の働きも私たちの脳にはあります。これも社会脳と言われています。やはり人間だけが持っているものです。

しかし人間だけがこの働きを持っているから人間は偉いのかというと、そうではないと私は思います。そうではなくて、それは、根源から私たちがこの世に紡ぎ出されてきた百三十八億年という長い長い生命展開の流れの中で、いつしか一時的に人間に預託されたものと私は思っております。この預託という考え方が、とても大事だと思っています。

生命のつながりの記憶を再学習する赤ちゃん

ちょっと変わった図(図2)をお見せします。これは人間の赤ちゃんです。お母さんに人間の赤ちゃんが受胎して三十八日目は、こういう顔をしています。これをごらんになって、いかがですか。いかに美しい人といえども、受胎後三十八日目の赤ちゃんのときは、こういう顔をしています。三木成夫先生という解剖学者が胎児の研究をされて、胎児解剖学という分野を開拓されました。これは、不幸にして受胎後、三十八日目に亡くなった、本当に小さな小さな患者さんの顔を三木先生が顕微鏡でのぞいてスケッチされたものです。受胎して三十八日目のときには、私たち人間は古代哺乳類の面影を持っているのです。

つぎにこちら(図3)をご覧ください。一番下は、受胎三十六日目のときの顔です。これは古代

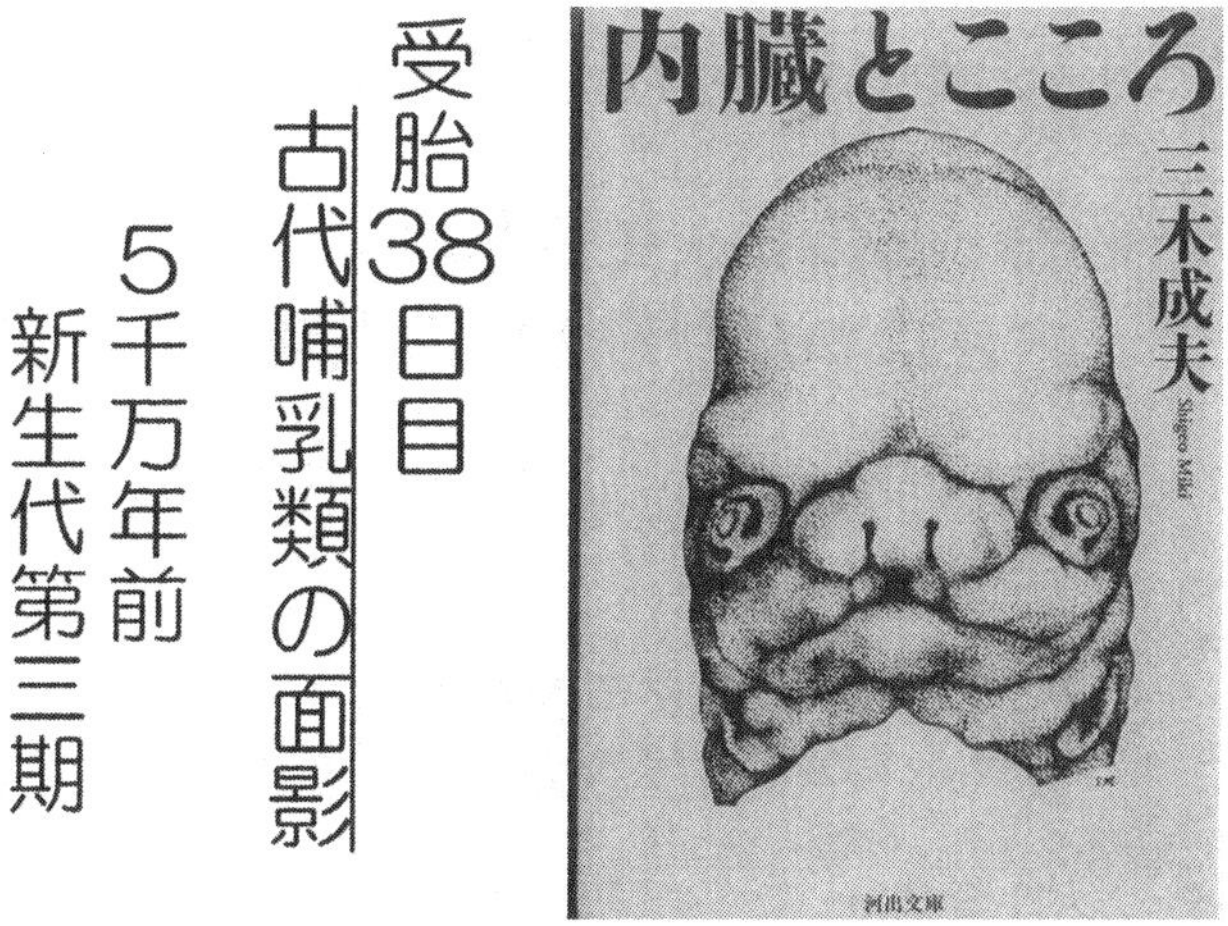

図2　三木成夫『内臓とこころ』

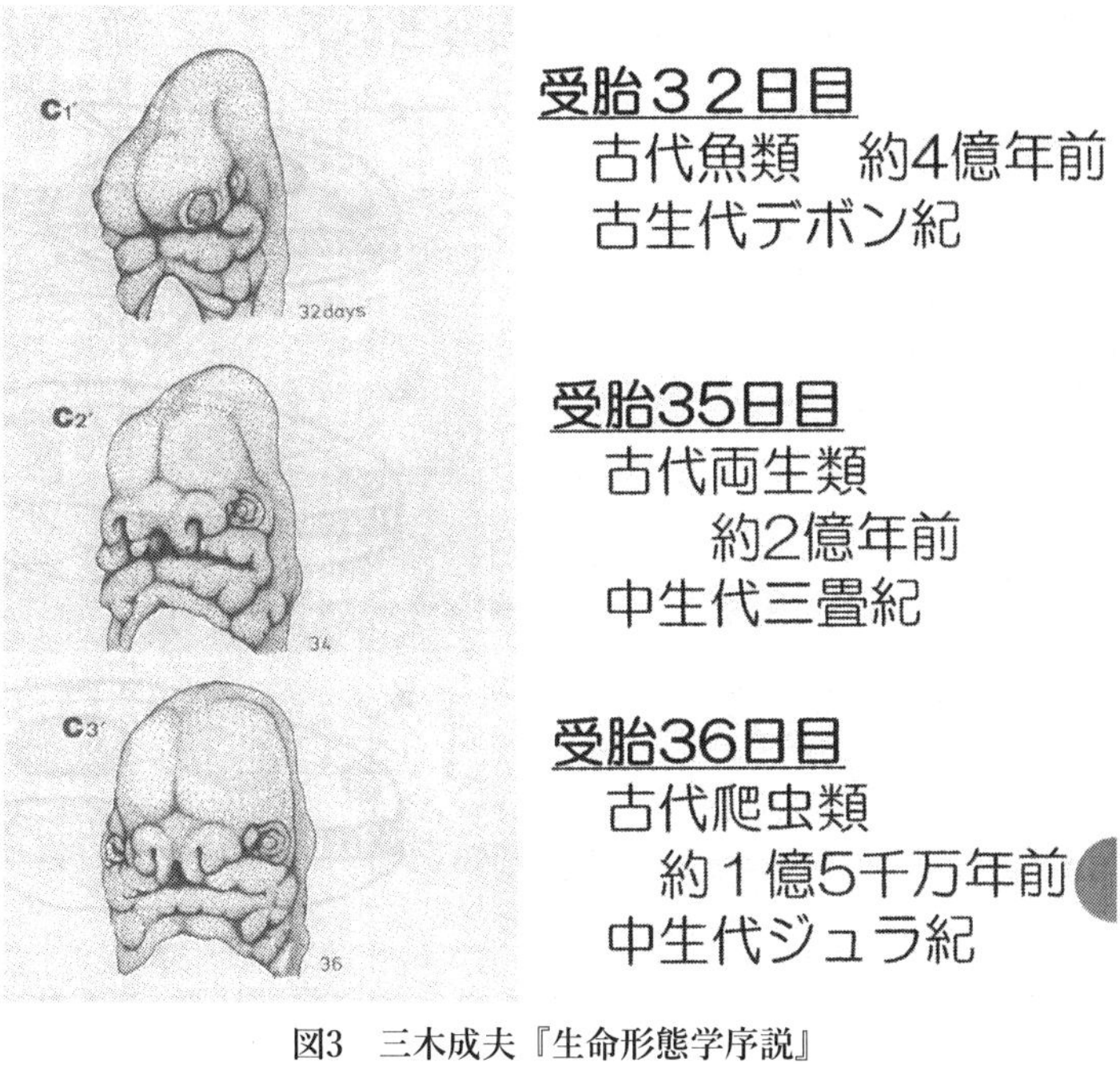

図3　三木成夫『生命形態学序説』

爬虫類の顔です。約一億五千万年前の中生代のジュラ紀の顔。それから一日さかのぼりますと、受胎三十五日目は約二億年前、中生代の三畳紀の古代両生類の顔。さらにさかのぼって、受胎三十二日目は約四億年前、古生代デボン紀の古代魚類の顔です。

受胎してわずか三十日、つわりが始まる前後ぐらいからたった一週間の間に、何センチもないような小さな小さな赤ちゃんが、お母さんの体内で、四億年前の古代魚類が大陸に上陸して、約二億年をかけて魚類から哺乳類へと、生命が展開していく。言葉をかえますと、生命のつながりの記憶を再学習する、身をもって体験する。そしてこの世に生まれてくる。つまり赤ちゃんというのはのんびりとお母さんの胎内にいるのではなくて、大変忙しい勉強をしている。生命の展開の歴史、生命進化の歩みを体験しているのです。

繰り返して申し上げますと、赤ちゃんはわずか一週間の間に人の顔になり、やがてこの世に生まれてくるというお勉強をしているわけですね。そのお勉強を私たち大人が忘れてしまい、昨今に見られるような大変冷酷な殺人、窃盗があり、ごまかしがあり、さらには原発の問題があり、政治の大変劣化した状態が展開されているという状態につながっています。

これは一体何なのかということを、私たちはもう一度顧みて、赤ちゃんに学ぶ必要があります。あるいは私たちがもう一度赤ちゃんにもどって、古代哺乳類から爬虫類、両生類、魚類へとさかのぼっていって、生命の展開を学ぶ必要があるのではないでしょうか。古代魚類にしましても、両生類にしても、爬虫類にしても、私たちにとっては大先輩です。もともと私たちはこういう形をしていたわけです。この生命の展開の一番最後に生まれてきたのが人間です。

三・一一の東日本大震災での私の教訓として、このようなことを考えた次第です。こういう考え方を踏まえることによって、後藤新平の「生を衛る道」という思想も、未来に向けて新た地平と展望を切り開けるのでしょう。

現在のコロナ禍

私が生涯で衝撃を受けた第三のことは、現在のコロナ禍です。

私たちはコロナの時代をいま生きております。ウイルスというのは、そもそもが共生するものなのです。人類が誕生する前からウイルスはこの世にいました。さらにウイルスは、私たちの体内にもたくさん住んでおります。私たちが毎日呼吸をしたり、いろいろなことをする上でも、ウイルスは大変な貢献をしてくれています。命を支えてくれる、ある意味では仲間であります。地球が生まれた後、生命が誕生して間もなく、ウイルスも生まれておりますので、そういう意味でも仲間同士です。ですからコロナウイルスを考える場合、ただ敵視するだけではいけません。コロナ禍にしても完全に防ぐことのできないことは、これはもうよくわかっていることですので、仲間としてどう受け入れていくかを考える必要があります。これもまた、後藤新平大先輩の「生を衛る道」という思想を発展させる上で、後藤新平を継承する者として、大事なことではないかと思っております。

生命の展開の大きなつながりの中で、人間を考えよう、そして他者とのかかわりにおいて存在する自分というものを、もう一回考えてみようということです。他者があって初めて私がある。つまり他者という存在を知ることによって、私は初めて他者の他者となり得るということについて考えを深めていくことが、後藤新平の「生を衛る道」のこれからの発展と深化につながるであろうと思います。それからコロナ禍の中を、私たちがどう生きるかということの一つの大きなよすがになるであろうと考えております。赤ちゃんが学んだつながりの記憶を、もう一度私たちは、よく勉強し直すということも大切なことではないかと思っております。

非常に急いで話を申し上げました。断片的になり、わかりにくい点もたくさんあったかと思います。あいにくこの賞をいただく前後ぐらいから椎間板狭窄という病気が進行いたしまして、ほとんど歩けなくなってしまいました。それと同時に、人間というのは非常に弱いもので、ほとんど耳が聞こえなくなりました。補聴器はつけても、実は扱いが厄介です。雑音も聞こえてまいりますので、持ってきましたが、ポケットにしまっちゃいました。それで聞こえにくいお話をしたかと思います。

今日は、私には不相応な大変な賞をいただきました。これから残り少ない人生を、この賞をいただいたことを生かすように努力してまいりたいと思います。

（二〇二一年七月三日　於：日本プレスセンター）

終　章　医療とは何か——音と他者性をめぐって

いのちの音に導かれて

内科臨床医六十五年余の人生はいわば、病を患う人のいのちの声、そして音に導かれて来たようなものです。ここでいういのちの音とは、心音や呼吸音、血流の音、エコー検査の超音波という音、シナプスと呼ばれる神経細胞などの化学的な情報伝達や、細胞の微小な環境の間の分子レベルの情報交換のときの音などを含みます。

想像力で耳を澄ませば、私たちのからだの内部では、こうした多様な音の風景が展開して、協奏曲や交響詩が奏でられているのです。そして病気とは、生体内のこうした音の乱れが、やがては患者さんの訴えや症状や表情の変化、あるいは不安そうな声の乱れとして表面化してくるものなのです。

私が言う「医療とは、病を患う人のいのちの声そして音に耳を傾けることである」とは、このような意味を込めたものなのです。ですから臨床医は、精緻で最新の医科学知識と共に、音と声への感性を大切にしたいと思っています。医師だけではなく、看護師や保健師などの医療専門職もまた同じであり、リハビリに関わる理学・作業・言語聴覚などの各療法士、ケアの専門職、学校の教師なども同様です。

病を患うとは、言葉を換えると、からだの中で上記の多様な音が不協和音に変化してざわめくことてもありましょう。ここで連想するのは、モーツァルトの弦楽四重奏曲「不協和音」K465の譜面冒頭に、二十二小節にわたる四分の三拍子の不協和音が書かれ、その直後に一転して明るいメロディの主部へ変調していきます。この曲を聴くたびに思い起こすのは、最初は重い症状に悩まされ先行き不安の患者さんが、やがては快方に向かう喜びの姿です。

作曲家ジョン・ケージの作品「四分三十三秒」もまた示唆的です。三楽章すべてがTACETつまり〈be silent〉〈休止せよ〉、との音楽記号が指示されているのです。彼はあるとき、無音のはずの「無響室」でも音が聞えて衝撃を受けたそうです。聞えたのは、意図されずに発している二つの音〈神経系統の作動音〉と〈血液の循環音〉だったのです。〈音が存在している状態としての沈黙〉があり、無音の世界においても、音はどこまでも人を追いかけてくるというのが、この作曲の原点となったそうです。

医療者として私は、患者さんの人間としての永遠の沈黙である「死」について思いをめぐらせます。心音が消えた後の沈黙と慈光の世界に思いを馳せ、いのちの音の一回性と、唯一性や生命的存在の有限性と永遠性などについて、ジョン・ケージの挿話は深い示唆を与えてくれるのです。

沈黙と慈光と言えば「夜」があります。沖縄在住の歌人・松村由利子さんが自作短歌「ひたひたと闇迫るとき　自らの放つ真白きものあり　光」について、こう解説しています。「石垣島の方言で、『こんばんわ』は、『ヨーナリンスガ』と言う。暗くなりましたね、との意味がある。石垣島には、まだ〈夜の闇の深さ〉が残っている。明るさに慣れた現代人には、闇に触れる機会が少なく、光への感度も薄い。深い絶望の中で苦しみを経験した人は、自分の人生の闇の中でやがては、ほのかな光を感じ始める。闇と光は、人間存在の根源につながるものである」。

夜はしばしば患者さんの病状が俄に重篤化し、あるときは死を迎えることもあります。医療者として私は、こう考えることがあります。

夜という自然現象は、人を内面に導き、実存の深みへと誘う。夜はまた、視覚ではなく聴覚の世界であり、静寂と沈黙という「無音」の世界でもある。夜にもしかし光がある。月明と星の煌めき、灯火、どれもが静かに内面を照らしてくれる。医療は、そして音楽もまた、夜の沈黙と微光と苦衷という矛盾を母体として生成されたものであろうと。

音の断片に宿る「存在」の深淵に深い思いを馳せること、これが「医療とは、病を患う人のいのちの声（音）に耳を傾けることである」という私の言葉の原点でもあります。

医療は、すべて「公共」である

自分が病気になったときのために医師という職業を選んだというお医者は、まずいないでしょう。医療はそもそもの歴史が、病に苦しむ者に思わず手を差し伸べようとする人間本来の情意、つまり他者の苦しみや悲しみへの共感と想像力という普遍的な人間性――「他者性」の認識に由来しているからです。人はすべて、「他者ありて私は誰かの他者になる」（折出健二）という生きものなのですから。

この「他者性」を、チンパンジーのアイをパートナーとして研究している京都大学の松沢哲郎教授グループが、霊長類学と比較認知科学の視点から、こう解説していました。

「人間には、他者の経験や苦しみや悲しみ、痛みなどを想像するちからがある。他者の経験を自分の血肉にし、他者の痛みがわたしの痛みになり、他者の喜びがわたしの喜びになり、そして心に愛が生まれてくる生きものなのである。これはまた、長い進化の歴史の過程で生まれてきたものである。

チンパンジーは、目の前のものを一瞬で記憶する能力では人間よりすぐれているが、人間のような『他者性』を持ち合わせていない」。

（『分かちあう心の進化』岩波科学ライブラリー274、岩波書店）

私は、ある大学の通信教育の科目選択として「古代ギリシャ哲学」「フランス哲学」「論理学」などを勉強したことがあります。その立場と臨床医の経験から、私見を述べると、こうなります。

「人間存在の内奥には『他者』がある。他者との関わりなしに『私』という実体は存在し得ない。他者の悲しみや痛み、苦しみは、人間存在の根源からの、つまりは己れ自身の内奥からの叫び声でもある」

ここでいう「他者」とは、人間だけではなく、自然世界の生きとし生けるもの、生態系のすべて、路傍の石ころ、川のせせらぎや風の音など1／fゆらぎの韻律、過去・現在・未来の時の流れなど含むことを付け加えておきます。

さてこの小稿でいう「公共」とは、こうした普遍的な人間性への貢献とその共有を基礎とした社会的機能を意味するものです。「医療は、すべて『公共』である」の根拠もまた、ここにあるのです。この医療には、医療法での専門職とともに、リハビリ専門職や福祉と介護の専門職種も含まれています。

この「公共」について考えさせられた、ある患者家族の体験談があります。

「五年ほどまえに、ある都市在住の四十代の女性が脳出血のため、市内の国立病院に救急搬送された。そしてやがて術後のリハビリを受けようとしたとき、年末年始の休暇のために病院はすべてお休み。大切なリハビリ開始は休み明けにされた。

不信にかられた家族は、市内の法人病院つまり私的病院に転院させた。そこでのリハビリは休日皆無、若いリハビリ療法士たちが、どこまでも優しく厳しく、この患者の訴えに耳を傾けながら、患者の内発性を促すようなリハビリをしてくれた。いまでは失語や半身不全麻痺も回復、希望のある日々を過ごすようになっている」

この場合、私的な法人病院が、「公共」の機能を果たしていたことになります。国立病院は設立主体が国立という、ただの「官」にすぎず、「官」イコール「公」ではない、ということになります。

医療は、「国立」「道立」「自治体立」、私的な医療法人や開業医診療所であっても、設立主体が違うだけで、すべてひとしく「公共」の意味を共有しているのです。そして大切なことは、その病院内あるいは診療所内の連携機能と、個別の職員の人間的な資質と勤務姿勢も、「公共」を担っているということです。

「医療は、社会的共通資本である」とは経済学者宇沢弘文東京大学名誉教授（二〇一四年没）の著書『社会的共通資本』（岩波新書）に書いてある言葉です。要約しておきます。

「社会的共通資本とは、ゆたかな経済生活を営み、すぐれた文化を展開し、人間的に魅力ある社会を安定的に維持・可能にする社会的装置のことである。一人一人の人間的尊厳を守り、魂の自立を支え、市民の基本的権利を維持するために、不可欠の役割を果たす。

社会的共通資本のなかで、とくに大切なのは教育と医療である。医療は医学的な知見にもとづいて、診察・治療をおこなうものであるが、教育と同様に、市場原理や官僚的基準によって管理・支配されてはならない。職業的専門家により、専門的知見にもとづき、職業的規範にしたがい管理・運営されなければならない」

この小稿で述べてきた「公共」は、宇沢教授の「社会的共通資本」と意味を同じくしていることになります。

「公共」にはまた、こういう意味合いもあります。

「公共」とは英語の public に相当する言葉です。そして英語文化の発祥の地である英国で「public school」といえば、イートンやラグビーなどの伝統名門校をすぐに思い浮かべますが、このどれもが私立の中高一貫校なのです。このように「public」には、多様な意味合いが含まれているのです。

四十年ほど前、英国やアイルランドのホスピス視察に行ったとき、ダブリンの pub で飲んだ黒ビールがすごく美味しかった。この pub は、public house の短縮形。つまり居酒屋を、誰にでも自由に開放されている地域社会の集会場と考えれば、public に通じ、「公共」の役割を果たしているということなのでしょう。

ヨーロッパでは十七世紀ごろから、音楽会の聴衆や観客あるいは読書する人びとを、〈文芸的公共性〉を共有する市民という概念でとらえていました。じっさい Oxford の辞書で調べると、public には「音楽会の聴衆」の意味も含まれていました。

言葉はじつにおもしろい。言葉のこうした多義性を、臨床医療の現場で活用したいものです。医療は、言葉の文化でもあるのです。「科学と詩学のデュオ」といっても、よいでしょう。こういう研鑽が、医療の「公共」という立ち位置の意味合いを稔り豊かにしていくでしょう。

医療とは、「分かちあう心の進化」つまりは人類文化が創り出したものです。その基本には、「人間が互いに分かちあい、思いやり、慈しむ、想像するちからがある」ということになります。言葉を換えると、「分かちあう」とは、相互主体的な互恵関係から芽生えてくるものだ、ということになります。

医療そして医療者の立ち位置とは、病める者つまりは「弱き者」「苦しむ者」「いと小さき者」、さらには「差別に苦しむ者」「虐げられた人びと」から「互恵の恵み」を受けている立場に身を置いている、ということでもあるのです。医師あるいは医療者は臨床の現場で、受診する患者さんからも「恵み」を受けている立場にたえず身を置いているのです。この会得に生涯をかけることが、たぶん真の意味での「医師の生涯学習」ということなのでしょう。さきほど述べた「科学と詩学のデュオ」の研鑽が大切ということになります。

地域医療や地域ケアの連携を支えるのも、こうした「立ち位置」の発展を土台とするものなのでしょう。

あとがき

七年ほど前の早春のある日の昼近く、折から外来診療中の私に藤原書店社主の藤原良雄さんから電話がかかってきた。太くて響きのいい声でいきなりこう言われた。

『医療とは、病を患う人のいのちの声に耳を傾けることである』とは、いい言葉ですね。当社出版の本にしましょう。この言葉の詳細をお書きになってください」。

この言葉は、ある音楽療法研究会の会員研修会の講演で使用したスライド数枚の解説に、講演の文言を要約して付け加えておいたものである。その印刷物を郵送しておいたとたんに、上記のような電話となったのである。この短く率直な一言が本書出版の、そもそものきっかけであった。九十七年の私の人生の中でも、忘れ難い思い出となっている。そして時はたちまち過ぎて、今日ようやくにして拙著の発刊にいたった次第である。

刊行にあたって、社主藤原良雄さんと編集者山﨑優子さんのこころ優しく誠実なお導きに感謝申し上げる。

藤原書店と社主藤原良雄さんについて、一言付け加えておこう。書店は、浩瀚で内実のある書籍の発刊で世に知られている。社主は、二〇一八年のアカデミー・フランセーズ主宰「フランス語・フランス文学顕揚賞」を受賞、「言語と文学に特別な功績のある、フランスあるいは外国の人物」を対象とする賞だそうで、「日本の出版人」としては初の受賞という。

本書に収録した北海道新聞連載「いのちのメッセージ」は、二〇〇六年の拙著『生老病死を支える——地域ケアの新しい試み』(岩波新書)発刊を契機として始まったものだ。爾来二百回を超える間の担当記者、古川有子さん、須藤幸恵さん、小塚由記夫さん、塚本博隆さん、岩本進さんに感謝申し上げる。

プレス空知の連載コラム「いのちのリズム」は、当時の担当記者伊藤俊喜さん(現砂川市市議会議員)に感謝申し上げる。

また、当院事務職佐藤麻理子さん、看護職の岸香子さん、横尾美幸さんのご協力にもお礼を伝えたい。さらに、当院院長の方波見基雄と妻砂織、そして私の妻キミ子にも感謝したい。何よりも拙著の最大の協力者は地域の皆様方です。「ありがとうございました」。

二〇二三年十二月

九十七歳を迎えて

方波見康雄

年譜（一九二六〜）

一九二六年　八月二十五日、北海道空知郡奈井江町生まれ。父・方波見荘衛（一八八九年生まれ、一九二三年に北海道に赴任、一九二三年に方波見医院を創設）、母・きん。

一九四五年（19歳）　四月、北海道帝国大学予科医類入学。

一九五二年（26歳）　三月、北海道大学医学部を卒業。医学部病理学第一講座でがん免疫の研究。引き続き内科学第一講座で一般内科学・呼吸器内科学を修めた。

一九五九年（33歳）　四月、奈井江町の父の医院を継承。以来現在に至るまで、方波見医院の内科医師を務める。

一九六三年（37歳）　六月、母・きんが六十九歳で死去。

一九七九年（53歳）　二月、父・荘衛が八十九歳で死去。

一九八三年（57歳）　奈井江町に「痴呆性老人の家庭介護セミナー」を開設。当初は個人的な塾のような形で、農閑期の一二月から翌年三月まで、受講者は町民、定員二十名。

一九九〇年（64歳）　北海道医師会賞・北海道知事賞を受賞（「生命倫理および終末期医療の研究」）。日本死の臨床研究会第一四回年次大会（札幌）の大会長を務める。

一九九三年（67歳）　全国的に前例のない病床の「開放型共同利用」を提言（一九八九年に提案）。奈井江町内の開業医が自分の診療する患者さんを、必要に応じて町立病院に入院させ、入院後も継続して町立病院医師の協力を得て診療するもの。同時に町内の高齢者施設

（特別養護老人ホーム、老健施設）の開放型共同利用も提言・具体化した。町民が選択したかかりつけ医による生涯継続医療、および保健と医療と福祉の連携である。政策として具体化したのは一九九四年春。

二〇〇一年（75歳）　四月、心臓の冠動脈バイパスの大手術。

二〇〇三年（77歳）　前立腺の進行がんの診断を受ける。

二〇〇四年（78歳）　任意団体「中空知・痴呆症を支える会」（のち「ＮＰＯ法人中空知・地域で認知症を支える会」）発足、発起人の一人を務める。

二〇〇六年（80歳）　『生老病死を支える――地域ケアの新しい試み』（岩波新書）刊行。五月、『北海道新聞』で連載「いのちのメッセージ」を始める。好評を得て現在まで継続中。

二〇一〇年（84歳）　『北海道新聞』での連載をまとめた『いのちのメッセージ――「まちのお医者さん」が見つめる生老病死』（北海道新聞社）刊行。

二〇一一年（85歳）　北海道大学医学部・大学院医学研究科特別賞を受賞（「地域医療と地域文化への貢献」）。

二〇一七年（91歳）　北海道新聞社文化賞を受賞（「社会貢献・地域医療」）。

二〇二一年（95歳）　第一五回後藤新平賞を受賞。

二〇二三年（97歳）　北海道文化財団「アート選奨K基金賞」受賞。

◇医学関連学会全国総会特別講演・教育講演・シンポジウムなど（順不同）

第二十二回日本医学会総会パネルディスカッション「末期がんのターミナルケア」（東京）

日本癌治療学会総会（札幌）
日本サイコオンコロジー学会総会（久留米）（旭川）
日本老年医学会総会（札幌）
日本死の臨床研究会総会（札幌）
第四十六回全国自治体病院学会（札幌）
第七十九回日本医学図書館協会総会（札幌）
平成二十四年度「全国介護教職員研修会」特別講演
上智大学人間学会シンポジウム（箱根）

◇**共編著**（刊行年順）

『がんとの対話』小林博、方波見康雄共編著　春秋社　一九八二年
『死を看取る』アルフォンス・デーケン編　メヂカルフレンド社　一九八六年
『未来の人間学』アルフォンス・デーケン、中村友太郎編　春秋社　一九九三年
『ターミナルケアへの提言』方波見康雄、近藤文衞、形浦昭克編　金原出版株式会社　一九九五年
『日本の開業医』永井友次郎ほか編著　実地医家のための会　二〇〇三年
『熟練医から〝日常診療のさまざまなコツ〟を伝授』「治療」臨時増刊、日本プライマリ・ケア学会編　南山堂　二〇〇九年三月
『命をあずける医者えらび』実地医家のための会編著　保健同人社　二〇一一年　ほか

著者紹介

方波見康雄（かたばみ・やすお）

1926年北海道生まれ。方波見医院医師。専門は内科学、老年医学。45年北海道帝国大学予科医類入学、52年北海道大学医学部卒業。北海道大学医学部でがん免疫の研究、一般内科学・呼吸器内科学を研究後、59年、奈井江町で父の医院を継承。

北海道医師会常任理事、日本医師会医事法検討委員会委員、旧日本プライマリ・ケア学会生命倫理委員会委員長、北海道大学医学部非常勤講師、北海道医療大学客員教授、藤女子大学教授（臨床栄養学・生命倫理・死生論）、日本死の臨床研究会第14回年次大会大会長（1990年、札幌）等を歴任。現在はNPO法人「和・ハーモニー音楽療法研究会」名誉顧問。

主な著書に『生老病死を支える——地域ケアの新しい試み』（岩波新書、2006年）、『いのちのメッセージ——「まちのお医者さん」が見つめる生老病死』（北海道新聞社、2010年）。

主な受賞は北海道医師会賞・北海道知事賞（1990年）、北海道大学医学部・大学院医学研究科特別賞（2011年）、北海道新聞社文化賞（2017年）、後藤新平賞（2021年）、北海道文化財団「アート選奨K基金賞」（2023年）。

医療《いりょう》とは何《なに》か　——音《おと》・科学《かがく》そして他者性《たしゃせい》

2024年1月30日　初版第1刷発行©

著　者　方波見康雄

発行者　藤原良雄

発行所　株式会社　藤原書店

〒162-0041　東京都新宿区早稲田鶴巻町523

電　話　03（5272）0301

FAX　03（5272）0450

振　替　00160-4-17013

info@fujiwara-shoten.co.jp

印刷・製本　中央精版印刷

落丁本・乱丁本はお取替えいたします

定価はカバーに表示してあります

Printed in Japan

ISBN978-4-86578-400-8

「後藤新平の全仕事」を網羅！

『〈決定版〉正伝 後藤新平』別巻

後藤新平大全

御厨貴編

巻頭言 **鶴見俊輔**
序 **御厨貴**
1 後藤新平の全仕事（小史／全仕事）
2 後藤新平年譜 1850–2007
3 後藤新平の全著作・関連文献一覧
4 主要関連人物紹介
5 『正伝 後藤新平』全人名索引
6 地図
7 資料

A5上製 二八八頁 **四八〇〇円**
（二〇〇七年六月刊）
◇978-4-89434-575-1

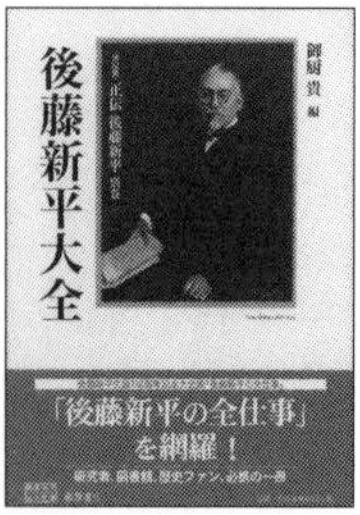

今、なぜ後藤新平か？

時代の先覚者・後藤新平

〈1857–1929〉

御厨貴編

その業績と人脈の全体像を、四十人の気鋭の執筆者が解き明かす。

鶴見俊輔＋青山佾＋粕谷一希＋御厨貴／鶴見和子／苅部直／中見立夫／原田勝正／新村拓／笠原英彦／小林道彦／角本良平／佐藤卓己／鎌田慧／佐野眞一／川田稔／五百旗頭薫／中島純ほか

A5並製 三〇四頁 **三二〇〇円**
（二〇〇四年一〇月刊）
◇978-4-89434-407-5

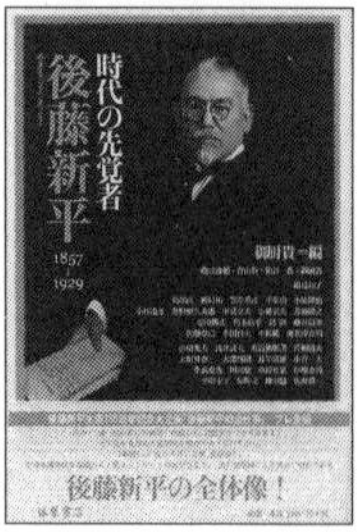

後藤新平の〝仕事〟の全て

後藤新平の「仕事」

藤原書店編集部編

郵便ポストはなぜ赤い？ 新幹線の生みの親は誰？ 環七、環八の道路は誰が引いた？ 日本人女性の寿命を延ばしたのは誰？——公衆衛生、鉄道、郵便、放送、都市計画などの内政から、国境を越える発想に基づく外交政策まで「自治」と「公共」に裏付けられたその業績を明快に示す！

写真多数 ［附］小伝 後藤新平

A5並製 二〇八頁 **一八〇〇円**
（二〇〇七年五月刊）
◇978-4-89434-572-0

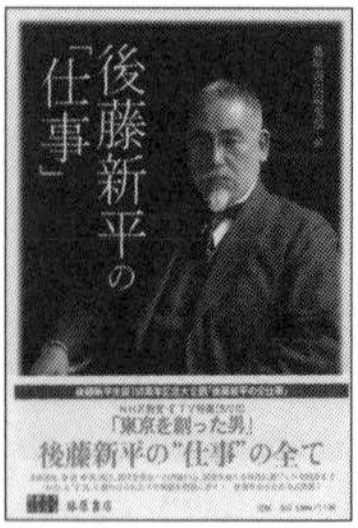

なぜ「平成の後藤新平」が求められているのか？

震災復興 後藤新平の120日

〈都市は市民がつくるもの〉

後藤新平研究会＝編著

大地震翌日、内務大臣を引き受けた後藤は、その二日後「帝都復興の議」を立案する。わずか一二〇日で、現在の首都・東京や横浜の原型をどうして作り上げることが出きたか？ 豊富な史料により「復興」への道筋を丹念に跡づけた決定版ドキュメント。

図版・資料多数収録

A5並製 二五六頁 **一九〇〇円**
（二〇一一年七月刊）
◇978-4-89434-811-0

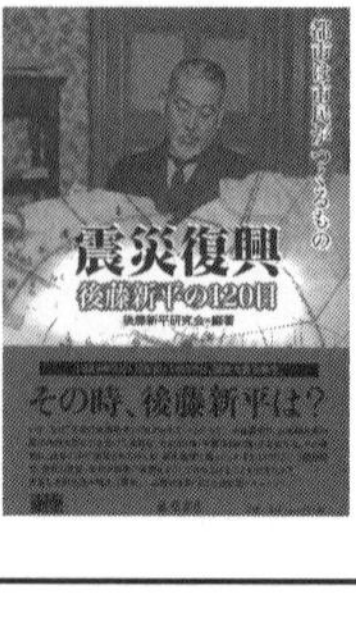